国家自然基金(项目编号:81170492,81370673)资助

恶性肿瘤多药耐药的逆转

主　编　陈宝安　郭青龙
副主编　傅　蓉　陈润哲

东南大学出版社
·南京·

图书在版编目(CIP)数据

恶性肿瘤多药耐药的逆转/陈宝安,郭青龙主编.
—南京:东南大学出版社,2013.11
ISBN 978-7-5641-4575-0

Ⅰ.①恶… Ⅱ.①陈…②郭… Ⅲ.①癌-抗药性-研究 Ⅳ.①R73

中国版本图书馆 CIP 数据核字(2013)第 240291 号

恶性肿瘤多药耐药的逆转

出版发行	东南大学出版社
社　　址	南京市四牌楼2号(邮编:210096)
出 版 人	江建中
责任编辑	褚　蔚(Tel:025-83790586)
经　　销	全国各地新华书店
印　　刷	兴化市印刷有限责任公司
开　　本	700mm×1000mm　1/16
印　　张	18
字　　数	333千字
版　　次	2013年11月第1版
印　　次	2013年11月第1次印刷
书　　号	ISBN 978-7-5641-4575-0
定　　价	52.00元

本社图书若有印装质量问题,请直接与营销部联系,电话:025-83791830

编 委 会

主 编 陈宝安 郭青龙
副主编 傅 蓉 陈润哲

编委（按姓氏拼音排序）：

蔡晓辉	东南大学附属中大医院血液科
陈宝安	东南大学附属中大医院血液科
陈润哲	东南大学医学院
程 坚	东南大学附属中大医院血液科
戴 璐	东南大学附属中大医院血液科
傅 蓉	中国药科大学江苏省肿瘤发生与干预重点实验室
郭青龙	中国药科大学江苏省肿瘤发生与干预重点实验室
李 丽	东南大学附属中大医院血液科
李 伟	中国药科大学江苏省肿瘤发生与干预重点实验室
刘 平	东南大学附属中大医院血液科
缪汉驰	中国药科大学江苏省肿瘤发生与干预重点实验室
沈 菲	东南大学附属中大医院血液科
吴 雪	东南大学附属中大医院血液科
许佩佩	东南大学附属中大医院血液科
俞心念	东南大学附属中大医院血液科
赵 丽	中国药科大学江苏省肿瘤发生与干预重点实验室
朱 晗	东南大学附属中大医院血液科
朱礼桃	中国药科大学江苏省肿瘤发生与干预重点实验室

序

INTRODUCTION

肿瘤是严重威胁人类生命和健康的疾病。统计数字显示,在过去的30年间,因恶性肿瘤死亡的人数已占总死亡人数的20%,仅次于心血管疾病。世界卫生组织估计,到2020年前,全球肿瘤发病率将增加50%,即每年将新增1500万肿瘤患者。在肿瘤治疗中,化疗占据了极为重要的地位。

美国临床肿瘤学会(ASCO)提供的统计资料显示,90%以上的肿瘤患者的死亡原因或多或少都与肿瘤的化疗耐药有关。其中,肿瘤的多药耐药在肿瘤的耐药中占了相当大的比例。肿瘤多药耐药是指肿瘤细胞在接触一种抗肿瘤药而产生耐药性后,对未接触过的、结构不同、作用机制各异的其他抗肿瘤药物也具有交叉耐药性。由于机制的复杂性与发生的多因素性,使其成为目前热门的研究方向。

自从1976年由Juliano和Ling在对秋水仙碱耐药的中国仓鼠的卵巢中发现与肿瘤多药耐药相关的P-糖蛋白以来,肿瘤多药耐药的研究有了实质性的飞跃。目前关于肿瘤耐药的机制以及针对这些机制所进行的逆转肿瘤多药耐药的研究层出不穷,形成了良好的发展态势,让我们看到了征服肿瘤多药耐药的曙光。如果能攻克肿瘤多药耐药这一坚固的堡垒,那么,人类征服恶性肿瘤的日子也不会太远了。

我与陈宝安教授相识已30年有余了,平日里时常联系、探讨学术问题,我深知他的研究领域及方向,时常会被他对肿瘤多药耐药的那一份专注与痴情所感动。也许正是因为这样的精神,使得他已成为我国肿瘤耐药研究领域的领军人物。不久之前,得知陈宝安的关于肿瘤多药耐药逆转的书即将完成,我感到由衷的高兴。这是陈宝安多年来研究成果的结晶,其中倾注了他的许多心血。本书的出版,将弥补我国尚没有一本系统而全面地介绍肿瘤多药耐药逆转书的缺陷,为中国肿瘤学的研究添光溢彩。

　　承蒙主编邀我作序,得以先睹全书为快。感到本书以通俗的文字阐述了肿瘤多药耐药及其逆转的基本理论和基本知识,配以插图和表格,形象而生动,那细致而全面的论述使读者对肿瘤多药耐药的知识有耳目一新、如沐春风之感。本书适合于肿瘤科和血液科医师作为参考书之用,也可作为对肿瘤学及肿瘤多药耐药领域感兴趣的医师及医学生们扩宽知识面的工具,必将会受到读者的欢迎,故乐为作序。

秦叔逵
解放军八一医院副院长
全国肿瘤中心主任兼国家药物临床试验机构主任
中国临床肿瘤学会(CSCO)第四届执行委员会主任委员

前言

PREFACE

　　光阴荏苒，白驹过隙，掐指算来，我研究肿瘤耐药及其逆转已有 20 余年的时光，在肿瘤耐药研究方面积累了一定的经验，也取得了一点小成就。但是，肿瘤多药耐药的复杂性以及如何找到合适的耐药逆转剂，岂是仅凭本人一人之力所能完成？作为一名血液肿瘤科医生，我深感责任重大。而目前国内尚没有一本完整的介绍肿瘤多药耐药及其逆转研究进展的书，与陈润哲交流后，决心完成这项任务。此书构思于去年 8 月，一年余的时光，终于能与对肿瘤耐药逆转感兴趣的同仁们见面，也算了却我一个小小的心愿。

　　本书主要针对肿瘤的多药耐药及其逆转展开论述，力求将肿瘤多药耐药的机制以及耐药逆转以最全面通俗的方式展现给读者。全书大体分为两个部分，总论主要概述了目前肿瘤多药耐药研究的最新方向，肿瘤耐药的常用检测方法以及中、西药逆转肿瘤的多药耐药等，力争让读者对肿瘤多药耐药及其逆转有一个全面而直观的认识；各论以肿瘤多药耐药的各个机制为出发点，详述了肿瘤多药耐药的具体机制和在这些机制的基础上进行的耐药逆转的研究以及相关耐药逆转剂。本书浅显易懂，提纲挈领，唾弃废话，章节与章节之间有着很好的衔接，每个章节，都配有相应的插图和表格。我相信，系统地读完此书，您一定会对肿瘤的多药耐药及其逆转有一个全面而感性的认识。在书的末尾，我们还附上了近两年国家自然基金资助的关于肿瘤耐药研究的项目、研究所用的肿瘤耐药细胞株、相关肿瘤与血液学 SCI 杂志、肿瘤学相关网站等，供对从事肿瘤耐药研究或相关方面感兴趣的读者参考。

　　为写这本书，倾注了我以及同事、学生们很多的心血，也度过了一段值得珍藏一生的时光：难忘郭青龙教授与我关于肿瘤药物治疗研究的合作；无数个夜晚，陈润哲与我深夜通话，请教书稿专注的话语；傅蓉博士在繁忙的教学与科研工作中抽出宝贵的时间校对书稿的激情；清晨办公桌上血液科的同学们每天牺牲休息的时光查阅文献、坐在电脑前敲击键盘的场景;还有同仁及同事们的鼓励与配合,让我可以每天于繁忙的工作中抽出时间思考书稿……这一切使我心中充满了欣慰与感激。也许我真的无以为报,就让我再一次说一声:谢谢你们!另外,还有承担起家庭重担的妻子和女儿,我真的很爱你们!

时间仓促,这本书依然有诸多不完善之处,如果作为读者的您能不惜赐教,我将万分感激。

恶性肿瘤的冰山需要无数颗火热的跳动的心去融化,我也愿意用我那颗征服肿瘤耐药的心在此融冰山一角。

如果可以,我希望用我的毕生光阴献给我挚爱的肿瘤学事业。

如果可以,我希望能看到彻底逆转恶性肿瘤耐药的那一天。这样,接受化疗的恶性肿瘤病人可以不再痛苦。

如果可以,我也希望,这一路有热爱肿瘤学的您的相伴。

陈宝安

2013年7月7日

于东南大学附属中大医院

目录
CONTENTS

第一篇　总论 ... 1

第一章　绪论 ... 3
　　第一节　肿瘤化疗与肿瘤的多药耐药 ... 3
　　第二节　肿瘤多药耐药的研究历史与现状 ... 6
　　第三节　肿瘤多药耐药研究的展望 ... 8

第二章　肿瘤耐药的常用检测方法 ... 13
　　第一节　肿瘤耐药的体外检测 ... 13
　　第二节　肿瘤耐药的体内检测 ... 21

第三章　多药耐药肿瘤细胞的病理学 ... 24
　　第一节　恶性肿瘤化疗后的组织学变化 ... 24
　　第二节　多药耐药肿瘤细胞的表型变化 ... 26

第四章　西药逆转肿瘤的多药耐药 ... 29
　　第一节　MDR 的发现及机制概述 ... 29
　　第二节　MDR 逆转剂 ... 30
　　第三节　逆转肿瘤多药耐药的其他方法 ... 39

第五章　中药逆转肿瘤的多药耐药 ... 45
　　第一节　临床上应用的中药逆转剂 ... 45
　　第二节　目前尚处于研究阶段的天然药物 ... 52

第二篇　肿瘤多药耐药及其逆转的理论与实践 ... 65

第六章　ATP 结合盒蛋白与肿瘤多药耐药 ... 67
　　第一节　P-糖蛋白 ... 67
　　第二节　多药耐药相关蛋白 ... 73
　　第三节　肺耐药相关蛋白 ... 77
　　第四节　乳腺癌耐药蛋白 ... 80

第五节　针对 ATP 结合盒蛋白逆转肿瘤多药耐药 …………………… 81

第七章　谷胱甘肽及其相关酶系统与肿瘤多药耐药 …………………… 94
第一节　GSH 及其相关酶系统 …………………………………………… 95
第二节　GSH 与多药耐药相关蛋白 ……………………………………… 96
第三节　谷胱甘肽-S-转移酶-π 与肿瘤多药耐药 ………………………… 97
第四节　逆转由 GST 介导的肿瘤多药耐药 ……………………………… 98

第八章　拓扑异构酶与肿瘤多药耐药 ………………………………… 101
第一节　拓扑异构酶Ⅰ与肿瘤耐药 ……………………………………… 101
第二节　拓扑异构酶Ⅱ与肿瘤耐药 ……………………………………… 103

第九章　蛋白激酶 C 与肿瘤多药耐药 ………………………………… 108
第一节　蛋白激酶 C 各个亚型与肿瘤的关系 …………………………… 108
第二节　蛋白激酶 C 与肿瘤的多药耐药 ………………………………… 111
第三节　PKC 抑制剂及逆转肿瘤的多药耐药 …………………………… 112

第十章　环氧合酶-2 与肿瘤多药耐药 ………………………………… 115
第一节　环氧合酶-2 的结构和功能 ……………………………………… 115
第二节　环氧合酶-2 与肿瘤形成及转移的关系 ………………………… 116
第三节　环氧合酶-2 与肿瘤多药耐药及其抑制剂 ……………………… 118

第十一章　细胞周期检测点与肿瘤多药耐药 ………………………… 121
第一节　细胞周期检测点的组成 ………………………………………… 121
第二节　M-A 检测点的分子机制及其与肿瘤的关系 …………………… 122
第三节　Survivin 参与肿瘤多药耐药 …………………………………… 127

第十二章　细胞内药物分布的改变与肿瘤多药耐药 ………………… 132
第一节　细胞内药物的囊状分割与外排 ………………………………… 132
第二节　ATP 结合盒转运蛋白与药物的转运 …………………………… 134
第三节　细胞内 pH 值的改变对肿瘤多药耐药的影响 ………………… 138

第十三章　细胞周期通路与肿瘤多药耐药 …………………………… 143
第一节　细胞周期通路简介 ……………………………………………… 143
第二节　Cyclin 家族分子与肿瘤耐药 …………………………………… 146
第三节　Cyclin 依赖性激酶相关分子与肿瘤耐药 ……………………… 148
第四节　其他细胞周期相关分子与肿瘤耐药 …………………………… 150

第十四章　离子通道与肿瘤及其多药耐药 …………………………… 154
第一节　离子通道概述 …………………………………………………… 154

  第二节 钾通道与肿瘤及其多药耐药 ·············· 157
  第三节 氯离子通道与肿瘤及其多药耐药 ············ 158
第十五章 细胞凋亡通路与肿瘤多药耐药 ················ 161
  第一节 细胞凋亡及其信号通路 ················· 161
  第二节 TNF 家族相关分子与肿瘤多药耐药 ············ 166
  第三节 Bcl-2 家族分子与肿瘤多药耐药 ·············· 170
  第四节 CASP 家族分子与肿瘤多药耐药 ·············· 172
  第五节 IAP 家族与肿瘤多药耐药 ················ 173
  第六节 其他凋亡因子与肿瘤多药耐药 ············· 178
第十六章 热休克蛋白与肿瘤多药耐药 ················· 182
  第一节 热休克蛋白家族组成及结构功能概况 ·········· 182
  第二节 热休克蛋白与肿瘤的关系 ················ 185
  第三节 热休克因子与肿瘤耐药 ················· 189
第十七章 核糖体蛋白与肿瘤多药耐药 ················· 192
  第一节 核糖体的结构与功能 ·················· 192
  第二节 核糖体蛋白与肿瘤的发生 ················ 193
  第三节 核糖体蛋白与肿瘤多药耐药 ·············· 194
第十八章 肿瘤干细胞与肿瘤多药耐药 ················· 198
  第一节 干细胞与肿瘤干细胞 ·················· 198
  第二节 肿瘤干细胞在肿瘤多药耐药中的作用 ·········· 201
  第三节 靶向肿瘤干细胞逆转肿瘤多药耐药的治疗策略 ····· 205
第十九章 肿瘤微环境与肿瘤多药耐药 ················· 208
  第一节 肿瘤微环境概述 ···················· 208
  第二节 整合素与肿瘤多药耐药 ················· 210
  第三节 细胞黏附通路相关分子与肿瘤多药耐药 ········· 213
  第四节 靶向肿瘤微环境逆转肿瘤的多药耐药 ·········· 219
第二十章 miRNA 与肿瘤多药耐药 ··················· 223
  第一节 miRNA 概述 ······················ 223
  第二节 miRNA 与肿瘤多药耐药的关系 ·············· 225
  第三节 miRNA 介导肿瘤细胞耐药的逆转策略 ··········· 230
  第四节 关于 miRNA 与肿瘤多药耐药的总结与展望 ········ 231
第二十一章 其他因素与肿瘤多药耐药 ················· 235
  第一节 缺氧与肿瘤多药耐药 ·················· 235

第二节　高热与肿瘤多药耐药 ………………………………… 237
　　第三节　Sorcin 基因与肿瘤耐药的关系 ……………………… 239
附录 1：2013 年关于肿瘤耐药研究的国家自然基金资助清单 …… **243**
附录 2：2014 年关于肿瘤耐药研究的国家自然基金资助清单 …… **254**
附录 3：常用的肿瘤耐药细胞株及提供单位 ……………………… **265**
附录 4：肿瘤与血液学相关杂志 …………………………………… **267**
附录 5：肿瘤学常用网站 …………………………………………… **271**
附录 6：美国肿瘤医院排名 TOP 10 ……………………………… **273**
后记 …………………………………………………………………… **274**

第一篇 总 论

第一章

绪　论

|第一节| 肿瘤化疗与肿瘤的多药耐药

一、肿瘤化疗概况

世界卫生组织的最新数据显示,到2020年前,全球肿瘤发病率将增加50%,即每年将新增1 500万肿瘤患者。其中,20%的新发肿瘤患者在中国,24%的肿瘤死亡病人在中国。肿瘤已成为我国人口死亡的主要原因之一。近几年来,虽然一些新的抗肿瘤药物如细胞毒性药物和肿瘤分子靶向药物等已逐步开始运用于临床,使恶性肿瘤的治疗现状有了较为明显的改观,但仅仅处于初步试验阶段。目前肿瘤治疗的方式仍是以手术、放疗和化疗为主,其中化疗在肿瘤的治疗中占了重要的地位。

化疗(chemotherapy)是利用化学药物杀死肿瘤细胞、抑制肿瘤细胞的生长繁殖和促进肿瘤细胞分化的一种治疗方式,它是一种全身性的治疗手段,对原发灶、转移灶和亚临床转移灶均有治疗作用。作为肿瘤的治疗方法之一,化疗常常用来延长晚期肿瘤患者的寿命或缓解症状。

1. 有关化疗的专业术语

(1) 根治性化疗(radical chemotherapy):足量、足程的联合化疗,以争取达到长期生存或治愈的目的,主要用化学药物治疗敏感的实体瘤、血液肿瘤等。

(2) 辅助性化疗(adjuvant chemotherapy):是完全切除术后的化疗,期望通过减少微转移来提高肿瘤患者的生存率,特别是提高患者无瘤生存的时间。

(3) 新辅助化疗(neoadjuvant chemotherapy):是指在恶性肿瘤局部实施手术或放疗前应用的全身性化疗。新辅助化疗能缩小瘤体、减少手术的范围及创伤,减少手术中的微小转移,使部分肿瘤达到根治的目的,延长患者的生存年限。

(4) 诱导化疗(induction chemotherapy):新辅助化疗的另一种称谓。这一术语常被用在急性白血病的化疗中。

(5) 巩固化疗(consolidation chemotherapy):亦称强化治疗。巩固化疗是为了维持缓解,常用在急性白血病的化疗中。

（6）维持化疗(maintenance chemotherapy)：用较低剂量的化疗药物以协助延长缓解。维持化疗只用于某些类型的肿瘤,最常用于急性淋巴细胞白血病和急性早幼粒细胞白血病等。

（7）第一线化疗(first line chemotherapy)：通过研究和临床试验,已确定的、最好的治疗癌症的方法,也被称为标准疗法。

（8）第二线化疗(second line chemotherapy)：在第一线化疗无效或复发后可进行第二线化疗。第二线化疗是在标准化疗无效后,通过研究和临床试验确定的、有效的化疗方案,也称为抢救治疗。

（9）姑息性化疗(palliative chemotherapy)：对于手术后复发、转移或就诊时不能切除的肿瘤患者,化疗多是为了使肿瘤缩小、稳定,以争取长期维持,这就是所谓的"姑息性化疗",主要用于晚期肿瘤患者。其目的是使肿瘤患者获得最好的生活质量,是一种人性化的治疗理念,是对患者的心理、社会、精神问题和疼痛治疗的一种贯穿始终的治疗方式。

（10）局部化疗(local chemotherapy)：在影像介导下经肝动脉、支气管动脉或瘤灶供血血管直接注入化疗药物,形成瘤内药物高浓度,以达到提高疗效的目的。

（11）联合化疗(combined chemotherapy)：是指在一个化疗疗程中同时或者先后使用数种化疗药物。联合使用不同作用机制的化疗药物,使之在杀灭肿瘤细胞方面产生增效作用,减少化疗耐药,从而提高化疗疗效。

2. 化疗的发展

自20世纪50年代Gillman和Phillips报道氮芥类药物能够治疗血液系统肿瘤以来,化疗取得了很大的进展。

（1）不断开发的、新的抗肿瘤药物成为化学治疗史上的里程碑。如20世纪50年代研究甲氨蝶呤对儿童急性淋巴性白血病及乳腺癌的作用；70年代顺铂的开发；80年代紫杉醇对肿瘤化疗的作用；21世纪分子靶向药物的研发,又把肿瘤的治疗推向了一个前所未有的新阶段。

（2）基础与临床研究的结合有助于解决化疗的各种问题。现行的联合用药、大剂量间断给药、多途径多方式给药、双途径化疗等有助于提高疗效的治疗策略。目前对转化医学的重视,在基础研究与临床研究之间架起了一道桥梁,有利于化疗更好地进行以及解决化疗过程中出现的一系列问题。

3. 化疗的副作用

化疗在杀死肿瘤细胞的同时也会将正常细胞杀死,还能导致胃肠功能紊乱、骨髓抑制等副作用,从而大大降低化疗的效果及患者的生存质量。

（1）身体衰弱,免疫功能下降：患者可出现周身疲乏无力、精神萎靡、出虚汗、嗜睡等。

（2）骨髓抑制：大多数化疗药物均可引起骨髓抑制，表现为白细胞和血小板下降，甚者红细胞、血色素下降等。

（3）消化障碍：食欲下降、饮食量减少、恶心、呕吐、腹胀、腹痛、腹泻或便秘等。很多化疗药物通过刺激胃肠道黏膜而引发上述症状。

（4）炎症反应：发热、头晕、头痛、口干、口舌生疮等。

（5）心脏毒性：部分化疗药物可产生心脏毒性，损害心肌细胞，患者出现心慌、心悸、胸闷、心前区不适、气短等症状，甚至出现心力衰竭。

（6）肾脏毒性：有些化疗药大剂量可引起肾功能损害而出现腰痛、肾区不适、水肿等。

（7）神经系统毒性：化疗药物对周围末梢神经产生损害作用，患者可出现肢端麻木、肢端感觉迟钝等。

（8）肝脏毒性：几乎所有的化疗药物均可引起肝功能损害，轻者可出现肝功能异常，患者可出现肝区不适，甚者可导致中毒性肝炎。

（9）其他：如血管炎、膀胱炎等。

4. 阻碍化疗治疗的因素

化疗虽然是治疗肿瘤的一个较好的手段，但是阻碍它取得更好疗效的原因众多，主要包括如下方面：

（1）现行化疗的盲目性：抗肿瘤药物敏感性的研究表明，即使是相同组织学类型的肿瘤，对同一抗肿瘤药物的反应也不尽一致；对不同脏器或不同组织学类型的肿瘤采用相同的用药方案，效果更是千差万别。仅凭经验对病人进行盲目性化疗，对部分病人可能是有益的，但对相当一部分病人是有害的。许多资料显示，通过检测病人肿瘤细胞对抗肿瘤药物的敏感性，合理联合用药，以"个体化"化疗取代盲目性化疗，可使化疗有效率提高一倍以上。

（2）化疗的耐药性：多数实体瘤如胃癌、大肠癌对化疗低敏感或不敏感。有些肿瘤经化疗缓解，但一段时间后复发再化疗无效等，提示肿瘤细胞对抗肿瘤药物也存在耐药性。在化疗一段时间后，肿瘤对化疗药物产生耐受从而不敏感，是阻碍肿瘤化疗的主要原因之一。研究表明，耐药性的原因包括药物传递障碍、细胞增殖动力学差异、免疫及代谢等多方面。深入研究肿瘤耐药性的本质，准确诊断某一个体病人产生的耐药性类型（耐药性的检测），并设法防治，将大大提高化疗的水平。

（3）抗肿瘤药物的选择性与毒性：所有抗肿瘤药物在杀伤肿瘤细胞的同时，也杀伤正常的组织细胞，尤其是增殖旺盛的骨髓造血细胞和胃肠道细胞。由于盲目性化疗和化疗的耐药性导致的低疗效，如果期望通过增大剂量、增加用药品种、缩短间隔时间等方法来改善，则将进一步加重毒性作用，故肿瘤的化疗在半个世纪以来,虽然取得了显著进展,但至今仍令人很不满意。

二、肿瘤耐药的分类

了解肿瘤耐药的类型,有助于我们更好地进行研究。根据不同的分类方法,肿瘤的耐药情况大致可以分为如下几类:

1. 按耐药性的来源分类

(1) 内在耐药(intrinsic drug resistance,IDR):是指肿瘤在化疗之前即对化疗药物产生了耐受,其机制至今不清。

(2) 获得性耐药(acquired drug resistance,ADR):是指肿瘤在成功接受化疗药物的治疗后出现的耐药。

2. 按耐药表型分类

(1) 原药耐药(primary drug resistance,PDR):是指肿瘤细胞为克服化疗药物对其代谢途径的破坏而对该药产生耐受,但一般不对结构不同、作用机制不同的其他药物产生交叉耐药性。

(2) 多药耐药(multidrug resistance,MDR):亦称交叉耐药,是指肿瘤细胞对一种抗肿瘤药物出现耐药的同时,对其他多种结构不同、作用机制各异的抗肿瘤药物也产生了耐药性。易使细胞产生多药耐药的化疗药物多为亲脂类药物,如长春碱类、鬼臼类等。

三、化疗与肿瘤的多药耐药

在化疗的过程中,肿瘤耐药现象的产生是导致化疗失败的主要原因,它涉及临床常用的多种抗肿瘤药物,成为恶性肿瘤化疗过程中一个非常棘手的问题。据美国临床肿瘤学会(American Society of Clinical Oncology,ASCO)提供的统计资料显示,90%以上的肿瘤患者的死亡原因或多或少都与化疗耐药有关。其中,肿瘤的多药耐药在肿瘤的耐药性中占了相当大的比例,由于其机制的复杂性与发生的多因素性,使它成为目前最有前景的研究方向。因此,研究肿瘤的多药耐药及逆转已成为目前肿瘤领域的研究热点与难点。本书主要着眼于肿瘤多药耐药的基础与临床展开论述,力求向读者展示当前关于肿瘤多药耐药逆转的研究概况与研究前景。

第二节 肿瘤多药耐药的研究历史与现状

一、肿瘤多药耐药的研究历史

在短短几十年中,关于肿瘤多药耐药的研究取得了突飞猛进的进展。肿瘤多药耐药的研究历史可以追溯至20世纪70年代。70年代中期,Beidler在研究中发现,P388白血病细胞及中国仓鼠肺细胞对放线菌素D产生了耐药性,同时对非同种的一些抗肿瘤药物如秋水仙素、长春碱、阿霉素、长春花生物碱类及其他一些用于化疗的小分子也产生了交叉耐药作用,并首次提出了多药耐药这一概念,开启了关于肿瘤多药耐药的新纪元。随后,Juliano 和 Ling 在中国仓鼠的卵巢细胞株中发现了一个 170kDa 的糖蛋白,他们把它命名为 P-糖蛋白(P-glycoprotein, P-gp)。在诸多肿瘤 MDR 细胞株中 P-gp 是高表达的,且其表达水平与细胞的耐药程度呈正相关。P-gp 具有广泛的膜转运体,可以作用于不同化疗药物。P-gp 的发现揭示了细胞膜转运物与肿瘤多药耐药现象之间的特定关系。P-gp 于 1979 年被提纯出来。当 1982 年的实验结果显示耐药细胞株的 DNA 可以通过蛋白质的表达转移到不耐药细胞时,这为 P-gp 在多药耐药中的作用提供了强有力的证据。1985 年,编码 P-gp 的基因 MDR1(ABCB1)首先被克隆出来。由于与细菌溶血素转运蛋白的序列同源性,P-gp 可以作为能量依赖泵将小分子从细胞内转运至细胞外。

1992 年,在关于肺癌 GLC4 细胞株对阿霉素及其他化疗药物耐药的研究中,Cole 等发现该细胞株并没有过度表达 P-gp,而是表达了另一种蛋白,即多药耐药相关蛋白(multidrug resistance-associated protein, MRP/ABCC protein)。Versantvoort 等发现不同耐药水平的非小细胞肺癌 GLC4 细胞系对阿霉素的耐药性及细胞内药物蓄积的减少与 MRP 的表达水平呈正相关。MRP 随后被克隆出来。MRP 是一种 ATP 结合的跨膜转运体超级家族,它与 P-gp 一样,也被认为是抗肿瘤的重要靶点。

1993 年,荷兰学者 Scheper 等在研究肺癌时发现并报道了肺耐药相关蛋白(lung resistance-related protein, LRP)。与 MRP 和 P-gp 相比,此蛋白的跨膜转运区域缺少 ABC 转运蛋白特有的 ATP 结合位点。它不与细胞膜相关,而是与细胞核、细胞质的运输有关。

1998 年,研究人员在研究人乳腺癌耐药细胞株 MCF-7/ADR Vp 时发现了乳腺癌耐药相关蛋白(breast cancer resistance protein, BCRP),但它并非乳腺癌所特有。BCRP 也属于 ATP 依赖性膜转运蛋白超家族,并可以通过"药泵"的形式减少 ATP 依赖性药物蓄积而导致耐药的发生。

自从上述耐药蛋白发现以后,关于肿瘤多药耐药的研究成果层出不穷。越来越多的研究表明,肿瘤多药耐药与诸多因素有关,如药物靶分子的改变、蛋白激酶 C、细胞凋亡、细胞黏附、热休克蛋白、缺氧诱导因子 1α 等。近几年,由于干细胞的"研究热",有学说认为肿瘤干细胞是肿瘤发生的始动细胞,它与肿瘤的多药耐药也有密切的关系,并可能是肿瘤耐药的主要原因。最近也有研究表明 miRNA 也在肿瘤多药耐药中起了关键的作用。

二、肿瘤多药耐药的研究现状

目前关于肿瘤多药耐药的研究仍分为基础与临床两部分。在基础方面,越来越多的关于 MDR 的机制被发现,与 MDR 相关的因素也逐渐被人们所认识,如最近几年提出并发现的肿瘤干细胞理论及 miRNA 等与肿瘤 MDR 之间的关系等。在临床方面,逆转剂的研发以及如何逆转 MDR 已成为一个亟待解决的问题,关于第三代临床药物的研究为我们带来了希望的曙光,新药的上市已指日可待。一些新的逆转肿瘤多药耐药的手段与方法,如基因治疗等,也不断地涌现出来。

尽管关于肿瘤多药耐药的研究如火如荼地进行,并取得了很多令我们可喜的成果,但我们仍面临诸多问题,现列举主要几点:

1. 形成机制复杂

虽然在基础研究领域取得了长足的发展,但是由于肿瘤多药耐药复杂的机制以及各个机制之间密不可分的联系,使得人们并未找到关于肿瘤多药耐药研究很好的突破口。

2. 化疗药物的选择

为减少肿瘤的多药耐药现象,合理搭配化疗药物在化疗中就显得尤为重要,即现在的个体化治疗与综合治疗。如何选择化疗药物及克服肿瘤的多药耐药成为当前提高肿瘤化疗疗效的拦路虎,有待于更深入的研究。

3. 逆转药物的研发

目前兴起的各种逆转肿瘤多药耐药的方法百花齐放,令我们应接不暇。如何寻找更适合肿瘤的多药耐药逆转药物及如何更好地应用药物,值得我们思考。

第三节 肿瘤多药耐药研究的展望

肿瘤的发病机制非常复杂,要到真正攻克,得走上一段艰辛的过程。对于肿瘤的多药耐药的研究,前景广阔,因此我们未来有诸多研究方向。

一、关于肿瘤多药耐药机制的思考

通过对肿瘤多药耐药的研究,我们发现,肿瘤多药耐药呈现出比较复杂的网络,任何一种机制都不能完全解释肿瘤的多药耐药现象。通过对耐药分子、肿瘤和药物分析,不同的药物和肿瘤相关的耐药基因存在一定的共性和联系:比如不同的肿瘤耐药相关基因表现出相似的功能;众多的肿瘤耐药相关基因主要集中在几个重要的细胞内信号通路上;不同的肿瘤耐药分子分属于不同的细胞内信号通路,不同信号通路之间的耐药相关分子相互作用、相互调节并形成一个复杂的分子网络等。

肿瘤多药耐药的发生是多因素的,耐药表型可随诱导药物、细胞种类、分化阶段的不同而表现出不同。由于肿瘤多药耐药的复杂性,已经发现的诸多肿瘤 MDR 发生的机制均不能单独解释多药耐药现象。近年来虽然对耐药基因的结构、功能、活化机理、信号传导等方面的作用进行了较为深入的研究,在肿瘤耐药逆转及基因治疗方面也进行了大胆的尝试,但这些研究尚缺乏综合与系统的研究,使得目前仍不能明确阐明哪些基因在什么条件下发生了变异,并与肿瘤耐药有多大关系。

随着人类基因组计划的进展和生物芯片技术的发展,我们更应该弄清并阐明如下问题:

1. 肿瘤耐药相关基因参与耐药的分子机制

关于肿瘤多药耐药基因以及分子机制是研究得比较多的一个领域,目前对它们的认识程度已经上升到一个较高的水平(见图1-1),但是,仍然有很多未解之谜等着我们去研究。

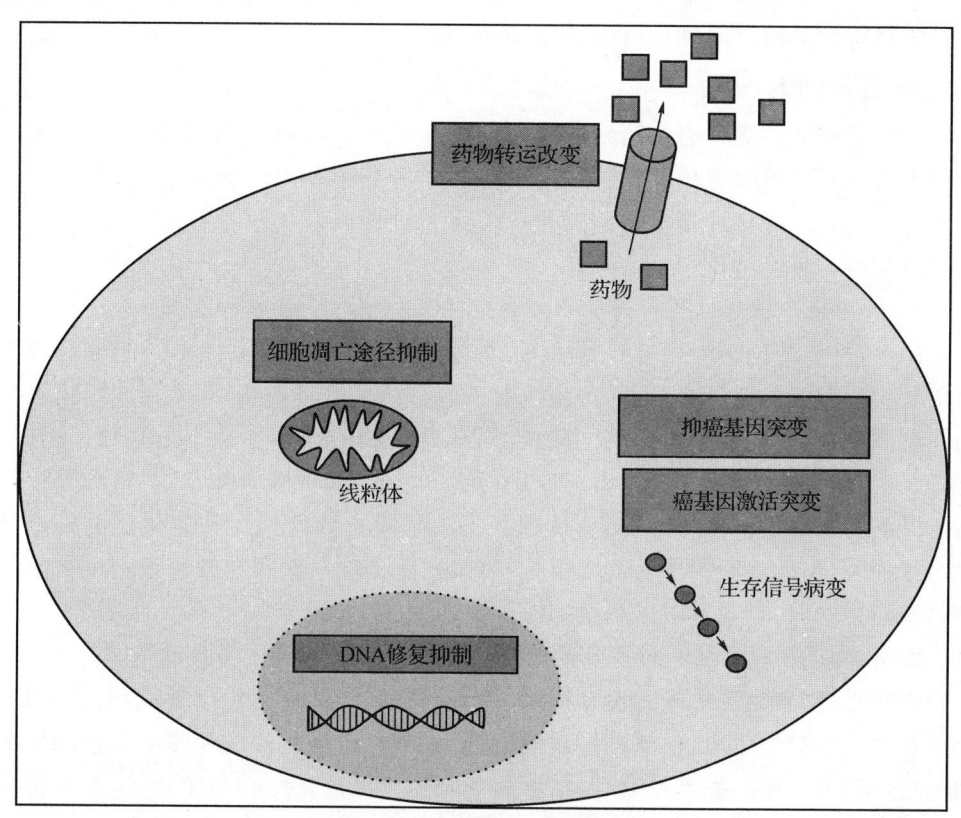

图 1-1　肿瘤耐药的一般机制

注:图中包括了药物转运的改变、细胞凋亡途径的抑制、DNA 修复能力的抑制、抑癌基因突变、癌基因激活突变以及生存信号病变等。

2. 肿瘤耐药相关基因与不同个体肿瘤生物学特性上的相关性

在不同的个体之间,肿瘤化疗的多药耐药有着很大的不同,肿瘤耐药相关基因与个体肿瘤生物学特性究竟有什么关联、我们应该如何克服这一问题,这些都值得我们深思。

3. 敏感的肿瘤耐药基因标志

利用生物芯片及一些生物医学工程技术进行相关检测,有助于筛选出耐药敏感基因。

4. 肿瘤耐药相关基因之间通过网络调节相互联系

肿瘤耐药相关基因之间是怎样通过网络调节相互联系的,将各个机制相互联系起来有助于我们更好地了解肿瘤的多药耐药。

5. 肿瘤耐药基因在细胞增殖周期、凋亡及信号传导中的作用

肿瘤耐药基因在细胞增殖周期、凋亡及信号传导中起到怎样的作用、如何抑制这些肿瘤耐药基因,都是值得我们研究的领域。

二、肿瘤耐药的检测

如何正确地检测肿瘤多药耐药也是我们肩上的一大难题。采用最新的检测技术和推广最新的检测方法并在临床上展开关于肿瘤多药耐药的检测,有助于我们更好地为患者选择化疗药物并制订化疗方案。这样既避免了盲目用药,也可以减轻患者的痛苦和经济负担。

1. 肿瘤化疗敏感性与耐药性的检测是实现"个体化"化疗的基础

迄今,肿瘤的化学治疗已开始迈入"个体化"化疗阶段。以往不同的肿瘤患者常常使用固定的化疗模式,不可避免地带来盲目性。研究表明,即使相同组织类型的同种肿瘤,甚至同一肿瘤的不同阶段,对化疗药物的敏感性也不尽一致。因此,有必要对肿瘤患者个体的药物敏感性进行测试,选用其中敏感的药物,特别是在目前抗肿瘤药物日趋增多的形势下,这项任务就显得更为急迫。肿瘤化疗的临床经验已经证明,单凭经验用药有效率很低(14%),倘若能根据现有的药敏测试方法所测结果指导选药,有效率可提高至28%~35%左右,这已是一个不小的成就。

2. 肿瘤化疗敏感性和耐药性的检测为预见性化疗提供了重要的依据

近年来,随着耐药机理的逐渐揭示,使人们有可能在肿瘤化疗之前,通过生化、免疫及分子生物学手段,估测肿瘤耐药性产生的原因,据此开发和使用合理的抗肿瘤药物,减少盲目性,提高针对性,从而开创肿瘤预见性化疗的新途径,这无疑将会大大提高肿瘤的治疗水平。

3. 肿瘤化疗敏感性和耐药性的检测为选择合理的联合化疗方案提供了依据

根据敏感性和耐药性检测的结果,在联合方案中尽量选用敏感的药物,避免有交叉抗药的药物混用或联合应用抗药调节剂。

4. 用于发掘新的抗肿瘤药物,提出新的抗肿瘤策略

发掘和筛选新型的抗肿瘤药物,往往要以药物敏感性、耐药性的各种检测方法作为研究手段。在新药的开发过程中,不管是体外试验还是体内试验,检测药物敏感性的各种方法如集落法、同位素掺入法、流式细胞仪法及裸鼠肾包膜下肿瘤移植

等都已得到广泛应用。研究耐药性产生的各种机理,为寻找新的抗肿瘤药物提供了多方面的线索。

5. 有助于提出治疗肿瘤的新策略

根据肿瘤耐药性检测的结果,可以更好地了解肿瘤耐药的情况,针对其能更好地实施个体化治疗。

6. 监测化疗疗效,指导及时更换化疗药物并预测预后

动态检测肿瘤患者对化疗药物的敏感性和各种耐药因素如多药耐药基因及其翻译产物 P-糖蛋白的表达、谷胱甘肽转移酶、谷胱甘肽过氧化酶、蛋白激酶 C、拓扑异构酶等耐药标志物的活性,以及通过流式细胞仪动态观察化疗前后肿瘤组织中 DNA 含量,各时相细胞的比例,对监测化疗效果、指导及时更换化疗药物具有重要意义,而且还能据此预测患者的预后等。

7. 耐药检测是研究肿瘤其他生物学行为的基础

肿瘤转移模型的建立和抗转移药物的筛选,细胞初期动力学分析,肿瘤的生物化学、遗传学研究,化学致癌、物理因素的致癌作用以及肿瘤的放射治疗等多方面的研究,常常与肿瘤化疗敏感性与耐药性的检测和研究有密切联系,有的研究还是以直接提高肿瘤对化疗药物敏感性、克服耐药性为最终目的。可以说,肿瘤化疗敏感性和耐药性的检测与研究已渗透到肿瘤学的各个方面,在肿瘤的发生、发展、治疗的研究中均有重要意义。

三、逆转肿瘤多药耐药存在的问题

对于逆转肿瘤多药耐药的研究虽然非常热,并取得了一定的成果,但仍然存在着不少问题值得我们思考并着力解决。

1. 耐药逆转剂的作用靶点单一

近年来发现的如环孢菌素 A(CsA)、维拉帕米(VRP)、三苯氧胺等逆转 MDR 药物,由于靶点过于单一,不能解决全部问题。

2. 耐药逆转剂在体内难以达到和体外一样有效的逆转浓度

真正用于临床时,耐药逆转剂难以在体内达到如体外一样的逆转浓度。

3. 耐药逆转剂的逆转效果不佳

目前肿瘤多药耐药逆转剂的逆转效果往往不理想,难以满足我们对"逆转"的要求。

4. 副作用明显

由于某些逆转剂有明显的副作用,使得临床化疗过程中患者无法耐受。

肿瘤多药耐药的逆转以及逆转剂的研发,在临床上有着非常重要的意义。如果有高效的逆转剂可以克服上述诸多问题,那么肿瘤患者的化疗耐药问题就可以很大程度上得以解决,这对肿瘤的治疗将会是一个很重要的突破。我们课题组研究的一个方向是利用纳米材料包载化疗药物与某些中药成分(如汉防己甲素等)联合用药,逆转白血病、乳腺癌、肺癌等,在体外与体内试验中均取得了良好的效果,并荣获教育部科技进步二等奖。最近也有一些学者利用基因治疗、细胞因子、免疫方法等来逆转肿瘤的多药耐药,但这些也都仅仅处于试验阶段,并未真正运用于患者。总之,寻找高效低毒且能用于临床的逆转剂成为我们科学工作者肩上的一大重任。

(陈宝安　郭青龙　陈润哲)

主要参考文献

[1] http://en.wikipedia.org/wiki/Multiple_drug_resistance
[2] Abraham I, EI Sayed K, Chen ZS, et al. Current status on marine products with reversal effect on cancer multidrug resistance. Marine Drugs, 2012, 10(10): 2312-2321.
[3] Szakács G, Paterson JK, Ludwig JA, et al. Targeting multidrug resistance in cancer. Nature Reviews Drug Discovery, 2006, 5(3): 219-234.
[4] Baguley BC. Multidrug resistance mechanisms in cancer. Molecular Biotechnology, 2010, 46(3): 308-316.
[5] Perez-Tomas R. Multidrug resistance: retrospect and prospects in anti-cancer drug treatment. Curr Med Chem, 2006, 13(16): 1859-1876.
[6] Farrell A. A close look at cancer. Nat Med, 2011, 17: 262-265.
[7] Raguz S, Yague E. Resistance to chemotherapy: new treatments novel insights into an old problem. Br J Cancer, 2008, 99: 387-391.
[8] Hanahan D, Weinberg RA. Hallmarks of cancer: the next generation. Cell, 2011, 144: 646-674.
[9] Saraswathy M, Gong S. Different strategies to overcoming multidrug resistance in cancer. Biotech Adv, 2013, 6: 1-11.
[10] Galluzzi L, Senovilla L, Vitale I, et al. Molecular mechanisms of cisplatin resistance. Oncogene, 2012, 31: 1869-1883.
[11] Gescher A, Steward WP, Brown K. Resveratrol in the management of human cancer: how strong is the clinical evidence? Annals of New York Acad Sci, 2013, 1290, 12-20.
[12] 张胜本,张连阳. 肿瘤化疗敏感性与抗药性. 四川成都:四川科学技术出版社,1995.
[13] 樊代明. 肿瘤研究前沿(第1卷). 西安:西安交通大学出版社,2001.
[14] 王祎,刘燕,丁秀云. 抗肿瘤药物的研究进展. 包头医学,2012,36(3):129-132.
[15] Boumendjel A, Boutonnat J, Robert J. ABC transporters and multidrug resistance. Hoboken: John Wiley & Sons, Inc, 2009.

第二章

肿瘤耐药的常用检测方法

肿瘤多药耐药是肿瘤化疗失败的主要原因。如果在化疗前就能检测并预测肿瘤的耐药性，那么就可以为化疗选择合理的方案，因此，肿瘤耐药的检测显得尤为重要。尽管临床上开展相关检测已数十年，但一直未取得较大的突破和进展。近年来，随着分子生物学的高速发展、肿瘤耐药基础研究方法的不断推广，各种检测肿瘤耐药的方法层出不穷。肿瘤细胞培养是研究和检测肿瘤化疗耐药的基础，临床上检测某个体肿瘤对化疗药物的耐药性通常先进行人肿瘤细胞培养，再投予药物，孵育一定的时间后观察肿瘤细胞的反应，此即为"肿瘤耐药的体外检测"。将个体肿瘤移植于动物体内进行药物耐药性检测，称为"肿瘤耐药的体内检测"。无论是"体外"检测还是"体内"检测，都具有重要的意义。本章针对一些主要方法展开相关论述。

第一节 肿瘤耐药的体外检测

建立可靠的肿瘤耐药的体外检测方法，具有非常重要的意义：① 能帮助临床医师选择有效的化疗药物，合理设计治疗方案，提高治疗效果，避免使用无效药物所致的副作用；② 能帮助研究人员进行合理的科学研究；③ 使用新鲜的人肿瘤标本直接筛选新的抗肿瘤药物成为可能，比以往使用动物肿瘤模型进行筛选的传统方法更具有理论和现实意义；④ 可进行各种新治疗方法的探索。因此，肿瘤耐药的体外检测目前已成为研究肿瘤耐药不可或缺的一种方法与手段。随着分子生物学和现代科学技术的不断发展，相信这些方法将会得到不断的改进与完善。

一、肿瘤细胞药敏试验

1. 概述

肿瘤细胞药敏试验是一种体外检测手段，可用于寻找肿瘤敏感性药物并了解肿瘤的耐药状况。

药敏试验有多方面的用途，比如：用于新药的筛选，针对某个具体肿瘤患者制订最优的个体化治疗方案，探寻对于某一类肿瘤或者具体某一种肿瘤亚型最有效的化疗药物,确定与化疗敏感性相关的基因组和蛋白组学等。

在临床方面,药敏试验对于指导临床化疗具有重要的意义。在个体化肿瘤化疗方案中,由于肿瘤的化疗要考虑药物、肿瘤和个体之间的相互关系,因此通常会通过药敏试验筛选出适合的化疗药物以期指导化疗。如果患者对被检测的药物不敏感就可以在治疗中将此种药物排除,选择更好的药物,以免延误患者最佳的治疗时机,也可以避免使用不敏感药物所带来的一系列反应,减轻患者的身心损伤。在规范化化疗的基础上个体化化疗是临床肿瘤化疗今后的发展方向,因此在化疗前进行药敏试验显得十分必要。

2. 检测方法

常见的肿瘤药敏试验检测方法大体可以分为以下几种:克隆形成或增殖检测,肿瘤细胞代谢活性检测,肿瘤细胞膜完整性检测。

(1) 克隆形成及增殖检测

① 肿瘤细胞克隆形成测定:目前人们研究比较多且有价值的方法为人肿瘤细胞集落法(human tumor cell cloning assay,HTCA),又称克隆分析法,该方法可以作为反映某种化疗药物有效的指标,对于筛选新的抗肿瘤药物及预测疾病预后等方面均具有广泛的应用前景。

HTCA 的理论基础是肿瘤干细胞学说(cancer stem cell hypothesis,CSCT)。由于肿瘤细胞群体中的干细胞对肿瘤的发生与发展起着决定性的作用,因而可以利用干细胞具有无限增殖及自我更新的特点,设法在一定条件下培养、繁殖、筛选出肿瘤干细胞,用以测定该细胞的化疗药物敏感性。

HTCA 的具体方法是将单个肿瘤细胞接种于铺了软琼脂的培养皿中,待2~3周后计数克隆形成的个数。理论上,加入化疗药处理后的肿瘤细胞的克隆数目较未加化疗药处理后的肿瘤细胞克隆数目将会有一定程度的减少,以此来判断肿瘤细胞对药物的敏感性。

② 细胞毒差异染色法(DiSC):该方法类似于克隆形成试验。它是将加药或不加药的肿瘤细胞体外培养4~6个小时,然后使用碱性孔雀绿将细胞染色。由于只有死细胞的细胞膜才能被透过染色,因此计数死细胞的比例可以用来衡量药物对肿瘤的杀伤能力。但由于该方法操作起来较为复杂且易受操作者主观因素的影响,因此没有被过多采用。

③ 生长抑制试验:该试验是以细胞生长抑制为标准,将肿瘤细胞和化疗药物共同培养后检测活细胞的数量来判断肿瘤细胞对化疗药物的敏感性。由于不以肿瘤细胞的杀伤为依据,因此该试验存在一定的假阳性。

④ 胶滴肿瘤药敏检测技术(CD-DST):该方法是将少量肿瘤细胞置于胶原小滴中立体培养,并用中性红染色,采用计算机采集图像的自动化方法分析图像颜

色。由于肿瘤细胞与成纤维细胞相比着色更深且色彩强弱与肿瘤细胞的量成正比,因此该方法可以排除成纤维细胞对药敏试验结果的干扰。

⑤ 原料分子检测法:该方法是将 DNA 合成的某些原料分子用放射性同位素标记,由于增殖状态的细胞可以利用这些物质合成 DNA,因此这些原料分子的多少可以用来反映细胞的分裂次数,进而反映药物对肿瘤细胞生长抑制的情况。

(2) 肿瘤细胞代谢活性检测:肿瘤细胞内某些分子数量的多少与活性的高低可以用来反映肿瘤细胞的数量和活力。细胞代谢活性检测技术正是基于此原理。

① ATP 生物发光法(ATP-bioluminesence, ATP-chemosensitivity assay, ATP-CSA):ATP 生物发光法检测技术是近年来发展起来的较为先进的肿瘤药敏检测技术。该技术体外检测结果与体内治疗反应间具有高度的异质性,其阳性和阴性预测值、敏感性和特异性均高于其他技术。该方法的原理是:当抗肿瘤药物作用于细胞的某一增殖周期导致细胞死亡时,ATP 能迅速减少,残存的 ATP 水平与活细胞数量呈正相关。因此,测定 ATP 水平能显示细胞代谢的活跃程度,间接地提供肿瘤增殖活力指数。加入发光的荧光色素酶试剂,用发光仪测定 ATP 的含量,ATP 会催化荧光素酶和荧光素的反应发出荧光,继而荧光被检测并分析。

② 微量培养细胞毒性荧光分析法(fluorometric microculture cytotoxicity assay, FMCA):该方法与 ATP 生物发光法较为类似。由于活细胞可以将不能发出荧光的物质醋酸荧光素(FDA)水解成可以发出荧光的物质——荧光素,因此检测荧光强度可以反映活细胞的数量。

③ MTT 法:主要用于抗癌药物的筛选、细胞毒性试验以及肿瘤放射敏感性测定等,是一种较常见的药敏试验的检测方法,可间接反映活细胞数量。其检测原理为:活细胞线粒体中的琥珀酸脱氢酶能使外源性 MTT[四甲基偶氮唑盐 3-(4,5-dimethyl-2-thiazoly) 2,5-diphenyl-2H-tetrazolium bromide]还原为水不溶性的蓝紫色结晶甲瓒(Formazan)并沉积在细胞中。二甲基亚砜(DMSO)能溶解细胞中的甲瓒,用酶联免疫检测仪测定其光吸收值(检测波长为 570 nm,参考波长为 630 nm)。在一定细胞数范围内,MTT 结晶形成的量与细胞数成正比。该方法已广泛用于一些生物活性因子的活性检测、大规模的抗肿瘤药物筛选、细胞毒性试验以及肿瘤放射敏感性测定等。

④ CCK-8 法(cell counting kit-8):该方法是目前最快速、准确的细胞增殖检测方法。CCK-8 是一种基于 WST-8[化学名:2-(2-甲氧基-4-硝苯基)-3-(4-硝苯基)-5-(2,4-二磺基苯)-2H-四唑单钠盐],广泛应用于细胞增殖和细胞毒性的快速高灵敏度检测试剂盒。WST-8 与 MTT 类似,在电子耦合试剂存在的情况下,可以被线粒体内的一些脱氢酶还原生成橙黄色的甲瓒产物。对于同样的细胞,颜色的深浅和细胞数目在一定范围内呈线性关系。采用酶标仪在 450 nm 波长处测定 OD 值,

间接反映活细胞数量。和 MTT 相比,CCK-8 法可以直接检测,省略了繁琐的重溶解步骤,检测灵敏度高,细胞毒性小,加入后可进行连续检测。

⑤ 硫氰酸盐染色法(SRB):硫氰酸盐是一种染料,它可以将蛋白质染色,从而检测药物作用于肿瘤细胞后细胞的代谢情况。

⑥ DNA 染色法:以细胞核染色质的形态学改变为指标来评判细胞凋亡的进展情况。常用的 DNA 特异性染料有:Hoechst 33342、Hoechst 33258、DAPI。三种染料与 DNA 的结合是非嵌入式的,主要结合在 DNA 的 A-T 碱基区。紫外光激发时发射明亮的蓝色荧光。

⑦ DNA Ladder 琼脂糖电泳:通过琼脂糖凝胶电泳分析细胞中 DNA Ladder 是否出现检测细胞晚期凋亡。细胞晚期凋亡中,核酸内切酶(某些 Caspase 的底物)在核小体之间剪切核 DNA,产生大量长度在 180~200 bp 的 DNA 片段。

⑧ 组织块培养法:组织块培养法克服了经处理后的肿瘤细胞三维立体结构被破坏这一弊端。它是将肿瘤组织小块取代肿瘤细胞进行研究。它的准确率较上述几种方法高。

⑨ 极端耐药检测法(EDR):在该种检测方法中,肿瘤细胞被置于超高浓度的化疗药物中培养,然后收集并记录肿瘤细胞的损伤情况、克隆形成能力等。收集多样本的以上信息并建立数据库,用统计学的方法进行比较分析,将样本划分为高度耐药、中度耐药和敏感。当再次检测其他标本对同一药物的反应时,将检测的数据和划分指标进行比较,这样就可以得到细胞对药物敏感性的基本信息。该方法比较先进,但实施起来较为困难。

⑩ 细胞断裂阻断微核检测技术(CBMNA):该种技术检测肿瘤细胞染色体的丢失、断裂、重组,细胞分裂的抑制,细胞坏死及细胞凋亡等。

(3) 肿瘤细胞膜完整性检测:当有效化疗药物作用于肿瘤细胞后,肿瘤细胞完整的细胞膜将受到破坏。细胞膜完整性的检测也是药敏试验的一种手段。

二、流式细胞术

流式细胞仪(flow cytometer,FCM)是 20 世纪 70 年代随着激光技术、计算机技术、荧光化学和单克隆抗体技术的发展而完善起来的一种高速的单细胞定量与分选技术。在肿瘤学领域,FCM 可作快速肿瘤抗原检测,用于诊断,但更多的应用还是在对肿瘤 DNA、RNA 和细胞动力学分析。通过对这些参数的测定,对判断肿瘤对化疗药物的反应、化疗方案的确定和疗效监测都具有重要意义。

在使用 FCM 进行耐药检测时,根据所用荧光标记方法的不同,分为流式细胞仪单色荧光标记测试法(如细胞内罗丹明 123 的蓄积检测、PI/DNA 单色荧光标记测试法、EB/DMA 单色荧光标记测试法)、流式细胞仪二重荧光染色法(如 BrdU/DNA 二重染色法)、三元荧光标记的三参数分析法、四色荧光标记法等。

1. FCM 单色荧光标记测试

(1) 罗丹明 123 的蓄积检测:P-糖蛋白是最早被用于耐药细胞检测指标的跨膜蛋白。由 MDR1 表达,是一种膜转运蛋白,属于 ABC 转运蛋白超家族的成员,是目前公认的在肿瘤耐药中起重要作用的药泵蛋白。其作用机制是药物与 P-gp 跨膜区的结合引发了 P-gp 的 ATP 酶活性,引起蛋白构象发生改变,细胞内的抗肿瘤药物被转运出胞外,从而降低了胞内药物的有效浓度而不能杀死肿瘤细胞。罗丹明 123 是 P-gp 的底物,P-gp 的药物泵活性可以通过其在细胞内的蓄积确定,而罗丹明 123 的含量由细胞内的荧光强度衡量。FCM 检测耐药细胞内罗丹明 123 含量的变化,可以判断细胞对药物的泵出,从而可以了解细胞耐药的情况。其激发波长为 488~505 nm,发射波长为 515~575 nm。

(2) PI/DNA 单色荧光标记测试法:碘化丙啶(propidium iodide,PI)是一种 DNA 染料,它作为最早的荧光标记探针,利用 FCM 测定体外培养的细胞经化疗药物作用后的参数变化,可以判定肿瘤细胞对药物的敏感与耐受情况。由于整个实验过程中只使用了一种荧光染料,因此与后来的二重或三元荧光标记法相比,被称之为单色荧光标记法。除 PI 外,也可用溴化乙啶(EB)作为荧光标记物。

PI 是一种荧光物质,它不能透过活细胞膜,但能对固定的细胞及膜有破损的细胞的核进行染色,直接插入 dsDNA 的碱基对之间,在波长 488 nm、输入功率 300 mw 氩离子的氩激光条件下,处于双链 DNA 中的 PI 发出红色荧光,再由计算机进行分析处理,得出每个细胞的相对 DNA 含量,将测定结果以 DNA 含量为横坐标、细胞数量为纵坐标,由计算机绘出肿瘤细胞含量的直方图,由此得出细胞周期中各时相细胞分布及反应肿瘤细胞增殖情况。

2. FCM 二重染色法

(1) FCM Annexin - V/PI 二重染色法:使用特殊荧光染料以及 FCM 检测凋亡细胞。在凋亡细胞中,细胞膜磷脂酰丝氨酸(PS)从细胞膜的内侧翻转到细胞膜的外侧。Annexin - V 是一种 35~36 kD 的钙粒子依赖的磷脂结合蛋白,它对 PS 具有较高的亲和力。细胞凋亡时,可以和外翻的 PS 结合,从而可以检测凋亡的细胞。但发生死亡的细胞其细胞膜上的 PS 也外翻,因而也会阳性。因此,常用的凋亡试剂盒除了采用 Annexin - V 标记之外,还会加入 PI 这种 DNA 染料。死亡的细胞膜通透性增高,PI 可以进入细胞内和 DNA 结合,从而区分出死细胞。

(2) FCM FDA/PI 二重染色法:FCM 能凭借 FDA/PI 二重染色来测定悬浮培养中的肿瘤细胞中活细胞的数量。FDA 并非是真正意义上的荧光素,但由于它能自由地通过活细胞,能被细胞内的酯酶作用而转变为强极性的物质并发出强烈的黄绿色荧光。此时由于极性改变,不能通过完整的细胞膜而被滞留。如果遇到死细胞,则它既不被滞留,也不会转变成极性物质发出荧光。PI 则是一种极性物质强荧光素,能发出红色荧光,在等渗情况下,能够进入细胞膜破裂的细胞。因此,可以利用上述两种物质分别标记药物作用后的活、死细胞,借助 FCM 进行定量测定,即可判断肿瘤细胞对药物的敏感程度。

（3）FCM BrdU/DNA 二重染色法:5-溴脱氧尿嘧啶核苷(5'-bromodexyuridine, BrdU)是胸腺嘧啶核苷酸的结构类似物,能与之竞争地参与细胞 DNA 的合成。利用 FCM 检测 BrdU 的同时再测定细胞双链 DNA(通过 PI 染色)的含量,可以确定被测细胞在细胞周期中的位置,此即为 BrdU/DNA 二重染色法。该法具有准确、快速、敏感的特点,较有发展前途。

该方法的原理是基于 BrdU 能整合到 S 期肿瘤细胞的 DNA 中,因此可以利用抗 BrdU 单克隆抗体异硫氰基荧光素(fluorescein isothiocynate, FITC)作为荧光探针,特异地与 ssDNA 中的 BrdU 结合;同时,利用 PI 仅能插入 dsDNA 结构的碱基对之间的特点,也作为一种荧光探针,标记肿瘤细胞。通过 FCM 区别这两种荧光并定量计数发出荧光的细胞:含有 FITC 的肿瘤细胞即 BrdU 阳性细胞发出绿色荧光,此即为 S 期细胞;而处于 dsDNA 结构中的插入性荧光物质 PI 则发出红色荧光,代表整个肿瘤细胞 DNA 的含量。这样,可以准确地把整个肿瘤细胞群所处的不同增殖时相的细胞定量记录下来。根据肿瘤细胞与药物作用后不同时相细胞数量的变化,可确定肿瘤细胞对药物敏感及耐受情况。

3. FCM 三色免疫荧光标记

该方法是采用 488 nm 激发波长,同时激发样品中三种不同波长的发射光,可用于同一细胞不同成分的同步分析。在一个细胞中,同时检测三种荧光参数,较单标记或双标记法更能显著增加 FCM 分析的信息量,提高了工作效率和科学性。

4. FCM 四色免疫荧光标记

该方法是在 1 个试管中同时加入 4 种荧光标记的抗体,即可同时检测 1 个细胞上是否表达 4 种表面抗原或胞浆抗原,再结合 FCM 所能测定另外 2 个参数:前向角反射(FSC)和侧向角反射(SSC),分别代表细胞大小及细胞的颗粒性。因此可同时测得 6 个参数,从而达到对细胞的多参数分析。

FCM 在肿瘤学中具有极为广泛的应用。主要作用如下:① 发现癌前病变,协助肿瘤早期诊断:当人体发生癌变或具有恶性潜能的癌前病变时,在其发生、发展过程中可伴随细胞 DNA 含量的异常改变,FCM 可精确定量 DNA 含量的改变,对癌前病变的性质及发展趋势作出估价,有助于癌变的早期诊断;② 在肿瘤的诊断、预后判断和治疗中的作用:FCM 不仅可对恶性肿瘤 DNA 含量进行分析,还可根据化疗过程中肿瘤 DNA 分布直方图的变化去评估疗效,了解细胞动力学变化,对肿瘤化疗具有重要的意义。根据细胞周期各时相的分布情况,依据化疗药物对细胞动力学的干扰理论,设计最佳的治疗方案,从 DNA 直方图直接地看到瘤细胞的杀伤变化,及时选用有效的药物,对瘤细胞达到最大的杀伤效果。

FCM 在肿瘤耐药检测中同样发挥着重要的作用,它被应用于细胞凋亡和多药耐药基因的研究中。借助 FCS 分析比较细胞的荧光强度,以判断细胞的耐药性。通过对细胞体积、光散射、DNA 含量及特异性抗原基因(如 Bcl-2,Fas 等)可以测定分析出细胞凋亡情况。FCM 对多药耐药基因和凋亡抑制基因及凋亡活化基因表达的测定,可为临床治疗效果分析提供有力依据。

需要注意的是,用流式细胞术检测时,在试验中要设立阳性和阴性对照。另外,在试验前一定要查看所购买的抗体是否可以做 FCS,这一点很重要。因为有些抗体制备时是采用变性后复性的抗原进行免疫的,结果就会导致该类的一些抗体与具有天然结构的活细胞抗原不反应,而容易产生假阴性结果。随着微电子技术特别是计算机技术的发展,计算能力不断提高,FCM 的功能也越来越强大。在数据管理、数据分析方面有了长足进步。新的荧光探针、新的荧光染料、新的染色方法不断推出,使流式细胞技术在新的细胞参数分析方面日益发展。因此,利用 FCM 对肿瘤耐药性的检测应该会越来越便利。

三、PCR 检测

目前,可用于耐药检测的 PCR 技术主要有普通 RT-PCR、巢式 RT-PCR(nRT-PCR)和实时荧光定量 PCR。前两种方法虽然灵敏度较差,但有较高的特异度,尤其是 nRT-PCR,常用来鉴定一些低拷贝基因上的单碱基突变位点。而第三种方法具有灵敏度极高,特异性更强的特点,如 OPTICON2 实时荧光定量 PCR 仪可检测到低至单个拷贝的病毒基因。

采用 RT-PCR 方法来测定肿瘤耐药相关基因的表达早已在临床和科研中得到广泛应用。在实际检测过程中,还可用 β-微球蛋白、β-肌动蛋白等作为内参照物进行内标定量。由于 PCR 扩增效率与模板 mRNA 有良好的线性关系,而在每次试验过程中,不同的 PCR 反应管之间靶基因与内参基因存在不同的扩增效率,扩增产物的量也不一样;但在不同试验条件下,同一管中靶基因与内参基因的扩增产物的比值却是恒定的,具有临床指导意义,这是目前已推广的 MDR1 基因表达的半定量 RT-PCR 测定方法的理论基础。

PCR 方法理论上具有较高敏感性,但因存在操作技术等方面的影响,其实际灵敏度一般不高。由于影响 PCR 测定的因素颇多,常易出现假阳性和假阴性结果,因此,必须根据临床上的其他资料,进行综合分析。总之,实时荧光定量 PCR 技术具有准确定量、操作方便、快速、检测灵敏度高的特点,有望在今后肿瘤耐药基因的分析中广泛被使用,以进一步提高肿瘤耐药发生预测的准确性。

四、Western blot

Western blot 即免疫印迹法,它是分子生物学、生物化学和免疫遗传学中常用的一种实验方法。Western blot 的基本原理是通过特异性抗体对凝胶电泳处理过的细胞或生物组织样品进行着色,通过分析着色的位置和着色深度获得特定蛋白质在所分析的细胞或组织中的表达情况的信息。Western blot 法采用的是聚丙烯酰胺凝胶电泳,被检测物是蛋白质,"探针"是抗体,"显色"用标记的二抗。经过PAGE(聚丙烯酰胺凝胶电泳)分离的蛋白质样品,转移到固相载体(如硝酸纤维素薄膜等)上,固相载体以非共价键形式吸附蛋白质,且能保持电泳分离的多肽类型及其生物学活性不变。以固相载体上的蛋白质或多肽作为抗原,与对应的抗体起免疫反应,再与酶或同位素标记的第二抗体起反应,经过底物显色或放射自显影以检测电泳分离的特异性目的基因表达的蛋白成分。该技术也广泛应用于检测蛋白水平的表达。

Western blot 也被广泛应用于肿瘤耐药的检测中,通过测定与耐药相关蛋白质的表达来了解肿瘤细胞对化疗药物的耐受情况,更好地为后续研究工作服务。

五、免疫组化与免疫荧光

免疫组化是应用免疫学基本原理,即抗体和抗原之间的结合具有高度的特异性,通过化学反应使标记抗体的显色剂(荧光素、酶、金属离子、同位素)显色来确定组织细胞内抗原(多肽和蛋白质),对其进行定位、定性及定量的研究,又称为免疫组织化学技术(immunohistochemistry)或免疫细胞化学技术(immunocytochemistry)。先将组织或细胞中的某种化学物质提取出来,以此作为抗原或半抗原,通过免疫动物后获得特异性的抗体,再以此抗体去探测组织或细胞中的同类的抗原物质。由于抗原与抗体的复合物是无色的,因此还必须借助于组织化学的方法将抗原抗体结合的部位显示出来,以期达到对组织或细胞中的未知抗原进行定性、定位或定量的研究。免疫荧光与免疫组化的原理大体相似,两者都是蛋白定位的检测。由于免疫组化法操作简便,不需要贵重仪器,且可分析肿瘤细胞的异质性,因此,在肿瘤耐药的体外检测中,免疫组化发挥着重要的作用,可以通过测定耐药相关蛋白的含量判断肿瘤的耐药情况。

六、基因芯片寻找新的耐药相关基因

基因芯片是20世纪90年代中期发展起来的一项尖端技术。由于该技术可将大量的探针同时固定于支持物上,所以一次可以对大量的DNA分子或RNA分子进行检测分析。基因芯片因具有无可比拟的信息量、高通量、快速而准确地分析基因的特点,因而在基因功能研究、临床诊断及新药开发等方面均显示出广阔的应用前景。国内外已有采用该方法进行肿瘤耐药基因研究的报道。目前,sorcin 基因已被一系列试验结果证明,其与肿瘤细胞耐药相关,而其他表达异常的基因与耐药之间的关系的研究也正在进行中。

七、RNA 干扰技术

1998 年 2 月，Andrew 和 Craig 通过试验证实，双链 siRNA 能够特异性地抑制序列与之相同基因的表达，并把这种现象被称为 RNA 干扰（RNAi）。随后的研究结果揭示，这是正常生物体内抑制基因表达的一种自我调节方式，是为了对抗外源基因侵害的一种自我保护功能。RNA 干扰使 mRNA 发生降解而导致靶基因表达沉默的现象发生在转录后水平，所以又称为转录后基因沉默。RNAi 具有高度特异性，因此，该技术成为基因功能研究的重要手段，并已在肿瘤临床和基础研究中发挥着重要作用。目前，RNA 干扰技术也已被用于耐药基因功能鉴定方面的研究。该技术与基因转染技术联合使用，可用来深入研究肿瘤耐药机制，更加清晰地了解这些基因的基本功能，为今后进行克服耐药研究奠定坚实的理论基础。

总之，各种体外检测方法为检测肿瘤耐药提供了多重选择。目前，由于生物医学工程技术的高速发展，肿瘤细胞的体外检测试验已不局限于上述手段与方法。上述方法只是提纲挈领地向读者展示了肿瘤耐药的体外检测，其具体试验方法有待于科研工作者进一步查证。

第二节 肿瘤耐药的体内检测

目前，测定肿瘤耐药大多采用体外法，体外检测法快速、简便，与临床相关性好，但均存在着某些不足，其根本原因是脱离了肿瘤生长的体内环境，并且在组织学及细胞动力学等方面都与人体肿瘤不一致。体外肿瘤耐药试验不能模拟药物在体内代谢、分解、排除等诸多过程；而且，由于肿瘤的异质性，肿瘤在体外和体内生长速度有很大的差别。这大大降低了检测结果与临床的符合率。因此，建立动物模型，在动物模型上进行耐药的检测就显得十分必要。

一、耐药动物模型的建立

目前多药耐药动物模型的建立有如下几种方法：

1. 皮下移植瘤模型

裸鼠的皮下移植瘤模型是研究多药耐药的常见方法。可以通过皮下接种耐药细胞构建体内移植瘤模型，或通过接种非耐药人肿瘤细胞后，小剂量持续给药诱导其产生耐药性来建立耐药模型。移植物可以是瘤细胞悬液，也可以是瘤组织小块。如果接种的是非耐药人肿瘤细胞，通过小剂量注射化疗药物经过一定周期后便可产生耐药性。皮下移植瘤模型对于预测耐药的准确度可高达 97%。但构建裸鼠皮下移植瘤模型检测药敏的缺陷是：皮下移植瘤生长缓慢，一般需时 1～2 个月，价格昂贵,饲养管理十分复杂,不宜规模化。

2. 肾包膜下移植瘤模型

小鼠的肾包膜下移植瘤模型是将肿瘤植入正常或免疫缺陷小鼠肾包膜下,在其发生免疫排斥之前即可获得实验结果。观察终点是测量肿块两顶端直径以评估肿瘤体积,与移植第 2 天体积相比较。如果结合其他指标如组织学检查、有丝分裂活性、流式细胞术检测以及肿瘤重量、肿瘤增殖曲线的变化等,则结果更为可靠。该法应用以来已在临床上获得了较为满意的效果。

与体外试验相比,包膜下移植法保留了体内的激活系统及解毒机制,药代、药效动力学接近人体用药情况,特别对于环磷酰胺、甲氨蝶呤等需要体内代谢或激活而发挥作用的药物更为适宜,更接近人体反应,临床意义较大。它能为肿瘤个体化疗提供客观依据,是目前敏感、准确,同时具有快速和可操作性的体内肿瘤化疗药敏方法。该法的缺点在于:操作复杂、费用较高、不宜规模化,因此限制了其临床应用。

3. 其他

除最常见的上述两种方法以外,还可以将肿瘤细胞注射到动物的静脉、心腔、脾脏内等。在上述模型建立好之后,将抗肿瘤药物静脉或腹腔注射入模型的体内,以便下一步的观察。

二、检测方法

对于移植瘤动物模型来说,不同处理组动物的平均生存时间、特定时间后出现的转移灶的个数、转移瘤的大小、发生肿瘤转移的器官的重量等都可以用来衡量动物的耐药情况。如需检测移植瘤动物模型的多药耐药情况,可以静脉或腹腔注射其他抗肿瘤药物,再对比结果。下面简要介绍几种方法:

1. 大体观察

移植瘤模型构建成功后,按照其肿瘤体积大小分组(瘤体积均值相似,个体差异小)。以固定频次测量并比较肿瘤体积大小。瘤体体积公式:瘤体体积$(cm^3)=1\,000×长径(cm)×[短径(cm)]^2/2$。同时可以观测裸鼠的体重、皮肤颜色、活动度、饮食及精神状态等变化情况。

2. 移植瘤超声检查及瘤体积的测量

选择最佳的肿瘤超声切面,启动彩色多普勒血流显像(color doppler flow imaging, CDFI),了解肿瘤内部及周边的血流分布情况,测量血流速度及阻力指数,并用超声扫描测量肿瘤最长径和最短径,计算肿瘤体积。

3. RT-PCR 检测裸鼠皮下移植瘤组织内基因 mRNA 的表达

预先处死实验组裸鼠,剥离出裸鼠瘤组织,提取瘤组织总 RNA,逆转录后进行 PCR 反应,检测相关基因 mRNA 的表达。空白组裸鼠做同样的处理,两组进行比较。

4. 病理学检查

处死实验组裸鼠后,可以取荷瘤鼠的心脏、肝脏、脾脏、肺、肾和小肠等器官组织,用10%甲醛固定48小时以上,石蜡包埋,5 pm切片,常规苏木素-伊红(HE)染色,显微镜下观察。空白组裸鼠进行同样的处理,两组进行比较。

目前由于活体示踪技术的飞速发展,体内检测肿瘤的耐药情况的方法也越来越多,有:发射扫描技术(PET)、闪烁成像法、核磁共振扫描成像法(MRI)、绿色荧光蛋白标记显像法、细胞探测仪检测循环中的肿瘤细胞等。有研究者通过核素标记的 sup Ga/sup 68Ga 标记的分子影像作为 P-gp 转运功能的非侵入性评价。

总之,体内肿瘤耐药试验与体外耐药试验相比,能够更好地模拟体内环境。但由于操作复杂、周期长、难度大等缺点,使该方法一定程度上受到限制。

肿瘤耐药的体外检测与体内检测并不是独立存在的,它们之间相互依赖,这样才使肿瘤的耐药检测更加完整。相信在不久的将来,随着科学技术的不断发展,肿瘤耐药的检测技术将帮助我们更好地选择临床化疗方案。

(陈润哲　朱礼桃)

主要参考文献

[1] 张胜本,张连阳. 肿瘤化疗敏感性与抗药性. 成都:四川科学技术出版社,1995.

[2] 于冬冬. 一种新型肿瘤药敏试验方法的建立及初步应用研究. 湖北武汉:华中科技大学同济医学院,2011:68-72.

[3] Siolas D, Hannon GJ. Patient derived tumor xenografts: transforming clinical samples into mouse models. Cancer Res, 2013, 73(17): 5315-5319.

[4] Krasna L, Netikova I, Chaloupkova A, et al. Assessment of in vitro drug resistance of human breast cancer cells subcultured from biopsy specimens. Anticancer Res, 2003, 23: 2593-2599.

[5] Pallis M, Das-Gupta E. Flow cytometric measurement of functional and phenotypic P-glycoprotein. Methods Mol Med, 2005, 111:167-181.

[6] Krishan A. Flow cytometric monitoring of drug resistance in human tumor cells. Methods Cell Sci, 2002, 24(1-3): 55-60.

[7] Hausner P, Venzon DJ, Grogan L, et al. The "comparative growth assay": examining the interplay of anti-cancer agents with cells carrying single gene alterations. Neoplasia,1999, 1 (14):356-367.

[8] Zhou J. Multi-drug resistance in cancer. Humana Press, 2010.

第三章 多药耐药肿瘤细胞的病理学

多药耐药肿瘤细胞病理学研究在肿瘤化疗中的重要性已日益显著,深入研究肿瘤细胞多药耐药的原理及其表型的变化,有助于我们探讨逆转肿瘤细胞的多药耐药,从而提高肿瘤化疗的效果。本章在阐明肿瘤化疗后形态学改变的基础上,主要介绍多药耐药性肿瘤细胞的表型变化。

第一节 恶性肿瘤化疗后的组织学变化

研究肿瘤化学治疗后的形态学,有助于了解药物对各种肿瘤的敏感性及其作用环节和病变的转归,为临床制订治疗方案时,选择适宜的药物类型、用药剂量及给药途径,提供病理形态学的依据。

恶性肿瘤经化疗后(尤其是烷化剂),其病理变化主要表现为肿瘤细胞的退行性变与间质反应。

一、细胞核的改变

肿瘤细胞的退变以细胞核的改变为显著,药物作用初期,细胞核结构不清,染色质分布不均匀,呈粗细不等的不规则颗粒状,进而可出现核肿胀,核浆透明,核染色质集结于核膜下,细胞核呈"牛眼样",核膜明显增厚。有时核染色质凝集,核膜扭曲,核结构不清,呈"木炭样";或核极度肿大,核形态不规则,出现单核或多核肿瘤巨细胞。病变严重时,细胞核破裂呈碎片状,散布于胞质内。图3-1为经化疗药物阿霉素作用后在荧光显微镜下观察随时间的推移乳腺癌细胞核的变化。

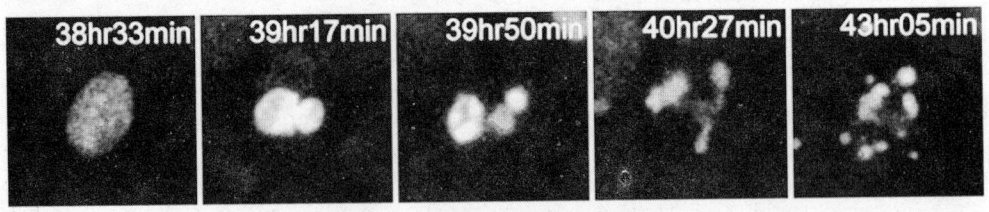

图3-1 乳腺癌细胞核的变化

注:随着时间的推移,细胞核逐渐萎缩、碎裂,进而分解,最后消失。

二、细胞质的改变

细胞质的改变主要表现为胞浆红染,有时可有嗜酸性小体出现。在多数病例中,肿瘤细胞胞质内常可见到大小不等的空泡,其性质为脂肪滴、黏液或 PAS 阳性物质。肿瘤细胞进一步退化时,细胞呈皱缩或肿胀呈气球状。肿瘤细胞坏死后,瘤床内可出现一些空隙。

三、细胞间质的改变

肿瘤化疗后肿瘤细胞在退变过程中,间质常发生一系列渐进性变化。

1. 初期

没有较为明显的变化,仅仅发现有少数淋巴细胞包绕退变的肿瘤细胞,有的甚至侵入退变的瘤细胞内。

2. 进展期

淋巴细胞逐渐增多,同时瘤组织内毛细血管增生,呈肉芽肿样改变,并包绕着退变的瘤细胞巢。肿瘤细胞逐渐退化与坏死时,肿瘤细胞数量逐渐减少,在瘤组织内出现一些空隙,空隙内有粉红色蛋白物质及细胞碎片。同时,可出现异物巨细胞反应及钙化结节。在肿瘤细胞改变及肉芽肿形成过程中,可见瘤组织内小动脉内膜炎及血管周围炎、管腔狭窄或闭塞,有时还可见血栓形成。在血栓附近的瘤细胞巢,可见片块状凝固性坏死及橙色血质出现,细胞内含有脂质。此外,瘤组织内可见淋巴细胞滤泡的形成。

3. 结局

肿瘤细胞完全消退,毛细血管减少,最后可见纤维组织增生或瘢痕形成。

四、肿瘤细胞化疗后的分度

根据瘤细胞的退变程度与间质的反应程度,通常可将肿瘤化疗后的病变分为三度:

1. Ⅰ度病变

轻度化疗反应,以瘤细胞退变为主要表现。

2. Ⅱ度病变

中度化疗反应,以肉芽肿形成为主要形态特点。

3. Ⅲ度病变

重度化疗反应,以纤维组织增生及瘢痕形成为主要特点。

上述三度变化代表相互连续的病理过程,不能截然分开。影响肿瘤化疗后形态学改变的因素很多,可能与药物种类、药物剂量、给药途径及药物与手术相隔时间、肿瘤大小与组织学类型、肿瘤分化程度、肿瘤的部位与血液供应等因素有关。

以上是恶性肿瘤化疗后的形态学表现,对其研究可通过光镜、电镜、酶组织化学、免疫组织化学及放射自显影术等方法进行观测,从而对比观察不同阶段的形态学变化,研究药物的作用环节及其规律性,观察肿瘤治疗后肿瘤细胞的代谢情况及其可能的转归,这对临床判断患者预后有重要意义。标本的采集可通过脱落细胞学检查、活体组织检查和死后尸体剖验等途径。观察药物疗效,必要时应采取治疗前、治疗中、治疗后的活体组织。对肿瘤细胞的变性,必要时应采用一些特殊染色方法(如黏液、脂肪染色),以阐明其性质和类别。

第二节 多药耐药肿瘤细胞的表型变化

任何个体在进化过程中均形成具有相对稳定的遗传型,而具有一定遗传型的人体在其生长、发育过程中逐渐表现出固有的生理特性和形态特征,二者的总和称为表型(phenotype),即个体可见的性状。这种性状受到基因和环境的共同制约。

一、多药耐药模型的建立

1. 多药耐药体外模型的建立

目前国内外建立 MDR 表型的肿瘤细胞株,主要采用两种方法,即采用一种或多种化疗药物浓度梯度递增法诱导和采用抗癌药物大剂量周期性冲击结合低浓度递增法上调 MDR1(ABCB1)基因和 P-糖蛋白表达,直到细胞对较高剂量化疗药物产生耐受;另一种方法是采用真核细胞转染技术,通过携带 MDR1 结构基因序列的真核表达载体转染肿瘤细胞,使 MDR1 基因在肿瘤细胞过表达,来达到上调 P-糖蛋白的目的。

2. 多药耐药体内模型的建立

一般将多药耐药的细胞株接种于裸鼠皮下,也有研究采用联合化疗的方法建立多药耐药体内模型。具体过程在上一章节中论述过。

二、多药耐药肿瘤细胞的生长特性及形态变化

应用体外培养的耐药细胞株和动物体内多药耐药模型进行实验,与亲代细胞相比,可见耐药性肿瘤细胞有以下生物学特性表现:

1. 耐药细胞克隆形成率明显下降

在耐药细胞中非增殖性细胞增多,这可能是耐药细胞对抗肿瘤药细胞毒反应降低的原因之一。双功能烷化剂如 HN2、MeL 等的细胞毒性主要由于 DNA 交联所致。抗双功能烷化剂的肿瘤细胞株与敏感株相比,其 DNA 交联水平下降,DNA 修复功能增强。

2. 形态学的变化

耐药性肿瘤细胞形态多样化,可呈三角形、梭形,多核巨细胞及梭形细胞多见。电镜下,可见微绒毛融合、粗短,而亲代细胞微绒毛则细长、单个、呈指状突起。耐药细胞微绒毛的改变可能涉及细胞膜成分的变化,并可能与细胞内药物聚积量降低有关。有人对人白血病细胞系 K562 使用抗肿瘤药物(VCR)诱导其产生耐药,发现 K562/VCR 细胞的内质网明显增加,这提示随着耐药性的产生,酶类蛋白的合成也在增加。此外,耐药白血病细胞的生长比敏感株细胞缓慢,每只动物总的瘤细胞体积、细胞计数均明显减少,单一细胞体积也明显减少。这可能是由于耐药性细胞基因发生改变,致使细胞分裂生长缓慢,内含物减少所致。

当肿瘤在生理状态下,即在未治疗状态下生长时,不论自然发生瘤和实验诱导瘤,其敏感细胞和耐药细胞之间的表型差异皆不能见到,在培养细胞中亦是一样。但是,当应用抗肿瘤药物时,敏感细胞培养及自然瘤和实验瘤一般都有细胞形态学的结构改变,例如质膜分解、胞浆空泡、细胞骨架微丝的破坏、核形紊乱等,而所有这些变化在化学耐药克隆中是不存在的。以高剂量的药物 mitoxantrone 作用细胞系 EPG85-257 为例,敏感细胞表现出胞浆的皱缩、膜破坏和核浓缩。在 mitoxantrone 的环境中,敏感细胞不能存活。对照之下,耐药细胞群则不受此药物的影响。在耐药细胞群中明显不同之处是可见包含细胞抑制药物的膜小囊的出现。电镜下,此小囊系由类似质膜的两层膜组成。

3. 细胞内药物(如 ADM)聚积量及药物(即 ADM)在细胞内的分布

耐药细胞内药物聚积量较亲代细胞低,二者间有显著差异,这可能与耐受性的产生有关。在亲代细胞,ADM 荧光主要分布于胞核及胞浆,核内者为点状;在耐药细胞中,药物则主要分布于胞浆,核内荧光点极少。表明药物不能达到核内,而细胞核 DNA 被认为是 ADM 作用的靶点。

4. 细胞染色体变化

耐药细胞大多具有明显的遗传细胞异常,常可见到染色体匀染区(homogenously staining region,HSR)和双微体染色体(double minutechromosome,DM)。前者位于染色体内,呈现无正常带形的匀染着色区;后者系小而成对的、无着丝点的染色体外结构。通过染色体分析,亲代细胞未发现 HSR 及 DM,而耐药细胞则出现 HSR 及 DM。这提示耐药细胞已发生遗传基因的改变,产生了多药耐药性。

(陈润哲)

主要参考文献

[1] 张胜本,张连阳. 肿瘤化疗敏感性与抗药性. 四川成都:四处科学技术出版社,1995.

[2] Nakasone ES, Askautrud HA, Kees T, et al. Imaging Tumor-Stroma interactions during chemotherapy reveals contributions of the microenvironment to resistance. Cancer Cell, 2012, 21(4):488-503.

[3] Dive C, Gregory CD, Phipps DJ, et al. Analysis and discrimination of necrosis and apoptosis (programmed cell death) by multiparameter flow cytometry. Biochim Biophys. Acta, 1992, 1133(3):275-285.

[4] Egeblad M, Ewald AJ, Askautrud HA, et al. Visualizing stromal cell dynamics in different tumor microenvironments by spinning disk confocal microscopy. Dis Model Mech. 2008, 1(2-3):155-167.

[5] Egeblad M, Nakasone ES, Werb Z. Tumors as organs: complex tissues that interface with the entire organism. Dev Cell, 2010, 18(6):884-901.

[6] Meads MB, Gatenby RA, Dalton WS. Environment-mediated drug resistance: a major contributor to minimal residual disease. Nat Rev Cancer, 2009, 9(9):665-674.

[7] Minchinton AI, Tannock IF. Drug penetration in solid tumours. Nat Rev Cancer, 2006, 6(8):583-592.

第四章

西药逆转肿瘤的多药耐药

1943年,耶鲁大学的Gilman等首先将氮芥应用于淋巴瘤的治疗,揭开了现代肿瘤化疗的序幕。1948年Farber成功地应用叶酸类似物甲氨蝶呤治疗小儿急性淋巴瘤细胞性白血病获得缓解。此后新的抗肿瘤药物不断出现。在人们看到希望的同时,新的问题随之而出现:即肿瘤细胞多药耐药性的产生。根据世界卫生组织(World Health Organization,WHO)2010年的数据统计,每年有1千万新增癌症病例,并且超过六百万的人死于癌症,而肿瘤组织的多药耐药(multidrug resistance,MDR)是导致死亡的主要原因。大约有30%~80%的肿瘤细胞在治疗过程中产生耐药性,导致患者的痛苦和医生的束手无策。因此有必要解开肿瘤耐药的产生机制以及寻找相应治疗对策。

第一节 MDR的发现及机制概述

肿瘤的耐药现象是广谱而交叉的,因而又叫作肿瘤的多药耐药性。具体是指肿瘤细胞在化疗时,对一系列结构和功能不相关的抗肿瘤药物产生了广谱的交叉耐药性,导致化疗药物不能有效地杀死癌细胞。肿瘤细胞的多药耐药现象是由Biedler和Riehm在1970年首次提出的,他们发现鼠P388白血病细胞及中国地鼠肺细胞对放线菌素D产生抗药性,同时对多种其他类型的抗肿瘤药如丝裂霉素、长春花碱、长春新碱、柔红霉素等亦产生交叉抗药性。1972年,研究者在Ehrlich腹水肿瘤细胞中也发现对长春新碱类、蒽环类有交叉耐药现象。1976年,Juliano和Ling等发现了第一个与多药耐药有关的蛋白——P糖蛋白,随后越来越多的多药耐药相关蛋白被发现,越来越多的多药耐药相关的机制被揭开。

MDR形成机制相当复杂,而且是多因素的。与细胞膜有关的因素有:P170糖蛋白(P-glycoprotein,P-gp)、多药耐药相关蛋白(multidrug resistance-associated protein MRP)、肺耐药相关蛋白(lung resistance-related protein,LRP)、乳腺癌耐药蛋白(breast cancer resistance protein,BCRP)的高表达;与细胞质/细胞核有关的因素有:谷胱甘肽转移酶(glutathione transferase,GST)和谷胱甘肽(glutathione,GSH)

的升高、拓扑异构酶(topoisomerase，Topo)活性降低、凋亡抑制，以及肿瘤细胞某些生化特征的改变，如：膜离子通道、蛋白激酶 C (protein kinase C，PKC)、磷酸化水平变化等。这些耐药机制可能单独或联合在 MDR 的形成中起作用。但在 MDR 中起主要作用且研究得最为深入的是 MDR1/P-gp 的高表达。

第二节 MDR 逆转剂

经过 20 多年的开发研究，针对不同作用机制，已发现大量具有 MDR 逆转活性的化合物。在逆转 MDR 表型的策略中，化学逆转剂被普遍接受，其主要通过逆转剂与 MDR 转运蛋白结合，竞争性抑制多药耐药相关的转运蛋白对化疗药物的外排而逆转 MDR。另外，下调 MDR 基因的表达，进而抑制其编码的 P-gp 的过表达也是一个有效的策略。由于 P-gp 在引起细胞产生耐药性中的重要作用，它在目前所有药物转运蛋白中被研究得最多、最为透彻。

一、P-gp 抑制剂

P-gp 抑制剂是通过抑制 P-gp 的转运活性，从而增加抗癌药物在 P-gp 过度表达的肿瘤细胞内的蓄积而发挥作用。

1. 第一代抑制剂

第一代 P-gp 抑制剂有环孢菌素 A、维拉帕米、奎尼丁等。其中临床实验研究较多的是维拉帕米(verapamil，VRP)和环孢菌素 A(cyclosporin A，CsA)。

(1) 维拉帕米：维拉帕米作为一种钙离子通道阻滞剂，是临床最常用的抗心律失常药物之一，也是应用最早的 MDR 逆转剂。维拉帕米竞争性与 P-gp 结合，通过充当耐药细胞外排泵的竞争性底物，增加细胞内化疗药物的蓄积量来实现逆转作用。早在 1982 年，Tsuruo 等就已证实了维拉帕米对肿瘤细胞 MDR 表型的逆转作用。体外细胞实验的成功结果，使得维拉帕米成为第一个用于临床的肿瘤细胞 MDR 逆转剂。赵芳等在人白血病多药耐药细胞系的研究中发现，表没食子儿茶素没食子酸酯(EGCG)和维拉帕米联合应用能够增加耐药细胞 Bax/Bcl-2 比值，提示通过改变 Bcl-2 和 Bax 的相对表达量，从而诱导凋亡。在逆转胰腺癌化疗耐药的研究中，张立阳等发现，中等剂量的维拉帕米联合化疗可逆转具有 MDR1 表型的人胰腺癌细胞株对 ADM 和 MCC 的耐药现象。杨琳等发现了耐药癌细胞株 SGC7901/VCR，5-氟尿嘧啶(5-FU)对胃癌细胞 SGC7901(敏感株)的作用不随维拉帕米的浓度变化而改变；5-FU 对 SGC7901/VCR 的抑制作用随维拉帕米的浓度上升而增强；随着维拉帕米浓度上升，耐药细胞 SGC7901/VCR 对 5-FU 的相对耐药性下降，但大剂量的维拉帕米不能完全逆转胃癌细胞耐药。然而，由于 VRP 无作用特异性靶点，本身还可被细胞内转运系统运出，因此逆转 MDR 的活性较低，且具有较严重的不良反应。维拉帕米对非耐药胃癌细胞不具有增敏化疗的作用。因此在临床上应用时维拉帕米与化疗药物联合治疗的选择应是那些肿瘤细胞具有 MDR 表型(MDR1 mRNA 和/或 P-gp 表达增高)、单独用化疗药物效果不好的患者。张洪涛等用 MTT 法检测对脑膜瘤细胞增殖的影响,发现维拉帕米呈浓度依赖性地抑制脑膜瘤细胞增殖,100 μmol/L 时抑制作用达 52.95%。建立裸鼠皮下脑膜瘤模型,发现维拉帕米组肿瘤体积明显低于对照组。这可能与阻断 Ca^{2+} 进入细胞内并抑制细胞内 Ca^{2+} 释放,从而干扰正常细胞增殖信号的转导有关,但在其他肿瘤治疗方面未见报道。临床介入治疗时,在总剂量不增加的情况下,2.5 g/L 的维拉帕米可以配制少于 25 mL 的化疗药物碘油乳剂来完成实体肿瘤供血动脉内栓塞化疗,动脉内用药为静注后血药浓度的 200 倍,配合碘油栓塞后可以缓释,药物的全身毒副作用较轻。

20 世纪 80 年代中后期以来,多位作者对多种肿瘤实施了维拉帕米与化疗药物的联合治疗,这些肿瘤包括:小细胞性肺癌、卵巢癌、儿童实体瘤、多发性骨髓瘤、淋巴瘤、骨肉瘤、血液系统肿瘤等,在起到有效 MDR 逆转作用的同时,存在着剂量过大的问题。维拉帕米在体外逆转细胞 MDR 表型的所需浓度在临床应用中几乎是不可能达到的,大大超过了其安全用量,几乎所有患者都发生了毒性反应,大多是心血管方面的,主要是传导阻滞和低血压。维拉帕米逆转耐药的作用为剂量依赖性,剂量越高、毒副作用越大,这一特点限制了维拉帕米作为肿瘤多药耐药逆转剂在临床上的应用。

(2) 环孢菌素 A:环孢菌素 A 主要通过与化疗药物竞争和 P-gp 的结合,拮抗 P-gp 对药物的结合和转运,从而使细胞内药物浓度增加而逆转耐药。研究表明环孢菌素 A 是广谱 MDR 相关蛋白的调节因子,除了与 P-gp 结合,还能影响非 P-gp 多药耐药蛋白、乳腺癌耐药蛋白的活性。也有人指出环孢菌素 A 的作用机制为抑制 P-gp 的功能而非下调 MDR1/P-gp 的表达水平。周芬等在实验中检测到的结果再次证实了环孢菌素 A 可通过抑制 P-gp 泵减少细胞内药物溢出而发挥逆转 MDR 的机制;同时也探讨环孢菌素 A 在 DNA 损伤修复方面的作用,结果显示环孢菌素 A 可抑制组蛋白 H2AX 表达及其亚型 7H2AX 蛋白的集聚,提示环孢菌素 A 能够通过阻断部分 H2AX 磷酸化,减少修复蛋白及信号因子在损伤部位的聚集而发挥修复作用,从而达到逆转耐药的作用。环孢菌素 A 有明显的剂量效应,当达到较高的血清浓度时逆转作用最强,但其不良反应也随之增大,所以在临床应用有一定的局限性。在对环孢菌素 A 逆转白血病耐药系 K562/DOX 的实验研究中,环孢菌素 A 能明显抑制 P-gp 的外排作用,显著增强多柔比星(loxorubiein)及长春新碱(vincristine)的细胞毒作用,环孢菌素 A 和长春新碱合用后不但可增加凋亡率,还可以增加 G/M 期细胞的百分率。有研究表明,在环孢菌素 A 及维拉帕米作用下雷洛昔芬(raloxifene)吸收渗透性(PAB)增高,雷洛昔芬还可以逆转由剪切因子 SPF4 5(RBM 17)诱导的肿瘤细胞对多柔比星及长春新碱的耐药作用。在此基础上,鲍文等报道联合环孢菌素 A 和雷洛昔芬对逆转临床发生的 K562/A02 细胞多药耐药进行研究,结果显示环孢菌素 A 及雷洛昔芬联用可以增加细胞内柔红霉素(daunorubicin)的浓度,并在转录及蛋白表达 2 个水平上阻断耐药基因,且联合作用效果增强,具有协同作用。环孢菌素 A 与维拉帕米联合应用时也可显著增加柔红霉素对 K562/A02 的细胞毒作用,同时柔红霉素浓度的递增呈时间依赖性。环孢菌素 A 联合苯基棕榈酰胺吗啡丙醇(PPMP)能明显增加 K562/A02 细胞对多柔比星的敏感性,两者联合使用的逆转效果显著高于单独应用,逆转倍数为 3 倍。目前,环孢菌素 A 已用于临床肿瘤治疗,有报道表明用环孢菌素 A 联合安叮呢＋阿糖胞苷＋依托泊苷的方案治疗难治性急性非淋巴细胞白血病,取得了完全缓解率 59％、总有效率 73％的治疗效果。

环孢菌素 A 能增强许多化疗药物对 MDR 细胞的敏感性,通过直接作用于 P-gp 或间接影响细胞的药物代谢来增强化疗药物的疗效。目前,临床上用来克服 MDR 的研究趋势主要是化疗联合使用逆转剂,合理使用不同作用机制、不良反应无叠加的两种或多种耐药逆转剂,不但可起到协同增敏作用,而且可降低单一逆转药物剂量,减少不良反应,提高耐受性。随着对肿瘤 MDR 机制的深入研究,高效、低毒、低剂量的逆转剂被不断地发现并逐步用于临床,由于无免疫抑制作用的环孢菌素 A 类似物肾毒性很小,还能与 P-gp 特异的 MDR 逆转剂(如维拉帕米)联合运用来取得协同作用,因而有良好的临床应用前途。

2. 第二代抑制剂

第二代抑制剂与第一代结构相似,但具有较高的选择性和较低毒性,如环孢菌素 A 的衍生物 PSC 833、右旋维拉帕米、氯奎等。在临床上已与多种化疗药物联合进行了Ⅲ期临床试验。虽然第二代抑制剂逆转耐药的活性增强,不良反应减少,但由于 P-gp 不仅存在于肿瘤细胞,在正常组织细胞中也有表达。因此,它们在抑制肿瘤细胞膜上 P-gp 外排功能时,也抑制了某些正常 P-gp 的功能,也就影响正常器官如肾、胆管的功能,从而使与其合用的化疗药物或其他药物在体内的分布、转化、排泄受到影响,这是第二代抑制剂应用的一个主要障碍。实验结果表明,第二代比第一代逆转活性更强,在所用剂量不产生明显毒性反应的前提下能够更有效地抑制 P-gp 的活性,比如右维拉帕米(dexverapamil)的心脏毒性比维拉帕米低 3 倍,体外具有逆转活性的有效浓度仅需维拉帕米有效浓度的 1/10。PSC 833 是 CsA 的类似物,其逆转肿瘤细胞耐药性的作用比 CsA 强 10～20 倍,并且没有环孢菌素 A 的免疫抑制作用和肾毒性。

可惜的是,第二代 P-gp 抑制剂也存在明显的缺陷,主要体现在如下两方面:

① CYP3A4 在化疗药物的代谢中具有重要作用,部分第二代 P-gp 抑制剂是 CYP3A4 的底物,能够抑制该酶的活性,导致经该酶代谢的细胞毒药物体内代谢受抑制,使用药物者体内细胞毒药物浓度升高而产生毒性反应。因这些药物间相互作用相当复杂,临床上难以确定安全的给药剂量,从而限制了第二代 P-gp 抑制剂作为逆转剂的应用。② 在抑制 P-gp 的同时,一些第二代 P-gp 抑制剂也与其他转运蛋白的底物结合,特别是 ABC 转运家族的一些位于肝、肾及胃肠道的可清除异物的蛋白,两者的结合导致其保护正常组织细胞免受细胞毒药物损害的作用下降。这些逆转剂在 MDR1/P-gp 和 CYP3A4 的底物特异性方面有着显著的重叠,因而逆转剂在抑制 P-gp 介导的药物外排的同时也会与抗肿瘤药物竞争性结合 CYP3A4 代谢酶系,对抗癌药物的肝代谢和肠代谢产生干扰,抑制药物的代谢,提高血药浓度,对正常细胞毒害大。

(1) 右旋维拉帕米:通常所称的维拉帕米,实际上是两种异构体的混合物:左旋维拉帕米(S-型维拉帕米)和右旋维拉帕米(R-型维拉帕米)。其中 S-型维拉帕米的钙通道阻滞作用要比 R-型维拉帕米强 10 倍,对心脏的毒性作用也更大,而体外实验证明:R-型维拉帕米和 S-型维拉帕米的竞争性抑制 MDR 细胞 P-gp 外排泵功能是相似的。因此,为了提高临床治疗中维拉帕米的血浆浓度同时减小心血管毒性,应选用 R-型维拉帕米。由于亲代敏感肿瘤细胞不存在过度表达 P-gp,R-型维拉帕米对亲代细胞无化疗增敏作用,因此 R-型维拉帕米与化疗药物联合治疗的选择应是那些肿瘤细胞具有 MDR 表型(MDR1 mRNA 和/或 P-gP 表达增高)单独用化疗药物效果不好的患者。国外研究表明:R-型维拉帕米在 1~3 mmol/L 时,能有效逆转中国仓鼠卵巢细胞对阿霉素的耐药;在体外 R-型维拉帕米可以增加膀胱癌顺铂耐受株 RTI12 对阿霉素的细胞毒性,有效逆转膀胱癌顺铂耐受株对阿霉素、多柔比星、长春新碱的耐受性。在与干细胞因子如 IL-4、IL-6、IL-10 联合用药时,R-型维拉帕米可有效抑制急性骨髓性白血病(acute myelogenous leukemia,AML)、急性淋巴细胞白血病(acute lymphoblastic leukemia,ALL)细胞的增殖。对于逆转由急性非淋巴细胞白血病克隆的白血病细胞(CFU-L)对柔红霉素的耐受性,R-型维拉帕米比混旋维拉帕米更有效。对正常的骨髓祖细胞(CFU-GM),300 mmol/L 的剂量下 R-型维拉帕米的毒性比维拉帕米显著小。杨玉龙教授等用化学拆分的方法,成功从维拉帕米混旋体中分离出 R-型维拉帕米,并对其进行了细胞和动物水平的实验,得出如下结论:R-型维拉帕米部分调低 KBvZoo 细胞对长春新碱和多柔比星的耐药性,其调低效应与作用浓度和作用时间有关。1.25 μmol/L 的 R-型维拉帕米与长春新碱对细胞作用 24 小时,能够显著增加 KBvZoo 细胞对长春新碱的敏感性。在增敏和增加细胞内多柔比星累积方面,R-型维拉帕米与维拉帕米效果一样,但 R-型维拉帕米的急性动物毒性明显低于维拉帕米。临床应用方面,在对恶性淋巴瘤 MDR 的逆转上,R-型维拉帕米对心血管毒性小于维拉帕米,更易被临床接受。R-型维拉帕米已被证明能提高肿瘤细胞中多柔比星(doxorubicin)的浓度,对 65 位接受了 R-型维拉帕米与 EPOCH 方案(包括依托泊苷+泼尼松+长春新碱+环磷酰胺+多柔比星)联合化疗的恶性淋巴瘤病人进行研究,发现 R-型维拉帕米将多柔比星的浓度提高了近 2 倍。在对晚期乳腺癌患者的研究中,R-型维拉帕米能有效逆转其对表阿霉素的耐药性,尽管与单用表阿霉素的治疗组相比,联合应用 R-型维拉帕米的治疗组出现了心率减慢和血压降低等副作用,但是这些副作用是轻微的,病人可耐受。R-型维拉帕米的联合应用并没有增加表阿霉素自身的毒副作用,不需要减少表阿霉素的用量。但也有研究表明:在体内,R-型维拉帕米可以改变紫杉醇在乳腺癌病人体内的清除率,增大了紫杉醇在乳腺癌病人体内的最大血药浓度和药时曲线下面积(AUC),在 225 mg/m^2 的剂量下连续多次用药后无明显的心血管毒性。

(2) PSC 833:PSC 833 是迄今为止化疗增敏作用最强的逆转剂,由瑞士 Sandonz 公司研制开发。PSC 833 大部分分布于血浆,血浆结合率主要取决于血里的脂蛋白含量。主要通过细胞色素 P4503A 代谢,代谢产物经胆汁排出,且胆汁清除率的降低呈剂量依赖性。传统观念认为,PSC 833 主要通过抑制 MDR-1 基因的表达,阻断 P-gp 的泵出功能,从而增加抗癌药物在细胞内的浓度而发挥逆转耐药的作用。许多学者也证明,在过度表达 P-gp 的多种耐药细胞,PSC 833 可提高抗肿瘤药物如米托蒽醌(mitoxantrone, MIT)等的细胞内浓度,增加其对化疗药物的敏感性。而在不表达 P-gp、表达 MRP 的耐药细胞,PSC 833 逆转耐药的作用甚微。此外,Cabot 等研究发现,PSC 833 可促进神经酰胺合成,在此基础上,Godding 等进一步证实,PSC 833 是通过一条不依赖 P-gp 的途径促进其合成的,而神经酰胺的水平升高与细胞生存期缩短有关。早在 1991 年,Boesch 等就用鼠单核细胞白血病细胞系(P388)的两个子系——敏感亲代细胞系(Par-P388)和耐药细胞系(MDR-P388),对 PSC 833 逆转 MDR 的作用进行了研究。在体外进行两系细胞的生长抑制测定,Par-P388 细胞对柔红霉素(daunorubicin, DNR)的敏感性正常,而 MDR-P388 细胞却表现有 200 倍耐药。继其之后,多位学者先后用不同的肿瘤细胞系和动物模型对 PSC 833 的耐药逆转作用进行了更深入的研究,进一步证实了 PSC 833 的耐药逆转作用,并发现 PSC 833 并非对所有肿瘤 MDR 均有逆转作用。Fridborg 等用荧光微量细胞毒性检测法评估了 PSC 833 对不同肿瘤的逆转作用,结果发现,在测定的 322 份肿瘤标本中,PSC 833 仅对血液肿瘤及卵巢癌、儿童肿瘤的耐药有逆转作用,对乳腺癌、肾癌、肾上腺皮质肿瘤和成人肉瘤的逆转作用轻微或无逆转作用。还有学者研究发现,PSC 833 与不同抗肿瘤药物联用,逆转 MDR 的效果不甚相同。与空间结构稳定的脂质体阿霉素(DOX)合用效果较好,可完全恢复 MDA435LCC6/MDR1 人乳癌模型的敏感性,可能与脂质体 DOX 形成可防止药代动力学改变有关。实验室研究还发现,PSC 833 具有抑制组蛋白脱乙酰基酶抑制剂 FK228 和维甲酸(ATRA)的作用,可逆转 FK228/ATRA 引起的组蛋白乙酰化,进而抑制肿瘤细胞mRNA的过度表达,增强耐药细胞对化疗药物的敏感性。Kankesan 等在 SD 小鼠进行的实验显示,PSC 833 通过抑制 P-gp 可以较对照组明显延迟乳腺癌的发生,这也为在临床上治疗该病提供了一种值得探索的治疗方法。PSC 833 没有环孢菌素 A 的免疫抑制作用和肾毒性,在临床上已与多种化疗药物联合进行了临床试验。PSC 833 并无毒性,但与化疗药物联用后,PSC 833 会改变它们的药动学特性。PSC 833 与米托蒽醌、依托泊苷、阿糖胞苷联合应用,可以使 AML 复发病人或对上述三种药物已产生耐药性的病人的疗效得以提高,现正在进行Ⅲ期临床试验。

PSC 833 现正在进行多个临床试验,在各项实验中,PSC 833 在逆转肿瘤 MDR 均取得了较好的效果。但在一项复发或耐药的多发性骨髓瘤病人的租期临床试验中,PSC 833 与化疗药物合用不能改善治疗结果,不良反应反而增强。尚有许多学者对 PSC 833 进行了临床研究,这里不再一一赘述,仅把其结果归结如下:对 4 例实体瘤病人联用 PSC 833 和 DOX,结果表明这种治疗方案毒性较小,其中 1 例病人的 DOX 的 AUC 和 Cmax 值明显增加。对 28 例患不可治愈癌症的病人应用紫杉酚和 PSC 833,其中 5 例病人逆转了对紫杉酚的耐药。对 26 例不可治愈癌症的病人使用 PSC 833 和 VP16,观察到有 2 例逆转了对 VP16 的耐药性。对 45 例转移癌病人使用 VCR 和 PSC 833,最大耐受剂量为 VCR 髂静脉注射 $0.9 \text{ mg}/(m^2 \cdot d)$,连续 5 天,PSC 833 为口服 12.5 mg/kg,q12h,连续 8 天。PSC 833 4 mg/kg 口服,q8h,共 8 次和 DOX 20 mg/m^2,VCR 0.5 mg/m^2,CTX 750 mg/m^2,泼尼松 100 mg/m^2 治疗顽固性非霍奇金淋巴瘤,结果显示具有较好的抗肿瘤活性,剂量限制性毒性为发热性中性白细胞减少症。用 PSC 833 与 DOX 治疗 14 例不可治愈的晚期癌症病人,其中 7 例病情稳定,DOX 的 AUC 值随剂量增加而增加。

总之,PSC 833 是多次实验证明的逆转 MDR 效果较好的耐药逆转剂,临床研究证明无不可逆的毒副作用,相信在将来可给一部分 MDR 肿瘤患者的治疗带来福音。

3. 第三代抑制剂

第三代抑制剂则是根据构效关系专门为逆转 MDR 而开发设计的化合物,如 S9788 和 GF120918 等。这些逆转剂通过直接与 P-gp 结合,使 P-gp 丧失外排药物功能,从而增加细胞内抗癌药物的积聚,逆转 MDR。最显著的优势在于该类逆转剂不是细胞色素 P450 3A4 的底物,因此不会改变与其联用的抗癌药物的药动学性质。并且第三代 P-gp 抑制剂不会影响其他类 ABC 转运体家族蛋白的功能,从而最小化了其他类转运蛋白功能的抑制而带来的副作用。其通过构效关系和组合化学技术来弥补第二代 P-gp 抑制剂的不足，它们具有特异性较高、不影响 CYP 3A4 的作用等特点，目前正处于临床实验阶段。现有的试验结果表明，第三代 MDR 逆转剂克服了第二代的缺陷，在与抗肿瘤药物合用时，不影响它们的药代动力学，具有非常良好的开发前景。目前处于临床实验阶段的有 Tariquidar（XR9576），Zosuquidar（LY335979），Laniquidar（R101933），ONT2093，Elacridar（GF1210918），FG020327 等。这些逆转剂直接与 P-gp 结合，使 P-gp 丧失了外排药物功能逆转 MDR，同时由于它们不是 CYP3A4 的底物，因此不改变合用的抗癌药物的药代动力学，因而第三代抑制剂有很好的应用前景。

（1）Zosuquidar：Zosuquidar(LY335979)是一高效、高选择性的 P-gp 抑制剂，它对 P-gp 有很高的亲和力，在体外试验中它在 50～100 nmol/L 浓度时就能够逆转由 P-gp 介导的多药耐药，但不是 P-gp 底物，且与 CYP3A4 的亲和力较低，在抑制 P-gp 的浓度下不抑制 MRP。研究表明，LY335979 一个显著的特征就是不改变阿霉素、依托泊苷和紫杉醇等化疗药物的药代动力学。部分临床Ⅰ期试验结果表明：在增强阿霉素的杀肿瘤细胞活性的同时，LY335979 不改变它的毒性（骨髓抑制）和药代动力学。Alan 等在临床Ⅰ期试验中发现尽管可使阿霉素的清除率减少 17%～22%，血药浓度增加 15%～25%，但是并没有观察到临床症状，这一结果证明，通过设计合理的用药方案，LY335979 可以与阿霉素在临床上联合应用。现在，LY335979 用于治疗 AML 的Ⅲ期临床试验正在进行当中。在一项研究 LY335979 与 Daunorubicin 和 Daunorubicinol 之间的药代动力学关系时，与连续 48 小时静脉滴注 LY335979 相比，连续滴注 3 小时或 6 小时不但是可行的，而且起到了最大程度的抑制 P-gp 泵的作用，同时减少了药代动力学间的相互作用。

（2）Laniquidar：Laniquidar(R101933)是一种口服有效的 P-gp 抑制剂，在各种实验模型中，能够逆转 P-gp 介导的 MDR。体外研究表明 R101933 的主要代谢途径不是通过 CYP3A4，临床Ⅰ期试验显示它不改变 Doxcetaxel 的药代动力学和毒副作用。有关 Docetaxel 与 R101933 的Ⅰ/Ⅱ期临床试验正在进行中。

（3）ONT2093：ONT2093(OC1442093)是近年来发现的结构和性质独特且口服有效的 P-gp 抑制剂。对 P-gp 具有高选择性、无毒且能逆转 P-gp 介导的多药耐药、持续时间长等优点。Michael 等的研究表明，OC1442093 不干扰紫杉醇和依托泊苷的药代动力学，在达到逆转 P-gp 介导的 MDR 的血药浓度下，不抑制 MRP21 和人的细胞素 P450 3A4(CYP3A4)。它本身不是 P-gp 的底物，在体内不是通过 CYP3A4 进行代谢。Guns 等研究表明，OC1442093 在很高的浓度下，可以抑制 CYP3A4 的功能，从而干扰紫杉醇的代谢，但这个浓度远远超过了 OC1442093 达到逆转 MDR 所需要的浓度。正是因为具有这些优点，有关 OC1442093 的临床试验正在进行中。

(4) Tariquidar：Tariquidar(XR9576)是最有发展前景的第三代 P-gp 抑制剂之一，它本身不是 P-gp 的底物，因而不是通过与化疗药物竞争性地与 P-gp 结合，以达到逆转 MDR 细胞对化疗药物的敏感性，而是通过高效且专一性地与 P-gp 结合来实现其逆转功能。XR9576 与 P-gp 的亲和力非常高。XR9576 抑制 P-gp 的能力和时间明显超过第一代和第二代 MDR 逆转剂。Stewart 等研究表明，XR9576 可以持续 22 小时之久，而环孢菌素 A 仅可持续 60 分钟。在健康人体中的药代动力学研究表明：单剂量的 XR9576 2 mg/kg 静脉滴注或者口服 750 mg 能够被很好地耐受，而且完全逆转 P-gp 介导的 MDR 可持续 24 小时之久，并且 XR9576 不影响紫杉醇、vinorelbine 和阿霉素的药代动力学。这样，在与 XR9576 合用时，它们的剂量就不必像与第一代、第二代 MDR 逆转剂合用时那样，为了减少毒副作用而必须减少剂量，从而影响它们的疗效。XR9576 现在正在做有关非小细胞肺癌的 III 期临床试验。在由对药物敏感的乳腺癌细胞 MCF7wt 和抑制 P-gp 表达 NCI/ADRRes 细胞所构建的实体瘤模型中，XR9576 可以恢复长春碱和阿霉素的药效。同时在该实验中显示，在实体瘤中 P-gp 的表达同样减弱了药物的疗效，因而通过抑制 P-gp 表达可以提高药物疗效。有关 XR9576 与 Docetaxel 在治疗肺癌、卵巢癌和宫颈癌的 II 期临床试验正在进行中。

(5) S9788：S9788 是近年来发现的新型氨基哌啶类逆转剂。在人类 T 淋巴 CCRF2CEM/VLB 细胞的逆转活性为维拉帕米的 44 倍，在 2 μmol/L 就可以完全逆转对阿霉素或长春碱的耐药性。S9788 的主要毒副作用为剂量限制性的心动过缓。已进行的临床 I 期试验结果显示，S9788 在发挥抑制 P-gp 泵功能剂量下，与阿霉素之间无药代动力学方面的相互影响，不增加后者的毒性。

(6) GF120918：GF120918 为吖啶酮酸酰胺衍生物，不但可以抑制 P-gp 功能，而且还能逆转乳腺癌耐药蛋白(BCRP)介导的多药耐药。在 BCRP 高表达的肿瘤细胞，可对米托蒽醌、阿霉素、柔红霉素、依托泊苷、拓扑特肯和依林诺特肯产生耐药，但对紫杉醇和长春新碱的耐药性不太明显。GF120918 与拓扑特肯联合应用，可使口服拓扑特肯的表观生物利用度从 40% 升高到 97.11%，可使口服紫杉醇的生物利用度至少增加 7 倍以上，具有与 CsA 相同的逆转效果，但因其不具有免疫抑制作用，可以作为 CsA 的替代品，用于临床以提高紫杉醇的生物利用度。Sparreboom 等发现在达到有效抑制 P-gp 功能的血药浓度下，GF120918 不但可以逆转肿瘤细胞对柔红霉素的耐药性，而且与柔红霉素之间无药代动力学方面的相互影响。

4. 第四代抑制剂

第四代抑制剂旨在从 P-gp 和 MDR1 基因的转录调节子结构的相互作用入手。

有一类化合物：法尼基蛋白转移酶抑制剂（famesyl protein transferase inhibitors，FTIs），已经进入临床。FTI SCH66336可以在MDR1过表达细胞系中降低P-gp底物DNR和Rh123的外排，SCH66336通过阻碍ATP的水解来抑制P-gp的功能。另一方面，R115777也是通过这种方式起作用的。通过抑制耐药细胞的ATPase活性或者抑制ATP的水解，可以破坏细胞的多重防御机制，同时也增加了对恶性肿瘤的选择性。第四代抑制剂与传统抗肿瘤药物联用，给克服多个ABC转运蛋白所引起的耐药性带来了初步的希望。然而目前没有一个进入Ⅲ期临床的第四代抑制剂，却由于各种不同的原因而提前结束，阻碍了它们在临床上的应用。

二、GSH和GST抑制剂

目前抑制GSH的药物有丁硫氨酸亚砜胺（BSO）、依地尼酸（EA）、硝基咪唑类、$VitK_3$ 等。BSO是γ-谷氨酰半胱氨酸合成酶的特异性抑制剂，它通过降低细胞内GSH的浓度，增加肿瘤细胞对抗癌药物的敏感性，从而逆转耐药。EA可以抑制GST的活性，对MRP也有较高的亲和力，可抑制MRP的功能。研究发现，在GST的催化作用下，EA与GSH结合形成的EA-GSH复合物也是GST抑制剂，比EA作用更强。

三、Topo Ⅱ抑制剂

Topo Ⅱ抑制剂主要为喜树碱类衍生物，包括拓扑特肯、伊立替康和9-氨基喜树碱（9-AC）等。它们以Topo Ⅱ为作用起点，稳定Topo Ⅱ和DNA形成的复合物，抑制DNA的复制，从而导致细胞死亡。XR11576是最近新发现的Topo Ⅰ、Topo Ⅱ抑制剂，可用于逆转Topo Ⅱ及P-gp、MRP导致的MDR。

四、PKC抑制剂

蛋白激酶C（PKC）可以改变药物在MDR细胞中的蓄积，在一些MDR的肿瘤细胞中PKC的活性增加。CGP41251是高度选择性的PKC抑制剂，具有抗肿瘤及有效逆转耐药的作用，它可使耐药细胞对阿霉素和长春新碱的敏感性增加。其作用机制可能是直接与P-gp竞争ATP或通过竞争P-gp的药物结合位点，从而阻断P-gp的外排泵功能，达到逆转耐药的作用。然而，由于它逆转MDR的同时也产生较大的毒性作用，因此限制了临床应用。

五、与DNA修复相关酶有关的逆转剂

目前针对此耐药机制的逆转剂有阿非迪霉素、链脲霉素、C-fos及BNP1350。例如降低修复DNA损伤的蛋白酶MGMT的浓度能增加细胞对亚硝基类药物的敏感性。

第三节 逆转肿瘤多药耐药的其他方法

一、基因治疗

基因治疗是指在活体将特定的遗传物质导入靶细胞,改变该细胞的表型或从基因水平替代、阻抑、控制或攻击细胞中有缺陷或有害的基因,从而达到预防或改变某一特定疾病状态的目的。目前报道比较多的基因治疗技术有 MDR1 基因的反义寡聚脱氧核糖核酸(AOD), MDR1 基因的反义 RNA,切割 MDR1mRNA 的核酶外源性基因植入等。

近几年,siRNA 介导的基因干扰技术又为多药耐药基因治疗研究提供了一个全新的技术平台。siRNA 可以通过特异性抑制 MDR1 编码的 mRNA,使得 P-gp 的表达水平下调,从而达到逆转耐药的作用。Wu 等研究发现,化学合成的 siRNA 转染乳腺癌耐药细胞后,抑制了 MDR1 基因表达,选择性地增加了通过 P-gp 转运的药物在细胞内的蓄积,并恢复了细胞对药物的敏感性。腺病毒介导的 MDR1-siRNAs 能完全抑制 MDR1 mRNA 和 P-gp 的表达,并能抑制 P-gp 的泵出活性,从而逆转耐药。

二、免疫治疗

免疫治疗的基本原理是应用 P-gp 特异性单克隆抗体与 P-gp 结合,抑制或阻断 P-gp 的药物转运功能,阻止细胞内化疗药物的外排,从而逆转耐药。研究发现,抗 P-gp 的 mAb MRK-16 作用于 K562/ADM 细胞后,细胞对长春新碱的敏感性增加。抗 CD20 单克隆抗体(Rituxan)是第一个被批准用于肿瘤临床治疗的单抗,与常规化疗结合治疗复发耐药的非霍奇金淋巴瘤后,完全缓解率达到 68%。此外,抗 KDR 单克隆抗体可以通过与 VEGFR-2 结合,阻止其与 VEGF 的结合,从而抑制肿瘤新生血管的形成,抑制肿瘤的生长和转移。

三、纳米技术逆转耐药

随着科学研究的深入和进展,人们对自然界的认识越来越趋于微观,生物科学也不例外,从器官、组织、细胞规模发展到以 DNA、RNA 为基础构建的分子水平,从而衍生出了纳米技术。纳米技术(nanotechnology)是指度量范围在 1~100 nm 内的物质或结构的制造技术。近几年有关纳米技术方面的研究突飞猛进,为生命科学和生物制药研究提供了全新的有效手段。同时,纳米技术的出现为药物向肿瘤的有效输送提供了机遇。研究表明,纳米载药系统不但可以增强抗癌药物对肿瘤的杀伤作用,而且还可以降低肿瘤耐药性的产生及逆转肿瘤的 MDR。与传统化疗相比,纳米载药治疗系统具有靶向性好这一优越性。聚合物纳米体系可通过选择性滞留效应(EPR 效应)被动靶向转运抗肿瘤药物物理或化学性质的变化,起到调控药物释放的作用。以上优势的结合将有利于纳米载体同时避开多种耐药机制,直接输送药物至作用靶点,从而提高抗癌药物的疗效,降低药物的毒副作用。

当前研究的逆转肿瘤 MDR 的纳米载药体系主要包括脂质体、聚氰基丙烯酸烷酯纳米粒、各种合成高分子胶束体系以及磁性纳米粒等。有不少文献报道,通过制作不同的载药纳米颗粒来成功逆转 MDR。

载药纳米技术用于逆转肿瘤多药耐药是很有前途的应用之一,可为临床上对化疗产生耐药的患者提供一条新的治疗途径。然而,该研究尚处于起步阶段,国内外开展的研究都很有限,纳米颗粒的安全性和稳定性仍需进一步研究。

综上所述,肿瘤多药耐药逆转的研究为化疗病人带来了希望,从目前已上市或进入后期临床试验的逆转剂的效果来看,我们是比较满意的,但逆转剂的一些毒副作用和不太高的逆转效率,又令我们不得不继续寻找高效低毒的逆转剂。可以相信,随着科学研究的不断深入和发展,随着大量基础和临床研究的支持,更多有效逆转肿瘤多药耐药的方法将涌现出来。

(许佩佩　程坚)

主要参考文献

[1] Kankesan J, Vanama R, Yusuf A, et al. Effect of PSC-833, an inhibitor of P-glycoprotein on N-methyl-N-nitrosourea induced mammary carcinogenesis in rats. Carcinogenesis, 2004, 25(3): 425-430.

[2] Baumert C, Hilgeroth A. Recent advances in the development of P-gp inhibitors. Anticancer Agents Med Chem, 2009, 9(4): 415-436.

[3] Wang Q, Strab R, Kardos P, et al. Application and limitation of inhibitors in drug-transporter interactions studies. Int J Pharm, 2008, 356(1-2):12-18.

[4] Balimane PV, Marino A, Chong S. P-gp inhibition potential in cell-based models: which "calculation" method is the most accurate? AAPS J, 2008, 10(4): 577-586.

[5] Cullen KV, Davey RA, Davey MV. Verapamil-stimulated glutathione transport by the multidrug resistance-associated protein (MRP1) in leukemia cells. Biochem Pharmacol, 2001, 62(4): 417-424.

[6] 赵芳,张茂宏,李丽珍等. EGCG 联合维拉帕米逆转白血病细胞系 K562/A02 多药耐药的研究. 中华内科杂志,2005,44(7):535-536.

[7] 张立阳,赵玉沛,廖泉. 维拉帕米逆转胰腺癌化疗耐药的研究. 中华肝胆外科杂志,2004,(10)4:263-266.

[8] 杨琳,朱兆华.维拉帕米对多药耐药胃癌细胞耐药逆转作用的研究.中华消化杂志,2002,22(2):112-113.

[9] 张洪涛,王和平,陈坚等.维拉帕米对脑膜瘤细胞增殖的抑制作用.中华实验外科杂志,2005,22(12):1519-1520.

[10] Krishna R, Mayer LD. Multidrug resistance (MDR) in cancer. Mechanisms, reversal using modulators of MDR and the role of MDR modulators in influencing the pharmacokinetics of anticancer drugs. Eur J Pharm Sci, 2000,11(4): 265-283.

[11] Bassan R, Lerede T, Borleri G, et al. Phase I trial with escalating doses of idarubicin and multidrug resistance reversal by short-course cyclosporin A, sequential high-dose cytosine arabinoside, and granulocyte colony-stimulating factor for adult patients with refractory acute leukemia. Haematologica, 2002, 87(3): 257-263.

[12] 陈莉,许小萍,王健民等.环孢菌素A、他莫西芬和α-干扰素对白血病细胞多药耐药的逆转作用.白血病·淋巴瘤,2003,12:135-138.

[13] Qadir M, O'Loughlin KL, Fricke SM, et al. Cyclosporin A is a broad-spectrum multidrug resistance modulator. Clin Cancer Res, 2005, 11(6): 2320-2326.

[14] 周芬,吴秋玲.环孢菌素A通过抑制H2AX及达减少DMA损伤后修复逆转K562/A02细胞对多柔比星的耐药性.实用儿科临床杂志,2008,23(3):187-189.

[15] Gao ZO, Gao ZP, Fields JZ, et al. Development of cross-resistance to tamoxifen in raloxifene-treated breast carcinoma cells. Anticancer Res, 2002, 22(3):1379-1383.

[16] Lucci A, Giuliano AE, Han TY, et al. Ceramide toxicity and metabolism differ in wild-type and multidrug-resistant cancer cells. Int J Oncol, 1999,15(3): 535-540.

[17] Perry WL, Shepard RL, Sampath J, et al. Human splicing factor SPF45 (RBM17) confers broad multidrug resistance to anticancer drugs when overexpressed — a phenotype partially reversed by selective estrogen receptor modulators. Cancer Res, 2005, 65(15): 6593-6600.

[18] Lopes EC, Scolnik M, Alvarez E, et al. Modulator activity of PSC 833 and cyclosporin-A in vincristine and doxorubicin-selected multidrug resistant murine leukemic cells. Leuk Res, 2001, 25(1): 85-93.

[19] Thomas H, Coley HM. Overcoming multidrug resistance in cancer: an update on the clinical strategy of inhibiting p-glycoprotein. Cancer Control, 2003. 10(2):159-165.

[20] Tran CD, Timmins P, Conway BR, et al. Investigation of the coordinated functional activities of cytochrome P450 3A4 and P-glycoprotein in limiting the absorption of xenobiotics in Caco-2 cells. J Pharm Sci, 2002, 91(1):117-128.

[21] Yasuda K, Lan LB, Sanglard D, et al. Interaction of cytochrome P450 3A inhibitors with P-glycoprotein. J Pharmacol Exp Ther, 2002, 303(1): 323-332.

[22] Wainer IW. Stereoisomers in clinical oncology: why it is important to know what the right and left hands are doing. Ann Oncol, 1993, 4(2):7-13.

[23] Bissett D, Kerr DJ, Cassidy J, et al. Phase l and pharmacokinetic study of D-verapamil and

doxorubicin. Br J Cancer, 1991, 64(6):1168 - 1171.

[24] Schuldes H, Dolderer JH, Zimmer G, et al. Reversal of multidrug resistance and increase in plasma membrane fluidity in CHO cells with R-verapamil and bile salts. Eur J Cancer, 2001, 37(5): 660 - 667.

[25] Schuldes H, Dolderer JH, Schoch C. Cytostatic sensitivity and MDR in bladder carcinoma cells: implications for tumor therapy. Int J Clin Pharmacol Ther, 2000, 38(4):204 - 208.

[26] Visani G, Milligan D, Leoni F, et al. Combined action of PSC 833 (Valspodar), a novel MDR reversing agent, with mitoxantrone, etoposide and cytarabine in poor-prognosis acute myeloid leukemia. Leukemia, 2001, 15 (5) : 764 - 771.

[27] Bates SE, Bakke S, Kang M, et al. A phase I / II study of infusional vinblastine with the P-glycoprotein antagonist valspodar(PSC 833) in renal cell carcinoma. Clin Cancer Res, 2004, 10(14) : 4724 - 4733.

[28] Kankesan J, Vanama R, Yusuf A, et al. Effect of PSC 833, an inhibitor of P-glycoprotein on N-methyl-nitrosourea induced mammary carcinogenesis in rats. Carcinogenesis, 2004, 25(3): 425 - 430.

[29] Fox E, Bates SE. Tariquidar (XR9576): a P-glycoprotein drug efflux pump inhibitor. Expert Rev Anticancer Ther, 2007, 7(4): 447 - 459.

[30] Mistry P, Stewart AJ, Dangerfield W, et al. In vitro and in vivo reversal of P-glycoprotein-mediated multidrug resistance by a novel potent modulator, XR9576. Cancer Res, 2001, 61 (2): 749 - 758.

[31] van Zuylen L, Sparreboom A, van der Gaast A, et al. Disposition of docetaxel in the presence of P-glycoprotein inhibition by intravenous administration of R101933. Eur J Cancer, 2002, 38(8): 1090 - 1099.

[32] Barraud de Lagerie S, Comets E, Gautrand C, et al. Cerebral uptake of mefloquine enantiomers with and without the P-gp inhibitor elacridar (GF1210918) in mice. Br J Pharmacol, 2004, 141(7): 1214 - 1222.

[33] Pusztai L, Wagner P, Ibrahim N, et al. Phase II study of tariquidar, a selective P-glycoprotein inhibitor, in patients with chemotherapy-resistant, advanced breast carcinoma. Cancer, 2005, 104(4): 682 - 691.

[34] Maliepaard M, van Gastelen MA, Tohgo A, et al. Circumvention of breast cancer resistance p rotein (BCRP)-mediated resistance to camptothecins in vitro using non-substrate drugs or the BCRP inhibitor GF120918. Clin Cancer Res, 2001, 7 (4): 935 - 941.

[35] Bardelmeijer HA, Beijnen JH, Brouwer KR, et al. Increased oral bioavailability of paclitaxel by GF120918 in mice through selective modulation of P-glycoprotein. Clin Cancer Res, 2000, 6 (11): 4416 - 4421.

[36] Sandler A, Gordon M, De Alwis DP, et al. A Phase I trial of a potent P-glycoprotein inhibitor, zosuquidar trihydrochloride (LY335979), administered intravenously in combination with doxorubicin in patients with advanced malignancy. Clin Cancer Res, 2004, 10 (10) :

3265 - 3272.

[37] Callies S, de Alwis DP, Mehta A, et al. Population pharmacokinetic model for daunorubicin and daunorubicinol coadministered with zosuquidar. 3HCl (LY335979). Cancer Chemother Pharmacol, 2004, 54 (1): 39 - 48.

[38] van Zuylen L, Sparreboom A, van der Gaast A, et al. The orally administered P-glycoprotein inhibitor R101933 does not alter the plasma pharmacokinetics of docetaxel. Clin Cancer Res, 2000, 6 (4): 1365 - 1371.

[39] Newman MJ, Rodarte JC, Benbatoul KD, et al. Discovery and characterization of OC144-093, a novel inhibitor of P-glycoprotein-mediated multidrug resistance. Cancer Res, 2000, 60 (11): 2964 - 2972.

[40] Stewart A, Steiner J, Mellows G, et al. Phase I trial of XR9576 in healthy volunteers demonstrates modulation of P-glycoprotein in CD56+ lymphocytes after oral and intravenous administration. Clin Cancer Res, 2000, 6 (11): 4186 - 4191.

[41] Mistry P, Stewart AJ, Dangerfield W, et al. In vitro and in vivo reversal of P-glycoprotein-mediated multidrug resistance by a novel potent modulator, XR9576. Cancer Res, 2001, 61 (2): 749 - 758.

[42] Walker J, Martin C, Callaghan R, et al. Inhibition of P-glycoprotein function by XR9576 in a solid tumour model can restore anticancer drug efficacy. Eur J Cancer, 2004, 40 (4): 594 - 605.

[43] Mahadevan D, List AF. Targeting the multidrug resistance-1 transporter in AML: molecular regulation and therapeutic strategies. Blood, 2004, 104(7): 1940 - 1951.

[44] Fletcher JI, Haber M, Henderson MJ, et al. ABC transporters in cancer: more than just drug efflux pumps. Nat Rev Cancer, 2010, 10(2): 147 - 156.

[45] 常宏宇, 潘凯丽. 白血病多药耐药逆转研究进展. 细胞与分子免疫学志, 2005, 21(1): 101.

[46] Jekerle V, Kassack MU, Reilly RM, et al. Functional comparison of single-and double-stranded mdr1 antisense oligodeoxynucleotides in human ovarian cancer cell lines. J Pharm Pharm Sci, 2005, 8(3): 516 - 527.

[47] Gao P, Zhou GY, Zhang QH, et al. Reversal MDR in breast carcinoma cells by transfection of ribozyme designed according the secondary structure of mdr1 mRNA. Chin J Physiol, 2006, 49(2): 96 - 103.

[48] Wu H, Hait WN, Yang JM. Small interfering RNA-induced suppression of MDR1 (P-glycoprotein) restores sensitivity to multidrug-resistant cancer cells. Cancer Res, 2003, 63 (7): 1515 - 1519.

[49] Kaszubiak A, Holm PS, Lage H. Overcoming the classical multidrug resistance phenotype by adenoviral delivery of anti-MDR1 short hairpin RNAs and ribozymes. Int J Oncol, 2007, 31(2): 419 - 430.

[50] Matsuo H, Wakasugi M, Takanaga H, et al. Possibility of the reversal of multidrug resistance and the avoidance of side effects by liposomes modified with MRK-16, a monoclonal

antibody to P-glycoprotein. J Control Release, 2001, 77(1-2): 77-89.

[51] Johnson TA, Press OW. Therapy of B-cell lymphomas with monoclonal antibodies and radioimmunoconjugates: the Seattle experience. Ann Hematol, 2000, 79(4): 175-189.

[52] 任非,姜耀东,李国锋. 纳米载体药物逆转 P-gp 介导的肿瘤多药耐药研究进展. 药学进展, 2009,28(5):614-616.

[53] Soma CE, Dubernet C, Bentolila D, et al. Reversion of multidrug resistance by co-encapsulation of doxorubicin and cyclosporin A in polyalkylcyanoacrylate nanoparticles. Biomaterials, 2000, 21(1): 1-7.

[54] Lee ES, Na K, Bae YH. Doxorubicin loaded pH-sensitive polymeric micelles for reversal of resistant MCF-7 tumor. J Control Release, 2005, 103(2): 405-418.

[55] Lee ES, Gao Z, Kim D, et al. Super pH-sensitive multifunctional polymeric micelle for tumor pH(e) specific TAT exposure and multidrug resistance. J Control Release, 2008, 129(3): 228-236.

[56] Kim D, Lee ES, Oh KT, et al. Doxorubicin-loaded polymeric micelle overcomes multidrug resistance of cancer by double-targeting folate receptor and early endosomal pH. Small, 2008,4: 2043-2050.

第五章
中药逆转肿瘤的多药耐药

中药作为中国的瑰宝,一直以来发挥着重要的作用。中药配合放化疗已有数十年,取得了较好的效果,我们从中也积累了较多的经验。近年来从中药中发现了许多种具有逆转肿瘤多药耐药作用的活性成分。本章对现在临床上使用和研究中的逆转肿瘤耐药的天然中药产物做简要的总结。

第一节 临床上应用的中药逆转剂

一、β-榄香烯

榄香烯是由碳、氢两种元素组成的倍半萜烯类化合物,从莪术中提取的一种挥发油,主要成分为 β-榄香烯,其化学名为 1-甲基-1-乙烯基-2,4-二异丙基环己烷,分子式为 $C_{15}H_{24}$,相对分子量为 204,另外还含有少量的 δ-榄香烯及 γ-榄香烯。药理学及临床研究证明,榄香烯是一种疗效确切的非细胞毒性抗肿瘤药物,具有良好的抗癌活性,且其抗癌作用还有一定的特异性,如在体外对肿瘤细胞的 IC_{50} 多为 20~50 μg/mL,而对人外周血白细胞的 $IC_{50}>250$ μg/mL。目前,榄香烯乳剂作为国家二类新药在临床上应用。

临床上常与 β-榄香烯合用的中药制剂是川芎嗪(tetram ethylpyrazine,TMP),TMP 对多药耐药细胞株 K562/阿霉素(adriamycin,ADM)细胞具有明显的逆转作用,其逆转机制主要为抑制 P-gp 的外流泵作用,提高细胞内化疗药物浓度。非细胞毒性浓度的 TMP(350 μg/mL)及 β-榄香烯(4.01 μg/mL)合用,可显著降低 ADM 对 K562/ADM 细胞的 IC_{50}($P<0.01$),提高细胞对 ADM 的敏感性,逆转倍数分别为 2.03 及 2.18 倍。将上述两种药物联合应用后,逆转倍数为 4.65 倍,明显高于二者单独应用,也高于两者单独应用之和,而且能够明显增加耐药细胞内 ADM 的浓度,并且两者联合应用对提高耐药细胞的凋亡率具有协同作用,对降低该细胞内 Bcl-2 的表达具有部分协同作用。

二、鸦胆子油口服乳液

鸦胆子油乳是从中药鸦胆子中提炼的有效成分制成的油剂,其中所含的油酸、亚油酸能强烈抑制癌细胞对氧的摄取,导致其死亡;同时脂肪酸具有的表面活性对癌细胞有毒性作用,当脂肪酸含量很高时,可使癌细胞的细胞膜破裂,故鸦胆子油乳作为逆转剂与常用抗癌药合用,可治疗产生耐药性的实体肿瘤。鸦胆子油乳逆转耐药的主要作用机制有以下两方面:

1. 特异性地抑制 Top Ⅱ 的活力。kDNA 是由成千上万个相互交联的 DNA 小环组成的巨大网状结构,当一个 DNA 小环从这个网状结构解脱出来时,就需 DNA 形成一个移过性的双链断裂。Top Ⅱ 的催化特点之一是使 DNA 发生双链断裂,因此对 DNA 的去连环作用是 Top Ⅱ 的特异性反应之一。鸦胆子油乳浓度为 0.31g/L 时即可见 Top Ⅱ 介导的 DNA 去连环作用受到抑制,DNA 小环的含量降低至 46.9%,这种作用随着鸦胆子油乳浓度的升高逐渐增强,至浓度为 2.5 g/L 时,DNA 小环完全消失,表明在此浓度下鸦胆子油乳完全抑制了 Top Ⅱ 的活性。

2. 鸦胆子油乳联合 siRNA-ERCC1(切除修复交叉互补基因 1)对肺腺癌 A549/顺铂(DDP)细胞的耐药逆转作用。A549/DDP 细胞对 DDP 耐药倍数为 9.72,经过鸦胆子油乳作用后能有效降低细胞耐药相关基因 ERCC1 mRNA 和蛋白的表达,降低细胞对顺铂的耐药性至 8.87 倍。转染 siRNA-ERCC1 后,可有效阻断基因的表达。在同时联合鸦胆子油乳和 siRNA-ERCC1 后,能进一步抑制基因表达,降低细胞对 DDP 的耐药性至 6.83 倍,提高其对 DDP 的化疗敏感性,进而发挥对肺腺癌 A549/DDP 细胞的耐药逆转作用。由此提示两种因素存在交互作用,并且表现为协同作用。

三、复方浙贝母颗粒

胡凯文等首次发现浙贝母的有效活性成分贝母甲素(PM1)和贝母乙素(PM2)在无明显细胞毒剂量下,体外细胞培养条件下具有明显多药耐药逆转活性。实验选用多药耐药蛋白(MRP)表达升高的白血病细胞株 HL-60/ADR 为对象,结果 PM1 与 PM2 对 HL-60/ADR 的逆转倍数分别为 5.7 和 6.1。进一步研究显示,在体外浙贝母碱对阿霉素(ADR)杀伤敏感细胞影响较小,而对 ADR 杀伤 MDR 细胞具有明显的增敏作用,对白血病细胞株 K562/A02 和 HL-60/ADR 耐药细胞的逆转倍数分别为 5.7 和 5.6。其主要机制与逆转 P-gp、MRP、LRP 高表达有关,增加了 ADR 在耐药白血病细胞内的蓄积水平,抑制了耐药细胞 P-gp 蛋白的表达,使细胞耐药性得到部分纠正。

李伟等研究发现,浙贝母散剂在临床安全剂量下与常规化疗方案合用,治疗组治疗后耐药蛋白 P-gp 表达比治疗前低。对照组治疗前后自身对照,P-gp 表达无显著性差异,说明治疗组治疗后 P-gp 表达显著低于对照组,即浙贝母散剂有明显降低 P-gp 表达的作用。两组病人治疗后骨髓原始细胞百分比明显降低,治疗有效;两组治疗后骨髓原始细胞百分比相比较,治疗组骨髓原始细胞百分比明显低于对照组,治疗组的临床疗效更好。李冬云等通过对 127 例难治性白血病患者进行随机、双盲、多中心的前瞻性临床研究后认为,难治性白血病患者在化疗时同时加用浙贝母颗粒,较单纯化疗能够取得更好的临床效果:治疗组 CR 率 26 例(占 39.4%)、PR 率 24 例(占 36.4%),均明显优于对照组 15 例(占 24.6%)、17 例(占 27.9%);治疗组有效率(CR+PR)50 例(占 75.8%),明显优于对照组 32 例(占 52.5%)。而且,浙贝母颗粒对男性、ALL、病程少于 6 个月的患者可取得更佳疗效;浙贝母颗粒组与对照组相比,未出现明显肝肾功能损害、消化道反应等不良事件,安全性较好;治疗组初步显示 P-gp、MRP 等 MDR 相关蛋白表达的改善情况优于对照组。

四、川芎嗪

川芎嗪(TMP)是从川芎中提取的主要有效成分之一,属酰胺类生物碱,化学结构为四甲基吡嗪,已证实其具有钙通道阻滞活性,广泛应用于心、脑血管疾病的临床治疗。近年来,许多实验表明 TMP 是一种低毒的逆转剂。

1. 基础研究

梁蓉等研究发现 TMP 可以部分逆转 HL-60/VCR 的 MDR,且对耐高三尖杉酯碱(HHT)、ADM、依托泊甙(VP-16)的 HL-60/VCR 细胞均有类似作用。还发现 TMP 与环孢菌素 A(CsA)、异搏定具有协同逆转作用,其逆转机制与其能下调 P-gp 的表达并能轻度降低凋亡蛋白 Bcl-xL 的表达有关。采用非细胞毒剂量(100 mg/L)的 TMP 和(或)0.32 mg/L 及 1 mg/L 的异搏定(VER)与 DNR 联合应用,均能提高 DNR 的细胞杀伤作用,其效果对比为 VER(1 mg/L)+TMP>VER(1 mg/L)、VER(0.32 mg/L)+TMP>TMP>VER(0.32 mg/L),而且 VER(1 mg/L)的逆转效果与 VER(0.32 mg/L)+TMP 相当;同时用流式细胞仪(FCM)测量细胞内 DNR 浓度,发现 TMP 和(或)VER 均能增加 HL-60/HT 细胞内 DNR 的浓度,效果比较为 VER(1 mg/L)+TMP>VER(1 mg/L)>TMP。表明 TMP 与 VER 有协同逆转作用,是一种有效的中药白血病 MDR 逆转剂。

李建华等选用 VER 作阳性对照,观察 TMP 10 μg/mL 剂量下对多药耐药细胞株 K562/ADM 多药耐药性的逆转作用。结果发现川芎嗪在非细胞毒性剂量下能使 K562/ADM 对阿霉素和长春新碱的 IC_{50} 降低,使细胞内阿霉素和柔红霉素的浓度升高,与阳性对照异搏定相似,但对 K562/ADM 细胞表面 P-gp 的量和分布却没有影响,说明川芎嗪在某种程度上具有逆转白血病细胞株 K562/ADM 多药耐药性的作用。其逆转作用可能是通过与化疗药物竞争同 P-gp 的结合,抑制了 P-gp 作为外流泵的活性,使细胞内化疗药物阿霉素和柔红霉素浓度增高,达到有效杀伤浓度,而对 P-gp 的表达及分布并无影响。

王昕等观察川芎嗪或/和 VER 与柔红霉素配伍使用后脐带血细胞内抗肿瘤药

物浓度变化。实验结果出人意料,经 TMP 短时间处理后,脐血单核细胞内的 DNR 浓度较对照组显著降低,而单独用 VER 处理或 VER 与川芎嗪合用时,对脐带血细胞内柔红霉素浓度均无显著影响。同为钙通道阻滞剂,VER 并未使脐血细胞内 DNR 浓度降低,所以 TMP 的钙通道阻滞作用难以解释。唯一可能的解释是,TMP 还存在某种可使细胞内化疗药物浓度降低的作用机制或途径。

范青以 MTT 法检测川芎嗪脂质体以及川芎嗪原料对照组、空白脂质体对照组对耐阿霉素的人白血病细胞株(K562/ADM)的细胞毒性和多药耐药逆转作用。结果:非细胞毒性制剂(生长率≥95%)为 2.0 μg/mL,该浓度下可显著降低 ADM 对 K562/ADM 细胞的 IC_{50},抗药性逆转为 11.2 倍。低毒剂量(生长率 85%~90%)为 2.6 μg/mL,抗药性逆转为 178 倍。2.0 μg/mL 的川芎嗪原料对照组可显著降低 ADM 对 K562/ADM 细胞的 IC_{50},抗药性逆转为 7.9 倍;同比稀释的空白脂质体对照组可显著降低 ADM 对 K562/ADM 细胞的 IC_{50},抗药性逆转为 4.9 倍。研究者认为川芎嗪脂质体体外对人白血病细胞 K562/ADM 有明显的细胞毒作用和 MDR 逆转作用,在一定浓度范围内川芎嗪脂质体的细胞毒性与逆转作用有剂量依赖性,脂质体本身对逆转有增效作用。

郝立宏等为探讨不同作用机制的川芎嗪与 β-榄香烯联合应用,从多环节逆转耐药细胞 K562/ADM 的多药耐药,以期进一步提高逆转效果。结果:非细胞毒性浓度的 TMP(350 μg/mL)及 β-榄香烯(4.0 μg/mL)可显著降低 ADM 对 K562/ADM 细胞的 IC_{50},逆转耐药倍数分别为 2.03 倍及 2.18 倍。上述两种药物以非细胞毒性浓度联合应用,对 ADM 的逆转倍数为 4.65 倍,明显高于二者单独应用,而且也高于两者单独应用之和。其主要逆转机制是两药的联合应用通过升高细胞内 ADM 的浓度,诱导该细胞凋亡的途径,实现提高逆转效果的目的。研究者认为 TMP 和 β-榄香烯联合应用能明显逆转 K562/ADM 细胞对 ADM 的耐药性和诱导该细胞的凋亡。

2. 临床应用

杨岚用 TMP 与 CsA 加化疗药物联合用于治疗 21 例对多种化疗药物耐药的白血病。单用 TMP 在体外能不同程度地增强 HL-60/VCR 细胞对多种化疗药物的敏感性,降低 P-gp 的表达。联合 CsA 有较好逆转复发难治性白血病 MDR 的作用,治疗组完全缓解率(CR)44.4%,部分缓解率(PR)33.3%。研究者认为川芎嗪联合环孢菌素 A 可能成为安全有效的逆转药物,在治疗复发难治性白血病中有较大的临床意义和推广价值。

赵永辰等临床观察显示,TMP 与化疗药物伍用可逆转 MRP 高表达,降低骨髓白血病细胞百分比,克服急性白血病多药耐药性,表明川芎嗪注射液可作为低毒的耐药逆转剂用于克服急性白血病多药耐药。他们发现 TMP 可下调 MRP 阳性表达率、降低骨髓幼稚细胞百分率,提高白血病临床缓解率,认为川芎嗪注射液可作为低毒的耐药逆转剂,用于克服急性白血病 MDR。

五、汉防己甲素

汉防己有效成分汉防己甲素又称粉防己碱(TTD),是目前报道最多的中药单体逆转剂。

何其扬等首次报道 TTD 能够逆转中国仓鼠上皮细胞对阿霉素的耐药性。观察到无细胞毒作用的汉防己甲素(Tet)0.5 mg/L 明显增强阿霉素对抗 Har 的 HL-60 细胞的生长抑制作用,并使克隆形成率从单用阿霉素的 60% 降至 0.2%,存活率从 87% 降至 5%,但不增加阿霉素对敏感的 HL-60 细胞的毒性。荧光法进一步发现 Tet 增加耐药细胞内阿霉素的积聚。此外,他们还发现耐三尖杉酯碱的 HL-60 细胞改变柔红霉素在胞内分布、降低细胞内积聚,$2\mu mol/L$ 的 Tet 处理细胞后使柔红霉素在耐药细胞内积聚明显增加,所积聚的量接近敏感 HL-60 细胞,作用比 $2\mu mol/L$ 异搏定明显。此后,TTD 成为中药逆转剂研究的热点。

贾正平等研究显示,$2\times 10^{-7}\sim 5\times 10^{-6}\ \mu mol/L$ TTD 处理细胞后,VCR、VP-16、ADM 和 DNR 对 K562/VCR 的 IC_{50} 分别减少 $3.4\sim 45.5$、$1.5\sim 38.5$、$2.6\sim 9.7$ 和 $3.2\sim 33.1$ 倍。$1\times 10^{-6}\ \mu mol/L$ TTD 与 $0.02\sim 0.2\ \mu mol/L$ 的上述抗癌药共同处理细胞后,其细胞集落数分别减少 $44.3\%\sim 84.5\%$、$56.4\%\sim 79.0\%$、$52.6\%\sim 97.4\%$ 和 $63.9\%\sim 100\%$。表明 TTD 有显著逆转耐药细胞株 K562/VCR 多药耐药的作用,是一有效的肿瘤多药耐药逆转剂。

许文林等选取终浓度为 10^{-8}、10^{-6}、10^{-4} mol/L Tet 对 30 例急性白血病患者进行体外药敏试验,结果显示随着浓度升高,Tet 逐渐增加柔红霉素或长春新碱对白血病细胞的杀伤作用,且对急性淋巴细胞白血病、急性非淋巴细胞白血病、急性未分化白血病均有效。10^{-6} mol/L 的 Tet 对敏感组和耐药组的促杀伤率分别为 $7.85\%\pm 4.86\%$ 和 $29.96\%\pm 10.20\%$,Tet 对正常骨髓细胞的促杀伤作用明显低于异搏定,同样剂量的 Tet 促杀伤作用的幅度,耐药细胞为敏感细胞的 3.2 倍。由于 Tet 对 VCR 和 DNR 两种结构及作用机制完全不同的化疗药物均有增敏作用,故认为 Tet 是一有效的多药耐药逆转剂。另外的实验结果:$10\ \mu mol/L$ 的 TTD 处理 K562/ADM 细胞后,细胞内 ADM 的浓度明显提高,K562/ADM 细胞 MDR1 mRNA/P-gp 的表达下降,TTD 能增强 ADM 致细胞凋亡的作用。由此认为汉防己甲素的耐药逆转机制除了下调 MDR1 mRNA/P-gp 的表达引起细胞内抗癌药物的积聚外,增加抗癌药物致细胞凋亡也是耐药逆转的重要原因。进一步研究:汉防己甲素联合塞来昔布对 K562 细胞的抑制作用与其他组相比有显著性差异,细胞内的药物浓度高于其他实验组,诱导凋亡率(17.67%)高于其他实验组,COX-2/COX-1 的表达明显低于其他实验组。由此认为汉防己甲素联合塞来昔布逆转

K562 细胞的效果明显,能够增加 K562 细胞内药物浓度,诱导细胞凋亡,降低 COX-2/COX-1 的表达。

陈宝安课题组在研究 TTD 联合雌激素受体拮抗剂屈洛昔芬(DRL)对耐药细胞系 K562/A02 的逆转作用及其与诱导凋亡的关系中发现:0.62 μg/mL TTD、1.94 μg/mL DRL 均能增加 DNR 对 K562/A02 的细胞毒作用,其半数抑制量 IC$_{50}$ 分别为(7.28±2.06)μg/mL 和(7.58±3.44)μg/mL,逆转倍数分别为 2.94 倍和 2.82 倍;两药联用效果明显增强,其 IC$_{50}$ 为(1.66±0.41)μg/mL,逆转倍数达 12.9 倍;0.62 μg/mL TTD、1.94 μg/mL DRL 单独及联合应用均不会诱导 K562/A02 细胞凋亡。这表明单独应用 TTD、DRL 可部分逆转 K562/A02 细胞的耐药性,TTD 与 DRL 联用具有明显协同效应,二者逆转耐药的机理与诱导 K562/A02 细胞凋亡无关,K562/A02 细胞内 Ca^{2+} 浓度的增高可能是导致其耐药的原因之一。他们还用放射免疫的方法检测了静息状态下 K562、K562/A02 细胞的 PKC 活性,及 TTD、DRL 单独或联合应用对 K562、K562/A02 细胞 PKC 活性的影响。结果发现,K562/A02 细胞株 PKC 活性明显高于 K562 细胞,提示 PKC 活性的改变与 K562/A02 细胞 MDR 的发生有关。TTD、DRL 单独或联合应用均可显著下调 K562/A02 细胞的 PKC 活性,两者联合应用有协同作用,作用有一定时间依赖性。他们并研究证实 Tet 和 DRL 单独应用对 K562 细胞 BCR-ABL mRNA 及蛋白表达均无影响,两药联合应用于 48 小时 K562 细胞 BCR-ABL mRNA 表达开始下调,K562 细胞 P210 BCR ABL 蛋白表达于 72 小时开始下调。认为 Tet 和 DRL 联合应用可下调 K562 细胞 BCR-ABL 的表达,这可能是两药联用逆转耐药的机制之一。另外,应用蛋白质芯片检测 Tet 单独及与 DRL 伍用,对作用的白血病细胞表面的耐药蛋白,包括 P-糖蛋白(P-gp)、多药耐药相关蛋白(MRP1)、乳腺癌耐药蛋白(BCRP)表达的作用。选择位于膜表面 P-gp、MRP1、BCRP 耐药蛋白及其相应的抗体为研究体系,制备蛋白芯片,直接对逆转剂作用 12、24 和 48 小时的 K562/A02 细胞进行检测。结果表明:Tet 和 DRL 联合作用 24 小时时检测到 P-gp 表达下调(Tet+DRL 组:85.27±3.095,对照组:93.67±2.748,$P<0.05$)。经逆转剂单独及联合作用 K562/A02 细胞 48 小时时均检测到 P-gp 表达下调,且联合应用两药对 P-gp 表达下调作用明显(Tet+DRL:82.62±3.227,Tet:86.44±2.906,DRL:87.23±2.049,对照组:93.67±2.748,$P<0.05$),检测结果与流式细胞仪检测结果一致。由此认为逆转剂 Tet 和 DRL 对 K562/A02 细胞的 P-gp 下调呈时间依赖性。联合作用 24 小时时出现下调 P-gp 表达,单独作用 48 小时均下调 P-gp 表达,联合用药时下调作用明显。不同检测时间均未见下调 MRP1 和 BCRP 的表达。

狄凯军研究显示,K562 细胞经 TTD 诱导 48 小时后,出现细胞凋亡早期形态学改变和大量细胞坏死,细胞 DNA 合成受到抑制,细胞中 Bcl-2 水平降低,p53 水平升高,且有 DNA 断裂。提示粉防己碱对 K562 细胞的生长有明显的抑制作用,其抑制作用与剂量相关,在一定的作用时间与浓度下粉防己碱可以诱导 K562 细胞发生凋亡以及坏死。

许文林等采用自身对照的方法,观察 TTD 对多种化疗方案治疗无效的 22 例急性白血病和多发性骨髓瘤患者逆转 MDR 的效果。在原化疗方案基础上加用 TTD,治疗前 22 例患者中 P-gp 检测阳性(≥10%)者 16 例,其中 10 例的 P-gp 阳性率由治疗前(26.5±12.0)%降至 TTD 处理 3 小时后的(5.0±2.5)%。这 10 例患者体外逆转试验结果:加 TTD 标本中 DNR(或 MIT)的细胞抑制率为(65.5±17.3)%,而未加 TTD 标本中细胞抑制率仅为(21.4±9.3)%。逆转治疗 1~2 个疗程后,CR 率为 36.4%,有效率为 77.3%,肿瘤细胞 P-gp 表达率在 CR 组和非 CR 组中差异有显著性,17 例骨髓肿瘤细胞数有所下降。其中,8 例获 CR,取得 CR 的患者化疗前均有 P-gp 的高表达,而非 CR 组化疗前 P-gp 阳性率较低,说明 TTD 临床逆转耐药确切有效,且可能有其他机制参与耐药。

六、冬凌草甲素

素有"人间仙草"美称的冬凌草为唇形科香茶菜属植物碎米桠[Rabdosia rubescens(Hemls)Hara]的干燥全草,味甘苦,性微寒,具清热解毒、消炎止痛、健胃活血及抗肿瘤之功用。冬凌草甲素是冬凌草的主要有效成分,为贝壳杉烯骨架的四环二萜类化合物。现代药理研究表明,冬凌草甲素在体内可抑制多种动物移植瘤的生长或延长荷瘤动物的寿命,在体外可抑制多种组织来源的肿瘤细胞的增殖,影响肿瘤细胞钠泵活性及 DNA、RNA 和蛋白质的合成,并可增强其他放化疗药物的疗效。在美国上市的 PC-SPES 是由八种药材组成的补充治疗制剂,对于前列腺癌疗效显著,冬凌草甲素为其主要的有效组分。冬凌草甲素在抗突变、免疫功能等方面也都有较好作用。

白血病的传统化疗易产生耐药性,它可耐受一定浓度的多种常规化疗药物,如 ADM、长春新碱和足叶乙苷等。研究证实,在一定浓度下(显著低于诱导凋亡浓度),冬凌草甲素可显著下调 K562/A02 细胞多药耐药蛋白 P170 的表达,对传统化疗药物 DNR、HHT 的 IC_{50} 值显著下降。而最直接表明其逆转耐药能力的是:经与冬凌草甲素联合处理细胞非常显著地提高了耐药细胞内 DNR 的浓度($P<0.01$ 和 $P<0.001$),提示冬凌草甲素在较低浓度时即可逆转多药耐药细胞的耐药性。

七、千金藤素

盐酸千金藤碱(cepharanthine hydrochloride,CH)是从防己科千金藤属植物的块根中提取分离出的一种双苄基异喹啉类生物碱单体化合物,具有较强的多种生物活性。其分子式为 $C_{37}H_{38}N_2O_6 \cdot HCl$,相对分子质量为 679.628,现国家食品药品监督管理局(sFDA)tZ 批准进入 II 期临床研究(临床批号:2005L00390)。有研究表明千金藤碱具有逆转肿瘤 MDR 的作用。

CH 能够逆转 EAC/ADR 对 ADR 的耐药性。4 μmol/L CH 与 ADR 合用可降低 ADR 对 EAC/ADR 细胞的 IC_{50} 值,逆转倍数为 13 倍;动物实验也观察到 CH 与 ADR 合用,延长了荷 EAC/ADR 小鼠的生存时间。结果与以往的研究一致。同时检测 EAC 及 EAC/ADR 细胞 NF-κB 的活性及药物对其的影响,发现 EAC 及 EAC/ADR 细胞中 NF-κB 均呈持续性活化状态,但耐药株活性明显高于敏感株;化疗药 ADR 可以激活耐药株细胞 NF-κB 活性,对敏感株无影响;CH 不同程度地抑制了耐药细胞中 NF-κB 的持续性活性以及 ADR 诱导的活化。动物实验获得了一致的结果。由此表明 NF-κB 的持续性活化以及化疗药物的激活,参与了 EAC/ADR 细胞耐药性的形成,CH 逆转多药耐药的机制可能与抑制 NF-κB 活性有关。

MCF-7/ADR 细胞 GST-π 高表达,为 MCF-7 细胞的 14.5 倍,进一步证实 GST-π 高表达可导致 MDR 产生;而 MCF-7/ADR 细胞 1 个酶活性单位所需的蛋白含量为 MCF-7 细胞的 2.4 倍。DNA TopoⅡ 的活性明显降低,说明肿瘤细胞耐药性在一定程度上与 TopoⅡ 的含量和活性的下降有关,与国外研究结果一致。CH、VER 均可降低 MCF-7/ADR 细胞 GST-π 的表达,CH 可提高 DNA TopoⅡ 的活性,而对敏感株 MCF-7 无明显影响。表明 CH 逆转 MDR 的机制可能与降低 GST-π 的表达及增加 DNA TopoⅡ 的活性有关。

第二节 目前尚处于研究阶段的天然药物

一、海绵

美丽属海绵属于寻常海绵纲间骨海绵目蜂海绵科动物,红海海绵中含有丰富的三萜资源。Sipholane 是红海海绵 Callyspongia Siphonella 中分离出来的三萜类化合物,迄今已有 21 种三萜类化合物被分离出来,2010 年 Abraham 研究小组筛选出 sipholenone E,sipholenol L 和 siphonellinol D 三种化合物,在浓度为 1 μM、3 μM 和 10 μM 时降低秋水仙碱、长春碱和紫杉醇对 KB-C2 细胞和 KB-V1 细胞的 IC_{50}。sipholenone E,sipholenol L 和 siphonellinol D 逆转耐药的机制可能与它们对 P-gp 的作用无关,sipholenone E,sipholenol L 和 siphonellinol D 是作为 P-gp 的底物而影响药物在细胞内的蓄积。

二、青蒿素中的 NF-κB 制剂

青蒿素是从中药青蒿中提取的、有过氧基团的倍半萜内酯药物。长期以来青蒿素被用于抗疟原虫病的治疗,近期研究显示青蒿素中的提取物对肿瘤的耐药有逆转作用。青蒿素中提取的 AH-I 对结肠癌裸鼠移植化疗有潜在的逆转耐药作用。研究表明,与单用 5-FU 相比,50 μmol/L、100 μmol/L、150 μmol/L 的 AH-I

与5-FU联合用药,可以明显降低肿瘤的体积和瘤重。机制研究表明,AH-I与5-FU联合用药组中肿瘤组织中的NF-κB活性受到抑制并成剂量依赖性。免疫组化实验显示AH-I与5-FU联合用药组肿瘤组织中NF-κB p56蛋白表达也有下降。AH-I逆转5-FU耐药与其对NF-κB通路的抑制作用相关。吕翠岩对青蒿素及其衍生物的研究表明,青蒿素、二氢青蒿素或青蒿琥酯分别逆转KBV200(长春新碱诱导的多药耐药细胞株)对长春新碱耐药3.05倍、1.74倍和2.57倍。

三、葡萄籽多酚

葡萄籽多酚为葡萄籽提取物,多酚类物质存在于水果、蔬菜、种子中,是其中的氧化物质。近年来有研究表明葡萄籽多酚对多种人肿瘤耐药细胞有逆转耐药作用。葡萄籽多酚(GSP)20 mg/kg,腹腔注射,每2天注射1次,共15次,当与阿霉素(ADR)4 mg/kg联合给药,可以对异位移植MDF-7/ADR裸鼠肿瘤生长较阿霉素单给药组产生明显的抑制作用,可见ADR+GS组移植瘤体积(1.17 ± 0.21) cm^{3}明显小于其余各组,与单用ADR组(2.50 ± 0.46) cm^{3}相比差异有显著意义。流式细胞术结果显示,ADR和GSP联用组具有较强的肿瘤生长抑制作用,并可显著降低P-gp蛋白表达水平。杨凤辉等研究显示,葡萄籽多酚可以逆转胆囊癌细胞株GBC-SD对阿霉素的耐药。GSP通过下调GBC-SD细胞P-gp蛋白而引起药物在细胞内蓄积增加,GSP还可以下调GBC-SD细胞MDR1的mRNA与Bcl-2的表达。GSP逆转耐药还可能与通过降低肿瘤细胞内GST的表达有关。

四、甲基莲心碱

甲基莲心碱(Nef)能逆转人舌鳞癌耐药细胞株Tca8113/CBP对卡铂的耐药。顺铂单独作用于Tca8113/CBP细胞时IC$_{50}$为$(68.24\pm2.42)\mu$g/mL,但当最适逆转浓度9.63 μg/mL的Nef与不同浓度的CBP合用时,Tca8113/CBP的IC$_{50}$为$(32.05\pm3.02)\mu$g/mL,与单用CBP比较,逆转倍数达到2.12倍,经Nef作用24小时后逆转Tca8113/CBP组与耐药组Tca8113/CBP相比,LRP和成纤维细胞肌型原肌球蛋白(FMT)的表达明显降低。目前认为LRP引起多药耐药的机制主要有:① 它使CBP等以细胞核为靶点的药物不能通过核孔进入胞核;② 可使进入胞质的药物转运到运输囊泡中,通过胞吐的方式排出细胞外,从而产生耐药。Nef使细胞中LRP降低,说明Nef可干预Tca8113/CBP细胞内LRP解毒系统,减弱Tca8113/CBP对CBP的解毒能力,使胞内CBP有效药物浓度增加,从而逆转耐药;FMT是原肌球蛋白的一种亚型,是肌动蛋白结合蛋白家族中的一员,其作用是结合微丝中的肌动蛋白,稳定细胞骨架,有助于细胞的黏附和生长信号的传递,从而使细胞进入增殖周期。Nef能降低Tca8113/CBP细胞内肌动蛋白结合蛋白FMT的mRNA水平的表达,从而影响细胞增殖周期,干扰细胞的存活与增殖。其他研究表明,甲基莲心碱对人卵巢癌细胞SKOV3对顺铂的耐药,乳腺癌细胞对阿霉素的耐药,胃癌细胞 SCG7901 对长春新碱的耐药以及白血病细胞 K562 的耐药均有不同程度的逆转作用。

五、槲皮素

槲皮素(Que)是植物界分布最广泛的黄酮类化合物,大约 68% 的植物中都含有槲皮素,多种食物(如洋葱、葡萄、茶等)及中草药(如番石榴、贯叶连翘、金荞麦等)均含此成分。临床试验集中于过敏性疾病和炎性疾病的治疗、抗衰老、降压和保护心血管、肿瘤预防、治疗糖尿病相关并发症。近来研究表明槲皮素还有逆转多种肿瘤耐药的作用。与 DNR 在敏感细胞株 K562/S 细胞核、胞浆均匀分布不同,在 K562/ADR 细胞,DNR 主要集中在核周及周边胞浆,核内 DNR 荧光很少,经 40 μmol/L 槲皮素处理后可恢复 DNR 在 K562/ADR 内细胞核、胞浆中的弥漫分布。DNR 在耐药细胞中的异常分布与肿瘤细胞耐药的形成有关,槲皮素能逆转 DNR 的这种异常分布。余生元等在槲皮素对胃癌组织 P-gp 和 MRP1 的逆转作用的研究中发现,槲皮素能逆转 P-gp 的多药耐药,特别是对 MTX、VP216 及 ADM 的耐药。但对 MRP1 引起的耐药,逆转效果不明显。有研究表明,槲皮素可竞争性结合 P-gp 的胞内核苷酸结合结构区,且在低浓度时有剂量依赖性,而这结构区是结合 ATP 并发挥 ATP 酶的作用的部位,所以槲皮素可抑制 P-gp 的药物外泵功能。它还能下调耐药细胞 P-gp 基因转录,抑制细胞的耐药。有文献报道槲皮素对 MRP1 引起的耐药有逆转作用,可能与槲皮素引起膜电位去极化,或提高细胞质膜囊泡 ATP 酶活性,与 MRP1 的相互作用,影响其介导的药物转运有关。20～40 μmol/L 槲皮素在体外能明显提高柔红霉素对 K562/ADM 耐药株的敏感性,并能下调 MDR1 基因及其膜蛋白产物 P-gp 的表达,恢复柔红霉素在亚细胞水平的异常分布,回归其作用靶点——细胞核,从而逆转多药耐药,且有效浓度范围的药物对细胞本身无毒性作用。当 Que 与 DNR 联合作用时,K562/ADM 对 DNR 的敏感性显著提高:当 Que 终浓度为 40μmol/L 时,与对照组相比即有明显差异。在 160 μmol/L 终浓度时的增敏倍数为 3.57 倍,而 K562/S 仅为 1.93 倍。槲皮素有可能成为蒽环类药物治疗白血病中有效且低毒的化疗增敏剂。另外还有研究表明,槲皮素还对人口腔上皮癌多药耐药 KB-MRP、胃癌耐药株以及人子宫内膜癌耐药株有逆转耐药作用。

六、茶多酚

茶多酚(tea polyphenols)是茶叶中多酚类物质的总称,包括黄烷醇类、花色苷类、黄酮类、黄酮醇类和酚酸类等,抗氧化能力强。茶多酚有防治心血管疾病,提高综合免疫力及保护功效。有研究认为茶多酚还有逆转肿瘤耐药的作用:加入 TP 后,VCR、ADR、VP-16 对 HL-60/VCR 细胞的 IC_{50} 明显降低,且呈浓度依赖性。TP 能剂量依赖性地降低 MDR 相关蛋白质的表达,以 P-gp 的下调最明显。

2.5 μg/mL、5 μg/mL 和 7.5 μg/mL 的 TP 下调对 HL-60/VCR 细胞 Bcl-2 的 mRNA 的表达。王驰等的研究表明,茶多酚与 4 种抗肿瘤药物长春新碱、平阳霉素、5-氟尿嘧啶(5-FU)、顺铂联合应用,对放射线照射后的鼻咽癌耐药细胞株 HNE-1(200)有增殖抑制作用。茶多酚的低毒剂量为 0.50mg/mL,该剂量下茶多酚与长春新碱、平阳霉素、5-FU、顺铂联合应用后,对 HNE-1(200)细胞的增殖抑制率均不同程度地增加,其增幅为单用抗肿瘤药的 100%～300%。茶多酚、奎尼定的加入明显增加了 MCF-7/ADR 对阿霉素的敏感性。茶多酚使 MCF-7/ADR 对阿霉素的逆转指数(未加逆转剂的 IC_{50}/加逆转剂的 IC_{50})为 3,而奎尼定使 MCF-7/ADR 对阿霉素的逆转指数为 10。由此可以说明茶多酚与奎尼定一样具有耐药性逆转作用,而且与奎尼丁相比,茶多酚具有无毒的优点,这是奎尼丁所无法比拟的。另外,徐泽平的硕士论文中提及证实茶多酚可以诱导人乳腺癌 MCF-7 细胞的凋亡。

七、蝙蝠葛碱和蝙蝠葛苏林碱

蝙蝠葛碱和蝙蝠葛苏林碱由防己科植物蝙蝠葛(山豆根)的根茎中提取分离而得,是一种双苄基四氢异喹啉生物碱。蝙蝠葛碱是一种广谱的抗心律失常药,适用于快速型心律失常。李建华研究认为蝙蝠葛碱也有逆转肿瘤耐药的作用,异搏定在 5.0 μg/mL 以下,蝙蝠葛碱在 2.5 μg/mL 以下浓度,K562/ADM 细胞的生长率都在 95% 以上,对耐药株 K562/ADM 无毒性。相同剂量的异搏定、蝙蝠葛碱对敏感株 K562 均无细胞毒性。蝙蝠葛碱能使 K562/ADM 耐药株对阿霉素和长春新碱的 IC_{50} 降低,与阳性对照异搏定没有显著性差异。蝙蝠葛碱能使耐药株 K562/ADM 细胞内化疗药物阿霉素和柔红霉素浓度提高。潘启超等研究发现,2.5 μmol/L 的蝙蝠葛碱可使 VCR 对 BEL-7402 细胞的体外细胞毒增效 3.0 倍,5.0 μmol/L 可增效 5.4 倍,10 μmol/L 蝙蝠葛碱则达 9.7 倍。对具有 MDR 表型的 MCF-7/ADR 也获得了类似结果。崔燎研究发现粉防己碱和蝙蝠葛碱对人早幼粒细胞白血病 HL60 细胞和人红白血病 K562 细胞增长有很强的抑制作用,呈浓度依赖性。田晖等研究蝙蝠葛碱与蝙蝠葛苏林碱和 VRP 在获得性耐药的 MCF-7/ADR 和 KBv200 细胞,以及天然性耐药的 BEL-02 细胞对 ADR 和 VCR 均有明显增敏作用,且作用呈剂量依赖性,均有增加细胞内阿霉素积累的作用。蝙蝠葛碱和蝙蝠葛苏林碱在结构上仅有微小差别,但蝙蝠葛碱的逆转 MDR 作用优于 VRP,而蝙蝠葛苏林碱的作用较 VRP 弱。王金华等研究发现,蝙蝠葛碱有明显的增强长春新碱诱导人乳腺癌 MCF-7 多药耐药细胞凋亡的作用。

八、人参皂苷

人参皂苷(Rg3)是从五加科植物人参根、茎、叶中提取的主要活性成分,具有增加白细胞数量、提高人体免疫力、促进物质代谢、抗疲劳、抗衰老等作用。多种人参皂苷成分被报道有逆转肿瘤耐药作用。徐晓军研究结果表明,人参皂苷Rh2可明显抑制K562和K562/VCR细胞的生长,IC_{50}分别为44.5 mg/mL、59.4 mg/mL,Rh2使凋亡细胞的比例明显增加。25 μg/mL以上质量浓度的人参皂苷Rh2即可明显提高K562/VCR对DNR的摄取,50 μg/mL人参皂苷Rh2可使K562/VCR对DNR的敏感性提高到原来的6.30倍。延边大学朴丽花的博士论文报道人参皂苷Rh2可以有效逆转乳腺癌细胞耐药细胞系MCF7/ADM的耐药性,其耐药逆转作用与P-gp有关,人参皂苷Rh2有可能直接或间接作用于P-gp,使其功能减退或失活,使抗肿瘤药物的细胞外排降低,提高细胞内药物浓度而逆转耐药。GS-Rh2能抑制体外培养的MCF7/ADR细胞增殖并诱导其凋亡,这可能是通过上调Fas、Bax表达、下调Bcl-2表达以及阻滞细胞周期而实现。王艳等人报道,Rg3作用后,A549/DDP细胞对顺铂的耐药性下降,IC_{50}明显降低,细胞膜的流动性明显降低,细胞的穿膜能力明显降低;Rg3作用后,nm23及Caspase 3的表达明显上调,Rg3可通过上调Caspase 3的表达,降低细胞膜的流动性达到逆转耐药的作用。

九、绞股蓝总皂苷

绞股蓝总皂苷(gyponesides,GP)除有降脂、预防动脉硬化、调节免疫功能外,还具有明显的抗癌、抗溃疡、镇痛作用。近些年来也用于克服肿瘤多药耐药性研究。范莉的研究结果显示,治疗前有16.67%(2/12)初治和58.33%(7/12)难治或复发AML患者P-gp表达增高,其对阿糖胞苷(Ara-C)和DNR的敏感性明显降低,应用无细胞毒剂量GP能显著增强Ara-C和DNR对P-gp高表达AML细胞杀伤效应。

十、补骨脂素

补骨脂具有补肾壮阳、温脾止泻功效。补骨脂素(psoralen)是其主要成分之一,具有与异搏定类似效应。蔡宇等研究发现,补骨脂素(1~20 μmol/L)能不同程度地降低ADR对K562/ADR细胞的IC_{50};20 μmol/L能显著降低P-gp表达,提高ADR在K562/ADR细胞内蓄积浓度。他们认为补骨脂素逆转肿瘤耐药机制与抑制P-gp功能有关。喻萍也观察到补骨脂素在非细胞毒性剂量下能使K562/ADR细胞对ADR反应性增加,其杀伤效果明显提高。刘叙仪等研究表明补膏脂抽提剂R3(粉剂)的无细胞毒浓度1:90(2 mg/mL)、1:60(3 mg/mL)及1:30(6 mg/mL),可增加MCF-7/ADR对阿霉素(adriamycin,ADM)的敏感性10.4倍、292倍及730倍。1:90 R3加异搏定10 μmol/L,使MCF-7/ADR对ADM敏感性由10.4倍增至122倍,提示二者有协同作用。

十一、康莱特注射液

康莱特注射液是从薏苡仁中提取分离中性油脂,附加天然乳化剂制备而成,其主要抗癌活性成分为甘油三酯。康莱特注射液用作肺癌、肝癌治疗已有多年。有研究证明,康莱特注射液可通过以下机制而发挥抗肿瘤效应:① 增加诸如紫杉醇(泰素)、泰索帝、乐沙定等对肿瘤细胞的杀伤的敏感性。② 可诱导肿瘤细胞凋亡。推测康莱特注射液具有一定的克服肿瘤多药耐药效应,但其作用机制与下调 P-gp 蛋白表达无关,可能通过其他途径而发挥作用。

十二、毛冬青甲素

毛冬青含多种黄酮、酚、甾醇、氨基酸、糖质、三萜类成分。毛冬青甲素是其主要活性成分之一。经研究发现,毛冬青甲素与异搏定类似,对心肌钙离子内流具有明显促进作用,也用于逆转肿瘤多药耐药研究。赵早云研究证明,毛冬青甲素能增加 DNR 对 P-gp 过度表达的 K562/A02 细胞杀伤的敏感性,与异搏定联合应用时,杀伤活性明显增强。

十三、丹皮酚

丹皮具有凉血活血功效,具有血瘀(血分郁热)证候者均可用其治疗。孙慧君等研究发现,具有微弱钙拮抗作用的丹皮酚在非细胞毒性剂量下(12.5 $\mu g/mL$)能明显降低 ADR、DNR、VCR 等对 K562/ADR 细胞的 IC_{50},且能提高细胞内化疗药物浓度。作用机制是阻断 P-gp 药物外排功能,使抗癌药物在耐药在 K562/ADR 细胞内浓度增加。董会月在硕士论文中认为丹皮酚能下调 K562/ADR 细胞中 MDR1、MRP、LRP 基因的表达和 P-gp 的表达;丹皮酚能下调 p53、Bcl-2 蛋白的表达,促进细胞凋亡;丹皮酚还降低 MAPK 信号通路中的 P38 激酶表达,因此丹皮酚可能通过下调耐药相关基因及蛋白的表达,促进细胞凋亡而逆转耐药。另外的方面,下调 MAPK 信号通路中的 P38 激酶表达可能是其逆转耐药的又一机制。

十四、姜黄素

姜黄为活血祛风中药,临床多用于肢体疼痛等。姜黄素(curcumin)为姜黄中主要成分。因其为多酚性色素,毒性非常低,可作为食品添加剂使用。姜黄素抗肿瘤药理作用十分广泛,直接的抗肿瘤与逆转肿瘤多药耐药效应是其药理作用之一。黄俊琼应用 FCM 与荧光显微镜观察人白血病 HL60 细胞凋亡时发现,姜黄素对 HL60/ADR 细胞具有明显的生长抑制作用。ADR 与 HL60 细胞体外共孵育 24 小时、48 小时、72 小时时间段的 IC_{50} 分别为 8.94 $\mu g/mL$、5.21 $\mu g/mL$ 与 3.82 $\mu g/mL$;而用姜黄素干预后 72 小时的 IC_{50} 仅为 3.99 $\mu g/mL$。荧光显微镜下观察见 HL60 具有核浓缩等凋亡特征。FCM 检测显示姜黄素可下调 Bcl-2 蛋白表达。英焕春等研究表明,姜黄素浓度在(15~35)$\mu mol/L$ 以内时对 COC1/DDP 有明显的增殖抑制作用,其机制可能与降低 Bcl-2、Survivin 基因的表达、增加 Caspase 3 基因的表达有关。曹仕琼等研究显示,0、5、10 和 20 mg/L 的姜黄素具有逆转肝癌细胞多药耐药性的作用,可能与下调多药耐药相关蛋白 MRP1、LRP、P-gp,上调凋亡相关蛋白 PDCD5 表达有关。张怡敏研究认为,姜黄素明显增加

K562/ADM 细胞株对阿霉素的敏感性,该作用可能是通过抑制 P-gp 的药物外排作用有效逆转 K562/ADM 细胞株的多药耐药性。还有研究表明,姜黄素对逆转非小细胞肺癌吉非替尼耐药及逆转 Bcl7402/5-FU 细胞系多药耐药有作用。

十五、苦参碱

苦参主要功效是祛湿解毒。近年来苦参作为抗癌中药使用,已成为应用基础与临床研究的热点。苦参中含有多种生物碱,苦参碱(matrine)和氧化苦参碱(oxymatrine)是抗肿瘤主要成分。目前,以苦参碱为主要原料生产的抗癌药物有苦参碱胶囊以及复方苦参注射液等。对苦参碱抗肿瘤机制多认为是细胞毒作用。李旭芬等研究显示,苦参碱对 K562、K562/Vin 细胞的 IC_{50} 值分别为 3.4 mmol/L、4.6 mmol/L、4.0 mmol/L 苦参碱可抑制肿瘤细胞生长;2.0 mmol/L 苦参碱可降低 K562/Vin 的 P-gp 表达,增加 VCR 对 K562/Vin 细胞毒性,其逆转耐药倍数为492.4 倍。苦参碱干预后 K562 细胞的 hTERT-mRNA 表达受抑制,并与药物使用剂量呈正比。李文瑜研究发现,无明显毒性剂量的苦参碱(50 mg/L)能增加 DNR 对 K562/A02 杀伤的敏感性,使 IC_{50} 由 14.92 mg/L 降至 8.29 mg/L,并呈现部分逆转耐药效应(逆转倍数为 1.80 倍)。这表明苦参碱逆转耐药性机制与降低MDR1 mRNA、P-gp 高表达有关。除此以外,苦参碱还可通过诱导肿瘤细胞分化与凋亡而发挥抗耐药效应。张金廷等研究表明,苦参碱浓度在 0.50、1.00、1.50 和2.00 mg/mL 时,均有抑制 KB 及 KBv200 增殖的作用,其 IC_{50} 分别为 1.35 mg/mL 和 1.43 mg/mL,苦参碱对 KB 及多药耐药的 KBv200 细胞均具有抑制增殖和诱导凋亡的作用。由此提示苦参碱可克服肿瘤的多药耐药现象,故有可能成为一种理想的中药抗肿瘤制剂。战涛的博士论文研究中表明,不同药物浓度苦参碱处理CRBH-7919 及 CRBH-7919/MDR1 细胞不同时间后,促凋亡基因 p53 及 Fas 基因的 mRNA 和蛋白表达水平增加,而抑制凋亡的 Bcl-2 mRNA 和蛋白表达则降低。

十六、东亚钳蝎毒

全蝎是临床常用的抗癌中药,其发挥药理作用的主要成分为蝎毒。贾莉等观察发现,低毒剂量的东亚钳蝎毒(BMK)10.0 $\mu g/mL$、50.0 $\mu g/mL$ 与 ADR(4.0 $\mu g/mL$)联合应用时,可显著增强 ADR 对 K562/ADR 细胞生长抑制和诱导凋亡作用,并在降低 ADR 用药剂量情况下,使 ADR 在 K562/ADR 细胞内浓度增加。他们的结论认为,BMK 可能是一种有效 MDR 逆转剂,其逆转机制可能是直接或间接影响 P-gp 和 Bcl-2 表达。

十七、蟾酥

蟾酥为蟾蜍科动物中华大蟾蜍或黑眶蟾蜍等的耳后腺及皮肤腺分泌的白色浆液,经加工干燥而成。主要成分有蟾蜍甾二烯类、强心甾烯蟾毒类、吲哚碱类、醇类及多糖、氨基酸、肽类、肾上腺素等。蟾酥灵是从蟾酥中提取的蟾毒配基之一,属强心苷类抗癌的有效成分之一。高晓东等用 FCM 检测 HL60/ADR 细胞凋亡率发现，蟾酥灵可抑制 HL60/ADR 细胞生长，给药浓度与 HL60/ADR 细胞生长抑制率之间呈指数关系，并随药物浓度增加，细胞凋亡率也随之增加。

十八、雄黄

雄黄具有解毒杀虫功效。其主要成分硫化砷口服可治疗急性髓性白血病（M3型）。有研究表明，治疗机制与抗多药耐药与诱导白血病细胞凋亡有关。张晨等采用 K562 及 K562/ADR 细胞系为靶细胞，观察雄黄伍用化疗药物的协同效果。实验结果表明，在使用化疗药物的同时经加用雄黄后，白血病细胞内 DNR 浓度明显增加，并可使 Bcl-2 和 P-gp 阳性表达率显著下调。说明雄黄也是一种良好的多药耐药逆转剂。王玉华研究表明，1.5 μg/mL、2.5 μg/mL 雄黄逆转 MCF-7/ADR 细胞的多药耐药性的逆转倍数分别为 2.0 倍和 2.8 倍，可能的逆转机制为下调 MDR1 基因的表达。

十九、黄芩

黄芩别名山茶根、土金茶根，为唇形科植物黄芩（Scutellaria baicalensis Georgi），以根入药，有清热燥湿、凉血安胎、解毒功效，主治温热病、上呼吸道感染、肺热咳嗽、湿热黄疸、肺炎、痢疾、咳血、目赤、胎动不安、高血压、痈肿疔疮等。近年来多项研究表明，黄芩提取物汉黄芩素、千层纸素、藤黄酸等有良好的逆转肿瘤耐药的作用。赵卿等研究表明汉黄芩素通过调节 5-FU 代谢酶来增加 5-FU 在细胞内的潴留时间，并能使 MGC-803 细胞对 5-FU 诱导的细胞凋亡敏感，这可能是通过抑制 NF-κB 核易位。两药联合抗胃癌作用远远强于汉黄芩素或 5-FU 单用的效果。近年还有文献报道黄芩提取物千层纸素能诱导肝癌细胞 HepG2 黏附介导的耐药，机制研究表明其逆转耐药作用是通过整合素 β1 及相关通路实现的。朱礼桃等研究显示，千层纸素通过 Chk2/p53/NF-κB 通路来抑制 P-gp 的表达，从而逆转 MCF-7/ADR 的耐药。

二十、藤黄酸

藤黄为藤黄科植物藤黄树分泌的干燥树脂，具破血散结、解毒、止血、杀虫之功效，用于癌症、脑水肿等多种病症的治疗，其中藤黄酸是其主要有效成分。有研究表明，0.05 μmol/L、0.1 μmol/L、0.2 μmol/L 藤黄酸作用于 BGC-823/Doc 细胞可以使多西紫杉醇诱导的细胞毒性显著增加。藤黄酸治疗的同时，多西紫杉醇引起的细胞凋亡增加。细胞周期分析表明，藤黄酸的增强治疗多西紫杉醇诱导 G_2/M 停滞。凋亡相关基因的分析表明，藤黄酸单独或联合多西紫杉醇显著下调肿瘤细胞的生存，而不影响 Bcl-2 的 mRNA 表达。邓晓静等研究显示5-AZA、藤黄酸和两药联合处理 K562/A02 细胞后，DNR 的 IC_{50} 值分别为 11.1 mg/L、10.5 mg/L 和 7.1 mg/L。5-AZA 与藤黄酸联合应用可增加 K562/A02 的凋亡率。分别单独应用 5-AZA、藤黄酸作用后耐药株 MDR1 的 mRNA 下调微弱,两药联合作用后耐药株 MDR1 mRNA 下调。上述研究表明,藤黄酸可以增强其他抗肿瘤药物的敏感性。

综上所述,肿瘤多药耐药的问题仍然是目前临床治疗所面临的主要困难之一,对其进行全面深入的研究将有助于恶性肿瘤的治疗。高效低毒逆转剂的出现以及大量的体外逆转实验为进行有效的临床逆转试验作了准备。中药历史悠久,作用广泛,副作用、不良反应少,中西医联合应用明显提高了多种肿瘤的临床缓解率、生存期限及生存质量,并且可降低化疗药的用量和不良反应,优于单纯的化疗药治疗。许多中药逆转耐药剂还能作为放化疗的增效剂。但是临床逆转试验的根本性突破,还有待于多药耐药机理的进一步明确,随着逆转剂的不断发现并逐渐应用于临床,我们相信肿瘤对化疗药物的耐药性将被克服。

(赵 丽 李 伟 缪汉驰)

主要参考文献

[1] Zheng S, Yang H, Zhang S, et al. Initial Study on Naturally Occur Ring Products from Traditional Chinese Herbs and Vegetables for Chemoprevention. J Cell Biochem Suppl, 1997, 27: 106-112.

[2] Li F, Ambrosini G, Chu EY, et al. Control of apoptosis and mi-totic spindle checkpoint by survivin. Nature, 1998, 396(671): 580-584.

[3] 胡艳平,刘健,王庆端等. 川芎嗪和维拉帕米纠正阿霉素对小鼠腹水癌的抗药. 药学学报, 1993, (28): 75-78.

[4] 王宝成,郭军,狄剑时等. 榄香烯乳剂与肿瘤多药耐药的基础研究. 中国肿瘤临床, 1996, 23(2): 143-146.

[5] 杨骅,王仙平,郁琳琳等. 榄香烯抗癌作用与诱发肿瘤细胞凋亡. 中华肿瘤杂志, 1996, 18(3): 169-171.

[6] 林宏英,吴建梅,张文生. 鸦胆子油的研究进展. 中国实验方剂学杂志, 2006, 12(4): 64-66.

[7] 俞丽芬,吴云林,章永平. 鸦胆子油乳具有多药耐药逆转和拓扑异构酶Ⅱ抑制作用. 世界华人消化杂志, 2001, 9(4): 376-378.

[8] 丁雨钦,曲杰,张晶晶等. 鸦胆子油乳联合 siRNA-ERCCl 对肺腺癌 A549/DDP 细胞的耐药逆转作用. 中国实验方剂学杂志, 2012, 18(20): 235-239.

[9] 胡凯文,陈信义. 中药活性成分抗耐药肿瘤细胞体外筛选研究. 中国医药学报, 1998, 2: 10-12.

[10] 胡凯文,郑洪霞,齐静等. 浙贝母碱逆转白血病细胞多药耐药的研究. 中华血液学杂志,

1999,12:650-651.

[11] 李伟,胡凯文,苏伟等.浙贝母散剂逆转急性白血病多药耐药的临床研究.北京中医药大学学报,2004,27(1):63-65.

[12] 李冬云,叶霈智,田劭丹等.浙贝颗粒在难治性白血病围化疗期临床应用研究.中国科技论文在线,2007,10:506.

[13] 梁蓉,杨平地,陈协群.川芎嗪对白血病HL60/VCR细胞多药耐药的逆转及其机制研究.中华血液学杂志,1999,20(6):324.

[14] 梁蓉,杨平地,陈协群.川芎嗪和(或)环孢菌素A对HL60/HT细胞耐药的逆转.中华内科杂志.1999,38(4):260.

[15] 梁蓉,杨平地,陈协群.川芎嗪和异博定联合逆转HL60/HT细胞的多药耐药.第四军医大学学报,1998,19(4):385.

[16] 李建华,杨佩满.川芎嗪逆转K562/ADM细胞多耐药性的研究.现代中西医结合杂志,2001,10(15):1405.

[17] 王昕,陈信义,牛福玲等.川芎嗪对脐带血细胞内柔红霉素浓度影响的初步研究.北京中医药大学学报,2003,26(1):30-32.

[18] 范青,范广俊,赵瑾瑶等.川芎嗪脂质体对人白血病细胞株K562多药耐药逆转作用的研究.中国药师,2004,7(10):753-755.

[19] 杨岚,梁蓉,袁跃传等.川芎嗪联合环胞霉素A逆转白血病多药耐药的研究.癌症,2000,19(4):304-306.

[20] 赵永辰,陈信义,许亚梅等.川芎嗪逆转急性白血病多药耐药性初步临床研究.中国中医药信息杂志,2003,10(12):10.

[21] 何琪扬,孟凡宏,张冯卿.粉防己碱和蝙蝠葛碱减低抗三杉酯碱的人白血病HL-60细胞对阿霉素的抗性.中国药理学报,1996,17(2):179.

[22] 何琪扬,李玉梅,李岩等.柔红霉素在人敏感和抗三尖杉酯碱的HL-60细胞中分布和积聚变化.中国组织化学与细胞化学杂志,1996,5(1):6.

[23] 贾正平,谢景文,徐丽婷等.汉防己甲素逆转耐药细胞株K562/VCR多药耐药的研究.兰州医学院学报,1995,21(4):203-205.

[24] 许文林,敖忠芳,陈玉心等.汉防己甲素对柔红霉素和长春新碱增效作用的实验研究.中华血液学杂志,1994,15(5):256.

[25] 敖忠芳,夏薇.汉防己甲素逆转白血病细胞耐药的研究.中华血液学杂志,1995,16(5):236.

[26] 夏薇,敖忠芳,朱广荣.一种有效的肿瘤耐药逆转剂——汉防己甲素逆转白血病耐药的实验研究.南京医科大学学报,1995,15(3):543.

[27] 陈宝安,董颖,张鹏等.汉防己甲素联合屈洛昔芬逆转K562/A02细胞耐药与诱导凋亡.中华肿瘤杂志,2002,24(6):526-528.

[28] 陈宝安,盛茗,高峰等.联合应用汉防己甲素和他莫西芬逆转K562/VCR细胞株多药耐药.白血病·淋巴瘤,2001,10(2):71-73.

[29] 陈宝安,盛茗,程坚等.汉防己甲素对HL-60/ADR细胞凋亡作用的实验研究.南京铁道医学院学报,1999,18(3):158-159.

[30] 陈宝安,董颖,张鹏等.汉防己甲素联合屈洛昔芬逆转 K562/A02 细胞多药耐药的研究.中华血液学杂志,2002,23(12):660-661.

[31] 周云,陈宝安,董颖等.汉防己甲素联合屈洛昔芬逆转 K562/A02 细胞耐药与诱导凋亡相关性的研究.中国实验血液学杂志,2004,12(3):321-323.

[32] 陈宝安,杜鹃,张春秀等.应用蛋白质芯片对汉防己甲素单用及与屈洛昔芬伍用逆转白血病细胞耐药机理的研究.中国实验血液学杂志,2005,(06):999-1003.

[33] 狄凯军,周建平,章静波.粉防己碱诱导人红白血病细胞凋亡的研究.解剖学报,2002,33(5):530-533.

[34] 许文林,钱军,费霞等.汉防己甲素逆转血液系统肿瘤细胞多药耐药的临床观察.中华血液杂志,1999,20(7):383.

[35] 许文林,敖忠芳,陈宝安等.汉防己甲素逆转血液系统肿瘤细胞多药耐药的临床研究.中华内科杂志,2001,40(9):632-634.

[36] 郭娟娟,潘长林,冯长伟等.冬凌草甲素诱导多药耐药细胞系 K562/A02 凋亡、逆转耐药性的研究.安徽中医学院学报,2000,19(3):34.

[37] 潘凤.中药青蒿中 NF-κB 特异性抑制剂的筛选及其逆转肿瘤细胞.安徽中医学院学报,2000,19(3):34.

[38] 吕翠岩,陈信义,唐炳华等.青蒿素及其衍生物逆转肿瘤耐药作用初探.中国中医药信息杂志,2006,13(4):12-14.

[39] 张翠娟,周庚寅,李丽等.葡萄籽多酚对人乳腺癌细胞 MCF-7/ADR 在裸鼠体内的多药耐药逆转作用.中华外科杂志,2004,42(13):795-798.

[40] 杨凤辉,王占民,乌新林.葡萄籽多酚逆转胆囊癌细胞株 GBC-SD 耐药的研究.中国普通外科杂志,2006,15(3):202-205.

[41] 李丽,周庚寅,靳英等.葡萄籽多酚对多药耐药的逆转作用及其机制.山东大学学报(医学版),2004,42(4):387-389.

[42] 董琳,唐小卿,曹建国等.甲基莲心碱对耐长春新碱人胃癌细胞多药耐药性的逆转.中国病理生理杂志,2004,20(8):1407-1410.

[43] 唐小卿,曹建国,廖端芳.甲基莲心碱对人乳腺癌细胞阿霉素多药耐药性的逆转.癌症,2001,20(8):831-833.

[44] 梁梦,周英琼,肖胜军等.甲基莲心碱对人卵巢癌顺铂耐药逆转的体外研究.山东医药,2011,51(1):39-41.

[45] 余生元,董晓强,黄世良等.槲皮素对胃癌细胞多药耐药的逆转作用.江苏医药,2004,30(7):510-512.

[46] 蔡讯,陈芳源,韩洁英等.槲皮素逆转白血病细胞株 K562/ADM 多药耐药的研究.肿瘤,2004,24(4):354-357.

[47] 杜方兵,包明红,梅晓冬.槲皮素对多药耐药细胞株 KB-MRP 的耐药逆转研究.临床肿瘤学杂志,2007,12(9):659-662.

[48] 时华凤,张海凤,赵勤等.茶多酚对 HL-60/VCR 细胞多药耐药的逆转作用.中国老年学杂志,2011,31(2):258-261.

[49] 朱爱芝,王祥云,金山等.茶多酚对肿瘤细胞多药耐药性逆转作用的研究.北京大学学报,2001,37(4):496-501.

[50] 启超,田晖.多种中药单体逆转肿瘤多药耐药性.科学通讯,1995,40:1901.

[51] 田晖,启超.双苄基异喹啉生物碱蝙蝠葛碱与蝙蝠葛苏林碱逆转多药耐药性的比较研究.癌症,1996,15(6):413.

[52] 金华,孙爱续,梁爱华等.粉防己碱、甲基莲心碱和蝙蝠葛碱增强长春新碱诱导乳腺癌MCF-7多药耐药细胞凋亡.药学学报,2001,36(2):96-99.

[53] 徐晓军,石淑文,汤永民.人参皂苷 Rh2 抗白血病多药耐药细胞 K562/VCR 作用研究.中草药,2010,41(7):1131-1135.

[54] 王艳,刘静蕾,刘莉等.人参皂苷 Rg3 对人肺腺癌细胞株 A549/DDP 抑制转移及逆转耐药作用的研究.中国卫生检验杂志,2011,21(3):609-614.

[55] 范莉.绞股蓝总皂甙对P-糖蛋白高表达急性粒系白血病细胞化疗药物敏感性的影响.衡阳医学院学报(医学版),2000,28(4):345-347.

[56] 蔡宇,蔡天革.补骨脂素逆转多药耐药细胞系 K562/ADR 耐药性研究.中国药理学通报,2003,10:213.

[57] 喻萍,蔡宇.补骨脂素逆转白血病耐药细胞株 K562/ADM 多药耐药性研究.中华实用中西医杂志,2003,14:165.

[58] 董庆华,郑树,吕庆华.康莱特注射液对多药耐药人白血病细胞株作用的实验研究.实用肿瘤杂志,2002,17(1):24-26.

[59] 赵早云.毛冬青甲素影响柔红霉素对白血病细胞的细胞毒作用研究.湖南中医杂志,2003,19(5):53.

[60] 孙慧君,王晓琦,于丽敏等.丹皮酚对 MDR 逆转作用的研究.解剖科学进展,2000,6(1):59-61.

[61] 黄俊琼,孙万邦.姜黄素对白血病耐药细胞 HL60/ADR 的抑制作用.中国免疫学杂志,2002,18(5):334-337.

[62] 李旭芬,张苏展,郑树.苦参碱对 K562 及其多药耐药细胞 K562/Vin 的细胞生物学影响.中国病理生理杂志,2002,18(10):1233-1238.

[63] 李文瑜,李舜华,崔克义等.苦参碱逆转白血病多药耐药细胞系 K562/A02 对柔红霉素耐药性的研究.中国病理生理杂志,1998,14(5):521-523.

[64] 贾莉,孔力,苗小艳等.蝎毒逆转 K562/ADM 细胞多药耐药性的初步研究.白血病.淋巴瘤,2002,11(2):81-83.

[65] 高晓东,陈烨,丁润生.蟾酥灵对 HL-60/ADR 作用的研究.交通医学,2002,16(5):506-507.

[66] 白月辉,黄世林.雄黄对 NB4 及 HL-60 细胞的促凋亡作用.中华血液学杂志,1998,19:477-480.

[67] 张晨,黄世林.雄黄抗白血病细胞多药耐药及其凋亡诱导关系的研究.中国中医基础医学杂志,1999,12:41-42.

[68] Zhao Q, Wang J, Zou MJ, et al. Wogonin potentiates the antitumor effects of low dose 5-

fluorouracil against gastric cancer through induction of apoptosis by down-regulation of NF-kappaB and regulation of its metabolism. Toxicol Letters, 2010, 197(3): 201-210.

[69] Zhu B, Zhao L, Zhu L, et al. Oroxylin A reverses CAM-DR of HepG2 cells by suppressing Integrinβ1 and its related pathway. Toxicol Appl Pharmacol, 2012, 259(3), 387-394.

[70] Zhu L, Zhao L, Wang H, et al. Oroxylin A reverses P-glycoprotein-mediated multidrug resistance of MCF7/ADR cells by G2/M arrest. Toxicol Lett, 2013, 219(2): 107-115.

[71] Wang T, Wei J, Qian X, et al. Gambogic acid, a potent inhibitor of survivin, reverses docetaxel resistance in gastric cancer cells. Cancer Lett, 2008, 262(2): 214-222.

第二篇 肿瘤多药耐药及其逆转的理论与实践

第六章
ATP 结合盒蛋白与肿瘤多药耐药

肿瘤多药耐药(multidrug resistance,MDR)产生的机制与多药耐药蛋白密切相关。Juliano 与 Ling 于 1976 年提出,通过跨膜转运蛋白的药泵作用可以降低多药耐药细胞内的抗肿瘤药物水平,这被称为"经典 MDR"。随后,大量研究逐渐集中于转运蛋白及其与 MDR 的关系。目前认为广泛存在于生物界的跨膜转运蛋白大多属于 ATP 结合盒(ATP-binding cassette,ABC)转运蛋白家族,现已发现 100 余种,在人类中至少存在 49 种,其中研究最为广泛的依次为:P-糖蛋白(P-glycoprotein,P-gp)、多药耐药相关蛋白(multidrug resistance-associated protein,MRP)、肺耐药相关蛋白(lung resistance-related protein,LRP)、乳腺癌耐药蛋白(breast cancer resistance protein,BCRP)。本章主要对这四种蛋白与肿瘤多药耐药的关系及逆转展开论述。

第一节 P-糖蛋白

一、概述

ATP 结合盒转运蛋白代表了生命王国中一个高度多样化的超级家族,它包含的 49 种人类蛋白质中有 14 种与人类的各种疾病有关,P-gp 是 ABC 蛋白中最具有代表性的。

P-gp 最早于 1976 年由 Juliano 和 Ling 首先在秋水仙碱耐药的中国仓鼠卵巢中发现,其编码的基因可分为 ABCB1(MDR1)和 ABCB4(MDR2),前者位于 7 号染色体 q21.1,可引起肿瘤多药耐药,后者作用尚不明确。研究表明,P-gp 是由 1 280 个氨基酸残基构成的跨膜蛋白,是依赖 ATP 的药物外排泵。P-gp 由两个同源对称结构组成,每个同源结构含有 6 条跨膜肽链及 1 个 ATP 结合区。P-gp 的 6 条跨膜肽链是疏水区,具有结合药物与转运药物的功能;其 ATP 结合区是亲水区,与 ATP 结合能使之水解成 ADP 并释放能量,两个对称的同源结构由细胞内的肽襻连接。P-gp 广泛分布于人的正常肝脏、胆囊、肾脏和成人的肾上腺、胰腺、结肠、空肠等组织和器官中,它是人体内具有重要生理功能的转运蛋白之一,主要作用是防止机体对有害物质的吸收和介导物质的输出。

二、P-gp 的结构与功能

1. ABCB1 基因的结构与调控

现已证实，ABCB1 基因与肿瘤的多药耐药有着密切的关系，总长度高达 120kbp，包含了 29 个外显子与 28 个内含子。ABCB1 基因表达的程度与多药耐药的程度是呈正相关的。在人类 ABCB1 启动子（见图 6-1）中，编码 ABCB1 上游区域的序列有两个明显的转录位点分别位于第一个 ATG 密码子的上游 136bp 和 140bp。这两个位点经常被用于对 MDR 细胞系与正常组织的研究中。

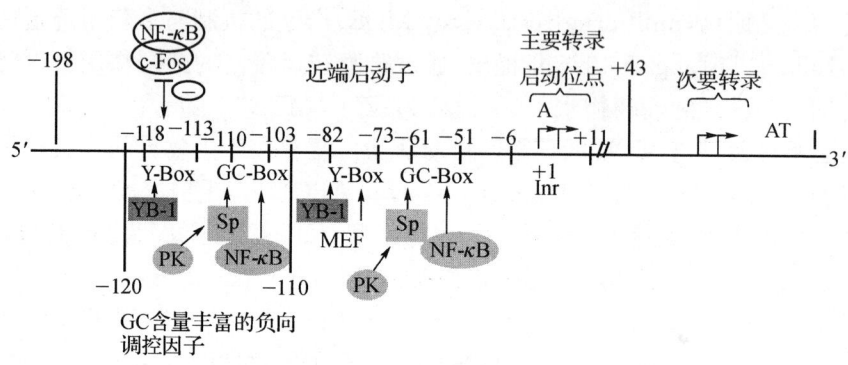

图 6-1　MDR 细胞人类 ABCB1 基因启动子示意图

ABCB1 基因表达的转录被一系列复杂的因素与诸多信号通路所调控。ABCB1 基因的转录需要转录因子与调节因子的参与，比如 p53，c-myc，c-Jun，HIF-1 和 CtBP1 等。ABCB1 基因的表达也被不同的生理过程所支配。通过转录调控，抗癌药物也会引起 ABCB1 基因的表达。在成神经细胞瘤中，MYCN 的过度表达会使得 ABCB1 基因的表达增高，并提示肿瘤的预后不良。N-myc 的过度表达通常与多药耐药表型及 ABCB1 的高表达有关。在耐药细胞株中，由细胞毒药物治疗所引起的组蛋白 H3 甲基化表观遗传学的改变，也可以引起 ABCB1 基因过度表达。

2. P-gp 的结构

由人类 ABCB1 基因编码的 P-gp，含有近 1 280 个氨基酸（总重量约为 170 kDa）。它是由两个相同的单体组成的。Jones 和 George 在世界上首先通过亲水性图和计算机预测算法获得了 P-gp 的结构模型（见图 6-2）。

第六章 ATP结合盒蛋白与肿瘤多药耐药

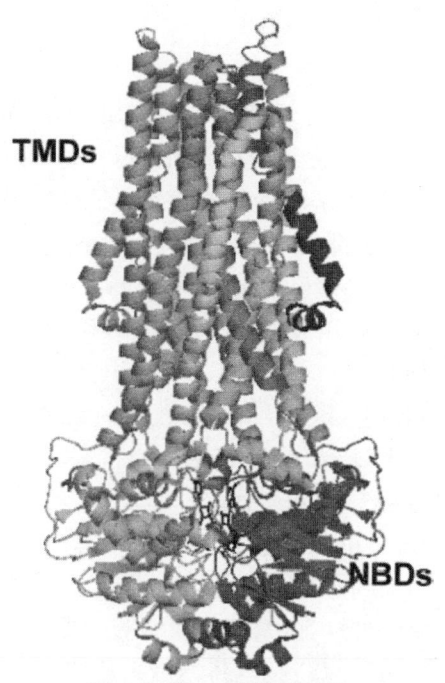

图6-2 P-gp的结构模型

注：单纯的多肽链被折叠成两半，每半包含6个跨膜α-单环。跨膜的α-单环被细胞外或胞质环所连接、折叠。在胞质中，每个大的区域含有半个核酸肽结合区域（NBD），单个多肽链被折叠成两个跨膜区域（TMDs）。

3. P-gp的分布及功能

P-gp除了在大多数肿瘤中有表达外，在人体正常组织中也广泛表达，如肾脏、肝脏、肾上腺、血脑屏障等，尤其在肾脏的近曲小管、肾上腺皮质等组织中呈现较高表达。

概括地讲，P-gp有以下几种功能：

（1）作为一种保护机制：P-gp通过水解ATP获得能量，将离子、蛋白、毒素和药物（如秋水仙碱、长春新碱）等物质转运至细胞外，使细胞免受外来物质的损伤。但过度表达将导致细胞内药物浓度下降，从而产生耐药。

（2）能够运输多种结构不同的底物：可与多种药物（如抗生素、抗心律不齐药、抗高血压药、钙通道阻滞剂、免疫抑制剂、细胞毒性药物、类固醇激素等）相互作用，影响许多药物的吸收、分布和代谢，甚至影响药物间的相互作用。

（3）参与细胞内酸碱度和离子浓度的调节。

（4）抑制细胞凋亡。该作用是最近几年才发现的。

三、P-gp 与肿瘤多药耐药的关系

1. 多分子的转运体

大量研究证实,P-gp 过表达是 MDR 的主要原因。一般认为,P-gp 具有"药泵功能",当将耐药细胞置于含抗癌药的体液中时,P-gp 会结合药物分子,同时其 ATP 结合点连上 ATP,ATP 水解后释放的能量可使药物转移到细胞外,从而使细胞内的药物浓度始终维持在较低的水平,细胞由此而获得耐药性。

首先,P-gp 通过与 ATP 结合和水解作用对药物进行识别。这一过程释放的能量被用于底物通过中央孔流出细胞膜,大约有 0.6～3 个 ATP 分子用于水解每一个运输到细胞外的药物分子。当药物被 P-gp 识别并结合后,引起 1 个 ATP 结合区活化,水解 ATP,P-gp 构象改变,从而释放底物到膜外侧部分或者是细胞外空间。随后,第 2 个 ATP 水解,P-gp 恢复到原来的状态,这样 P-gp 在药物的结合和释放过程中可以循环利用。

人们对 P-gp 的异物排出机制已经做了大量的研究,然而,对于底物相互作用的确切方式还没有给出明确的定论。目前流行的模型(见图 6-3)包括孔模型、疏水真空吸尘器模型和外转酶模型。其中,疏水真空吸尘器模型得到了广泛的认可,其作用机制类似于"疏水真空吸尘器"。当药物进入质膜时,P-gp 能识别嵌入质膜小叶内部的药物并能通过蛋白通道转运药物,最终将药物排出细胞。

2. P-gp 与凋亡调控

最近科学家还发现了 P-gp 的另一重要作用——抗凋亡,该发现在分子水平上为肿瘤细胞的耐药与凋亡耐受之间建立了有机的联系。凋亡分为 Caspase 依赖和非依赖两型。P-gp 可延迟凋亡级联反应,并能保护耐药细胞免于细胞毒药物、自由基、放射线等诱导的多种形式的 Caspase 依赖型凋亡,并不抑制 MDR 肿瘤细胞发生的 Caspase 非依赖型凋亡,并且 P-gp 抑制的 Caspase 依赖型凋亡主要是通过抑制 Caspase 3 和 Caspase 8 这两条途径。

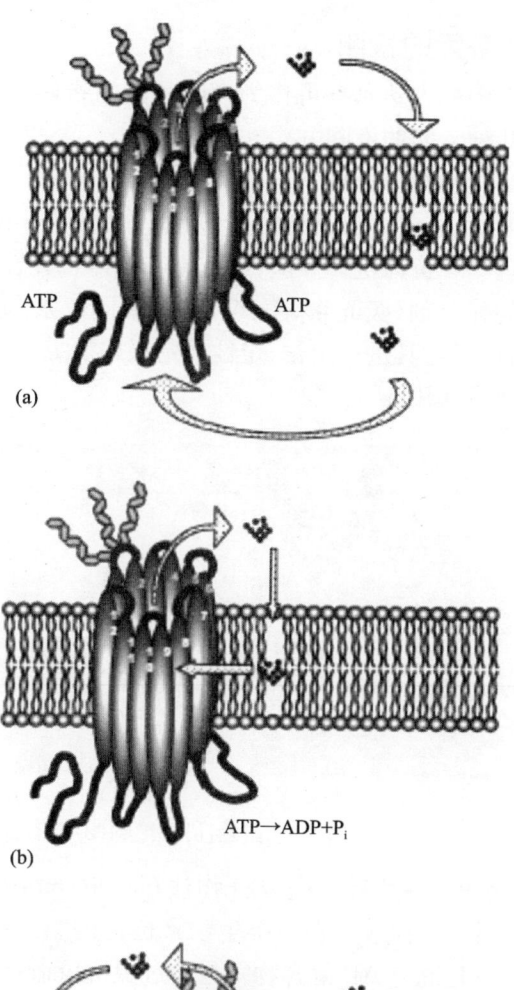
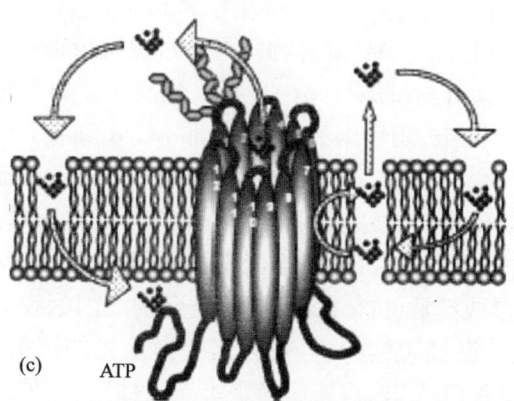

图 6-3　P-gp 不同的模型

(a) 孔模型：由于 ATP 水解的能量，P-gp 能形成一个跨膜孔，使药物从 MDR 细胞中通过。(b) 疏水真空吸尘器模型：药物经过质膜时被识别和排出。(c) 外转酶模型：药物嵌入磷脂双分子层的内层可以被转运到外层，并在细胞外间质中缓慢扩散。

四、P-gp 与 MDR 基因的检测

P-gp 与 MDR 基因的表达水平可作为判断耐药的指标,对临床具有极强的指导意义。下面介绍几种它们的检测方法。

1. P-gp 的检测

(1) 免疫组化法(immunohistochemistry):是一种最常用的方法。免疫组化是应用免疫学基本原理——抗原抗体反应,即抗原与抗体特异性结合的原理,通过化学反应使标记抗体的显色剂(荧光素、酶、金属离子、同位素)显色来确定组织细胞内抗原(多肽和蛋白质),对其进行定位、定性及定量的研究。在对 P-gp 的检测中,免疫组化发挥着重要的作用。

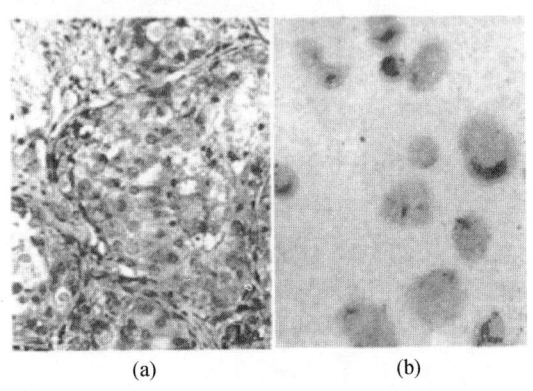

图 6-4　免疫组织化学检测乳腺癌组织(a)及细胞(b)中 P-gp 的表达阳性

(2) 抗生物素-生物素-过氧化酶复合物法(avidin-biotin-peroxidase complex assay, ABC 法):利用抗生物素分别连接生物素标记的第二抗体(兔抗鼠血清)和生物素标记的酶(过氧化酶、PAP 复合物),与通过兔抗鼠血清与第一抗体(P-gp 单抗)结合,形成的复合物可与抗原(P-gp)进行呈色反应。如细胞膜染成棕红色即为阳性细胞,代表 MDR 细胞;阴性则无色,代表非 MDR 细胞。计数 200 个肿瘤细胞的阳性细胞数,以 10% 作为 MDR 阳性和阴性的分界,确定肿瘤的 MDR 特性。

(3) 活细胞间接免疫荧光法:用抗 P-gp 单抗与细胞标本反应,随后用缓冲盐水洗去未与 P-gp 结合的抗体,再用间接荧光抗体(第二抗体)与结合在抗原上的抗体(P-gp 单抗)结合形成抗原-抗体-荧光抗体复合物。因为在此复合物上含有荧光素,可直接利用荧光显微镜观察标本,荧光素受激发光的照射而发出明亮的荧光,可以看见荧光所在的细胞或组织,从而确定抗原的性质、定位以及利用定量技术测定 P-gp 的含量。

(4) 碱性磷酸酶抗碱性磷酸酶法(alkaline phosphatase anti-alkaline phoshatase assay, APAAP 法):首先用碱性磷酸酶免疫动物,制备效价高、特异性强的抗酶抗体,然后利用后者作桥,将抗酶抗体连接在与抗原结合的第一抗体

(P-gp 单克隆抗体)上,再将酶结合于抗酶抗体上,经呈色显示抗原的分布。避免了共价结合对抗体和酶的损害,提高了方法的敏感性,且能节省 P-gp 单克隆抗体的用量。

(5) 流式细胞术(flow cytometry,FCM):FCM 是一种可以对细胞或亚细胞结构进行快速测量的新型分析技术和分选技术;综合了激光技术、计算机技术、流体力学、细胞化学图像技术等众多领域的知识和成果。在抗药性定性、定量分析中具有广泛用途。采用流式细胞仪,在细胞水平上,应用荧光染料来检测细胞对药物的排出功能,能反映 P-gP 的外排作用。

2. MDR 基因 mRNA 的检测

相对 P-gp 水平的检测结果而言,MDR 基因 mRNA 的检测更能直接反映 MDR 的水平,且在一定程度上克服了因 P-gp 多态性给测定结果带来的负面影响,其精确度相应提高。

(1) 聚合酶链式反应(PCR)技术检测 ABCB1 mRNA:肿瘤细胞多重抗药基因位于 7 号染色体上,ABCB1 转录的 mRNA 愈多,P-gp 水平愈高,抗药性愈强,用逆转录 PCR 扩增 ABCB1 mRNA,可以快速定量分析细胞中 mRNA 含量,并进一步根据 ABCB1 表达状况,对用药方案作出判断,选择合适的化疗药物。

(2) Northern 印迹分析(Northern blot):是分析 RNA 的基本技术,分析时需要将 RNA 从琼脂糖凝胶中转印到硝酸纤维素膜上来。将膜上的 RNA 与特定的 ABCB1 基因杂交,利用放射自显影术确定探针互补的 RNA 的位置、大小,从而判定 ABCB1 基因阳性或阴性。

(3) 非放射性 RNA 斑点杂交(Dot blot)对 mRNA 的检测:从肿瘤细胞悬液中提取细胞总 RNA,以辣根过氧化物酶(HRP)直接标记的 ABCB1 cDNA 质粒作探针,经 RNA 斑点杂交和增强的化学发光自显影,分析肿瘤细胞 ABCB1 mRNA 表达情况。

第二节 多药耐药相关蛋白

一、概述

1992 年,Cole 等构建了对阿霉素高度耐药但无 P-gp 表达的小细胞肺癌细胞系 H69A 的 cDNA 文库,在利用差减杂交法筛选该文库的过程中发现,其中一个 cDNA 克隆在 H69AR 中的表达显著高于其亲本 H69。Cole 等将该基因编码的蛋白质命名为多药耐药相关蛋白(multidrug resistance-associated protein,MRP),也称 ABCC 蛋白。目前,已发现了 13 种 ABCC 蛋白,绝大多数蛋白(ABCC1～ABCC6 和 ABCC10～ABCC12)被认为是有机阴离子和治疗类化合物的跨膜转运体。研究表明,多药耐药相关蛋白与肿瘤多药耐药的产生有着密切的关系。

二、MRP家族的结构与分布

由于一系列ABCC基因的发现,使得我们对ABCC家族有了一个系统而全面的了解。图6-4向我们展示了ABCC家族的一些情况。

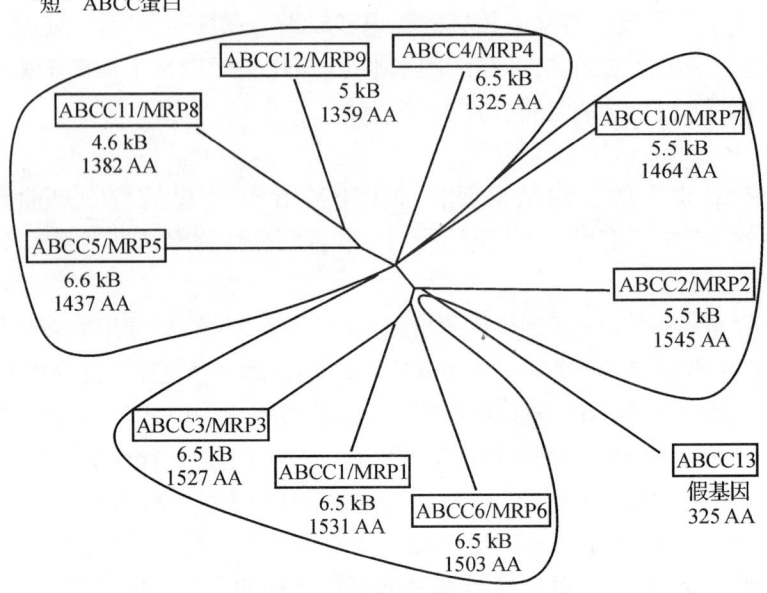

图6-5 根据ABCC蛋白全长结构的相似性而绘制的树状图

注:"长"ABCC蛋白和"短"ABCC蛋白的拓扑结构及转录产物和蛋白大小被标示出。

1. 概况

(1) ABCC的组织分布:生理条件下,ABCC广泛分布于大多数正常组织中,且普遍呈低水平表达,在肾上腺、肺、心脏、骨骼肌、甲状腺、膀胱、外周血单核细胞、脾等组织中含量较高,而在肝和小肠中含量较低,在唾液腺中则为阴性。在肿瘤病理条件下,ABCC表达水平高低不一,如在慢性淋巴细胞性白血病中呈高水平表达,而在其他血液系统恶性疾病、软组织肉瘤、黑色素瘤、肾癌、睾丸癌、膀胱癌、卵巢癌、前列腺癌等肿瘤组织中,其表达水平与正常组织相似。在药物选择培养的肿瘤细胞中常能检测到ABCC的过表达,且其中ABCC表达水平可因药物的不同而相异。

(2) ABCC的细胞内分布:在正常细胞中,ABCC绝大多数分布于细胞浆中,主要分布于内质网、高尔基体、胞质运输囊泡等内膜系统上。而在有的肿瘤细胞中,ABCC除分布于细胞膜外,在胞质中亦有以细胞核为同心圆分布的ABCC,但这部分 ABCC 究竟位于核膜上还是内质网系统中尚不明确。而在某些肿瘤细胞中，ABCC 却主要分布于细胞膜上，提示 ABCC 的亚细胞水平分布可能也存在着细胞类型特异性。

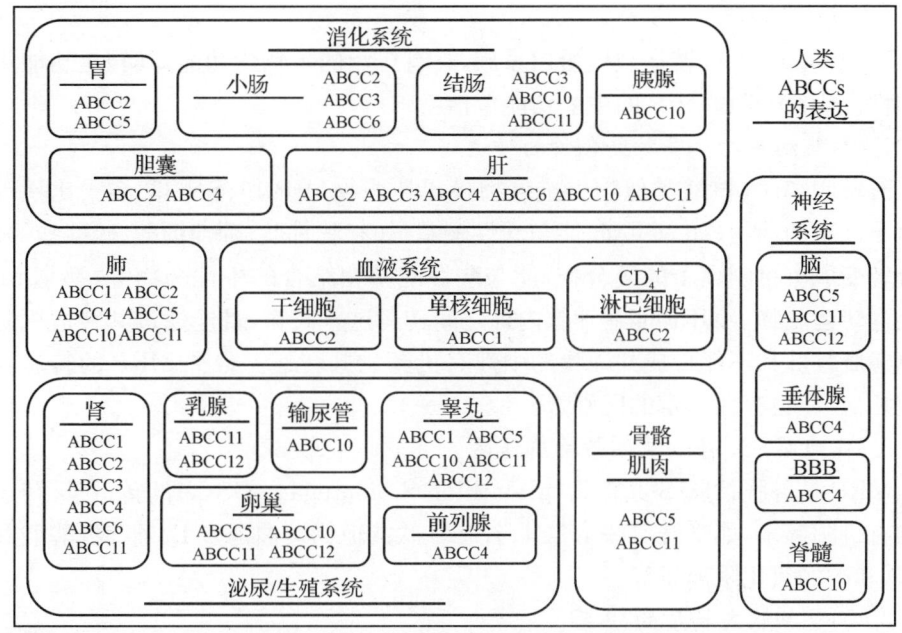

图 6-6　在人体组织中 ABCC 蛋白的表达

注：图中显示了 ABCC 蛋白存在的主要位置。

2. ABCC 家族

（1）ABCC1：人的 ABCC1 基因定位于 16 号染色体 p13.1，cDNA 全长约 5011bp，编码含有 1531 个氨基酸残基的多肽链，相对分子质量为 170×10^3。氨基酸序列同源性分析发现，ABCC1 也属于 ABC 家族，其二级结构同 P-gp 及该家族其他成员相似，包含有两个跨膜结构域，每一个跨膜结构域在细胞内侧含有五个或六个穿膜结构，末端位于细胞膜外侧；羧基端的跨膜结构域包含有六个或四个穿膜结构，末端位于细胞膜内侧。ABCC1 分布广泛，在内质网中大部分很快降解。

（2）ABCC2：ABCC2 主要分布在肝细胞的微管膜上，介导各种疏水阴离子复合物 ATP 依赖方式的膜转运，其功能主要是作为一个细胞质顶部阴离子外排泵。

（3）ABCC3：ABCC3 有 56％的氨基酸结构与 ABCC1 同源、45％与 ABCC2 同源、ABCC3 主要在肝脏中表达，而在胃肠道和前列腺中表达较少。转染 ABCC3 到肿瘤细胞中发现可以增强其对化疗药物的敏感性。

（4）其他：ABCC5 在人体的各个组织中均有表达，在骨骼肌中表达最多，在孕期会引起其转录减少。ABCC11 在人的一系列组织中均有表达，包括正常的乳腺、卵巢、肺、前列腺、肝等，同时它可作为雌激素受体阳性的乳腺癌的抗癌化疗靶点。关于ABCC12知之甚少，对于它在极性细胞中的位置及其转运的活性有待于进一步研究。

三、MRP的功能

MRP属于ABC转运载体蛋白家族，具有广泛的生物学功能，其转运功能具有饱和性。研究表明，MRP的主要功能包括：

1. 参与细胞内外多种复合物的转运

有机阴离子、核酸类似物类抗癌物、MDR药物（VP-16、SN-38、多柔比星等）、阴离子性质的药物（如MTX）、能与酸性配基（如谷胱甘肽、葡萄糖酸、硫酸盐等）相结合转变成有机阴离子的复合物、能与酸性配基相结合的中性药物等，都是MRP的良好转运底物。MRP能在细胞内外之间转运这些底物，且能通过共转运机制将游离谷胱甘肽和不能形成共轭物的中性有机药物共转运。各种MRP的转运功能大致相似，但也存在一定的区别。

2. 作为GS-X转运泵参与物质转运

MRP是谷胱甘肽-S-共轭物（glutatllion S -conjugate,GS-X）的转运泵，转运共轭的有机阴离子，如半胱氨酰LTC4、谷胱甘肽共轭物黄曲霉素B、葡萄糖醛酸共轭物、锑和砷的氧化阴离子等。

3. 调整细胞内物质的分布

MRP除了作为多种物质转运体外，还能参与细胞内物质重分布，保护细胞。在MRP过表达细胞中，MRP能将毒素和药物转运入MRP过表达的膜囊泡，起隔离屏障作用，使机体细胞免受伤害。

4. MRP的生理功能

MRP的生理功能与细胞内解毒、氧化应激反应、炎症反应、内分泌等有关，在受到有害物质侵袭时，对机体起保护作用。

四、MRP与肿瘤多药耐药的关系

1. MRP介导的肿瘤MDR机制

一系列实验证实，耐药细胞株高表达MRP的根本原因是MRP基因的扩增，不仅高表达MRP的细胞具有抗药性，而且一旦经转染并表达了MRP基因的细胞即获得抗药性，从而确认MRP是肿瘤细胞出现MDR的原因之一。实验显示，MRP增高可引起阿霉素、表阿霉素、柔红霉素、长春新碱、长春花碱、罗丹明、鬼臼噻吩甙、放线菌素、秋水仙素等药物对细胞的耐药，但MRP过表达的细胞是如何对结构作用靶点和作用机制不同的药物产生MDR的，从分子机制上还有待于进一步研究。用流式细胞仪检测柔红霉素在MRP过表达的细胞中药代动力学变化时发现，药物在耐药细胞中的蓄积量明显低于敏感细胞，且药物外排加快，因而认为 MRP 介导 MDR 的机制之一是通过加快药物从靶细胞中排出，降低肿瘤细胞内药物的浓度。但在最初发现 MRP 的 H69-AR 细胞系中却没有表现出上述药代动力学变化。Cole 等推测存在其他作用机制使得 MRP 过表达的细胞电势和 pH 值发生改变，可以引起药物在细胞内的分布和滞留发生变化，从而避免药物与靶点接触，产生屏障作用，导致 MDR 的产生，这一设想得到了某些实验的支持。

2. MRP 与其他多药耐药相关机制间的关系

MRP 与 P-gp 同为 ABC 转运蛋白，二者介导的耐药机制相似，在有些组织中存在着共表达现象。有研究发现，用 VP-16 等作用于 Topo Ⅱ 的药物治疗一段时间后，小细胞肺癌患者肺癌细胞中拓扑异构酶Ⅱ含量下降，伴有 MRP 和 P-gp 含量的增加。

但 MRP 与 P-gp 在耐药谱和药物逆转方面又存在一定的差异，且 GSH 在 MRP 介导的药物外排中起着重要作用。与 P-gp 不同，它不能直接转运其介导耐药的未经修饰的药物，而需要 GSH 的参与。GSH 解毒系统是机体的重要保护机制之一，其活性增高也是 MDR 出现的原因之一。在对 MRP 过表达的耐药细胞株的研究中发现，MRP 与 y-GCS(GSH 合成的限速酶)转录增高呈正相关，提示在 MRP 介导的 MDR 中 GSH 系统起重要作用。

第三节 肺耐药相关蛋白

一、概述

1993 年 Scheper 等发现阿霉素诱导耐药的肺癌细胞株 SW-1573/2R120 细胞高表达相对分子质量约为 110×10^3 的蛋白，将其命名为肺耐药相关蛋白(lung resistance-related protein，LRP)，并制备了针对该蛋白的单克隆抗体 LRP56。该抗体可使 2R120 细胞强染色，而与其亲本 SW-1573 细胞和其他一些 P-gp 阳性细胞染色弱或不染色。此外，它可使多种无 P-gp 表达的 MDR 细胞呈强阳性染色。在这些细胞中免疫沉淀法也发现一种相对分子质量为 110×10^3 的蛋白过度表达，这种蛋白质不是 P-gp，而是 LRP。研究表明，LRP 与肿瘤的多药耐药也密切相关。

二、LRP 的结构与分布

1. 穹隆体与 LRP

1995 年，Scheffer 等通过氨基酸序列检测证实 LRP 就是人主要穹隆蛋白(human major vault protein，MVP)。穹隆体最早是通过电镜在鼠肝脏中发现的亚细胞结构，它是一种多亚基的核糖核蛋白颗粒，因其形状类似教堂的弧形顶部，故而命名。穹隆体由主穹隆蛋白(LRP/MVP)和两种次穹隆蛋白(VPARP 和 TEP1)以及穹隆体 RNA(vRNA)组成。在电镜下观察，穹隆体为八角花瓣样结构，每个花瓣样结构含有 6 个 MVP。穹隆体是由一个半穹隆二聚体构成,每个半穹隆体含有 39 个 MVP,构成中空的竹笼装结构。

LRP 基因定位于 16 号染色体 p13.1~p11.2 上。1995 年,Seheffer 等在 MDR 成纤维细胞系 cDNA 文库中分离出 LRP 基因 cDNA,经检测显示 LRP 开放阅读架由 2668 对碱基组成,编码 896 个氨基酸。LRP 相对分子质量为 110×10^3,占穹隆体的 75% 以上,是其主要组成部分。小鼠 LRP 氨基酸序列与人及大鼠比较分别有 95% 和 91% 相同,这表明 LRP 具有高度保守性。

LRP 氨基酸序列有多个特殊的结构,分为 12 个区域,其中有 9 个结构重复区域、一个钙螺旋结构、一个帽状环结构和一个 shoulder 阈。其中在 C 羟基端的钙螺旋结构,主要负责 LRP 之间的相互结合,是穹隆体结构稳定的关键;而在 N 氨基末端有 7 个重复结构,每个重复序列含 50 个氨基酸序列,参与 LRP 与其他蛋白的结合;同时内部还有 3 对重复序列,其功能目前还不清楚。人 LRP 基因含有 15 个外显子,大部分大小完全相同。其中存在大量的 mRNA 可变剪接体,这种 mRNA 包括了一个小的上游开放阅读框(uORF),体外和体内实验都表明这个 uORF 参与抑制 LRP 的表达。在正常组织中,这种可变剪接体在 RNA 中的比率相对稳定,但在恶性肿瘤细胞中比率变化极大,这提示选择剪接可能参与调控 LRP 基因的表达。人 LRP 基因的启动子没有 TATA 盒等核心启动元件,但是在其邻近的启动子区包括了一些可能的转运因子结合区域,包括倒置的 CCAAT 盒、E-box、GATA 盒和 GC 盒等,同时也有 p53、STATI 和 MyoD 的结合区。GC 盒可能与抑制 LRP 的表达有关,而倒置的 CCAAT 盒能结合转录因子 YB-1,其在氟尿嘧啶刺激下能促进人 LRP 基因表达的上调。

2. LRP 的分布

LRP 在正常组织中主要是分布在长期与异源性物质以及毒性物质接触的器官和具有分泌或排泄功能的细胞中,如支气管、胃肠、肾盂、膀胱、输尿管、精曲小管的上皮细胞。同时在巨噬细胞中也大量发现了 LRP 的存在。Seheper 等通过免疫细胞化学法发现 LRP 不仅位于细胞膜上,而且以颗粒的形式分布于细胞质,参与了细胞支架如肌丝蛋白、微管的构成。其他研究发现 LRP 细胞囊泡膜和细胞脂质体膜上也有表达。Slesina 等通过将表皮生长因子受体转染到人星形胶质瘤细胞系 U373 中标记 LRP,从而发现约 5% 的 LRP 在核膜上表达。

三、LRP 的功能

LRP 的确切功能迄今为止尚不完全清楚,目前认为其功能主要是通过核质转运、分泌排泄,从而保护细胞,同时具有抗感染、抗凋亡及参与细胞分化成熟等功效,在肿瘤演变以及多药耐药的形成中也起重要作用。

1. LRP 的保护功能

由于 LRP 主要分布于长期与异源性物质、毒性物质接触的器官及具有分泌或排泄功能的细胞中,因此推测其在正常细胞中将外源性活性物质或毒性物质以及代谢产物排出细胞,从而起到保护正常细胞的作用。

2. 与核孔复合物的关系

穹隆体与核膜相结合,其大小及形状与核孔复合物的中心空间结构相似,这提示 LRP 作为构成穹隆体的主要结构,通过参与核孔复合体的构成,参与了细胞核与细胞质之间的物质转运。试验也证实了这一点。LRP 在核孔复合物的生物形成及功能中也起了非常重要的作用。

3. 感染、凋亡及细胞成熟

Kowalski 等的研究显示,在呼吸道上皮尤其是肺上皮感染铜绿假单胞菌后,LRP 能迅速修复上皮的脂质阀,其修复水平取决于跨膜传导调节蛋白,同时 LRP 还是呼吸道上皮细胞的细胞内摄作用的基础,这表明 LRP 在上皮细胞介导的抗感染功能中起重要作用。另外,Ryu 等在处于幼年以及衰老期的人成纤维细胞中转入凋亡介导因子后发现,在反应性凋亡应急中,幼年成纤维细胞 LRP 表达减少,而衰老期的细胞中并没有变化。LRP 表达的下调会增加衰老细胞对凋亡的敏感性,同时在 LRP 基因缺陷的衰老细胞中抗凋亡蛋白 Bcl-2 表达也会降低,这表明 LRP 是衰老的成纤维细胞抗凋亡的重要机制,可能是通过调节 Bcl-2 的表达来实现的。卟啉醇肉豆蔻酸乙酸酯、脂多糖和丁酸钠是目前被普遍认为参与诱导细胞分化的物质,这三种物质在多种细胞中都能上调 LRP 的表达。研究发现,人外周血中分化成熟的树突状细胞以及鼠骨髓细胞中 LRP 的表达水平明显上升,而抑制 LRP 的表达则会导致树突状细胞分化和成熟表达标志物下降,这表明,LRP 在树突状细胞的分化和成熟中可能起着重要作用。

4. 与肿瘤的关系

在很多不同来源的肿瘤细胞及肿瘤组织中均检测到了 LRP 的表达。在神经胶质瘤、结肠癌、黑素瘤、鼻 NKT 淋巴细胞瘤以及生殖细胞瘤中发现,随着肿瘤的恶变或发展,LRP 出现表达或是表达上调。研究表明,LRP 可能会引起细胞恶性转变,但目前其引起恶变的分子机制尚不清楚。

四、LRP 与肿瘤多药耐药的关系

大量研究显示 LRP 与 MDR 之间存在密切的联系,如在多种化学药物耐受的细胞系中发现 LRP 表达水平的上升,包括对多柔比星、米托蒽醌、甲氨蝶呤、表鬼臼毒类、长春新碱、阿糖胞苷以及顺铂等的耐受细胞。但是,目前 LRP 引起肿瘤多药耐药的机制尚未完全清楚。LRP 可能通过两种机制引起 MDR:它可使以细胞核为靶点的药物不能通过核孔进入细胞核,即使进入,也在发生药效前被泵出细胞核外；也可使细胞质中药物进入囊泡，并通过胞吐作用排除细胞核外。无论如何，可以肯定的是，通过检测肿瘤组织中 LRP 的表达情况，对于了解肿瘤 MDR 的情况、肿瘤临床治疗的选择以及观察临床治疗的疗效都具有比较大的参考价值。

第四节 乳腺癌耐药蛋白

一、概述

1998 年，美国三个不同的实验小组相继报道了乳腺癌耐药细胞系中存在一种新的肿瘤耐药相关蛋白，称之为乳腺癌耐药蛋白（breast cancer resistance protein，BCRP），并发现其属于 ABC 超家族的一种。稍后，有人分别从人胎盘组织和耐米托蒽醌的人结肠癌细胞 S1-M1-80 中克隆到 BCRP 基因，因而 BCRP 又分别被称为 ABCP 和 MXR。依据人类基因命名委员会的推荐，这种有 BCRP，MXR，ABCP 多个名称的、与多药耐药相关的 ABC 转运蛋白，被命名为 ABCG2。作为 ABC 家族中最晚发现的、与肿瘤多药耐药密切相关的成员，近年来关于 ABCG2 的结构、分布、功能、作用底物、基因表达、调节及其与肿瘤多药耐药等相关方面的研究逐渐开展起来。

二、ABCG2 的结构与分布

1. ABCG2 的基因定位及其结构

ABCG2 基因定位于 4 号染色体 q22，全长 66 kb，由 16 个外显子和 15 个内含子组成，外显子为 60～332bp 不等。1 号外显子含有大部分非翻译区，翻译始点在 2 号外显子；转录始点上游的 312 bp 序列为启动子；启动子上游存在正调控区及负调控区，其 mRNA 为 2.4 kb 大小，编码 655 个氨基酸，属于 ATP 结合盒转运子超家族中的一员。

2. ABCG2 的蛋白定位及其结构

ABCG2 属于 ABC 转运体蛋白家族中的 G 亚家族，有 655 个氨基酸残基。从分子进化上来看，ABCG2 与 P-gp 或 MRP1 相对较远，而与 ABCC1 则较近。ABCG2 定位于细胞膜上，在 1～400 位残基有一个 ABC 家族特征性的亲水性的基序，但只具有一个 ATP 结合域和一个 6 次跨膜结构的疏水性的羧基端跨膜区，因而与 P-gP 或 MRP1 等其他 ABC 转运体亚家族成员（具有 2 个 ATP 结合域和 2 个 6 次跨膜结构）相比，属于半转运蛋白。此家族中的半转运子一般定位于胞内，全转运子定位于胞膜，但与其他半转运子不同的是，BCRP 虽属半转运子却定位于细胞膜。此蛋白的第 482 位氨基酸是一个重要位置，它可能在第三个跨膜起始点，此位置发生突变会影响其功能。

3. ABCG2 在正常组织中的分布

ABCG2 在人体各个器官和组织中分布广泛,在胎盘、中枢神经系统、肝脏、肾上腺、前列腺睾丸以及子宫中都有很高的表达;在大肠、小肠、胃、肺、肾及胰腺中表达较低;在心脏、骨骼肌、外周血白细胞中没有表达。

三、ABCG2 与肿瘤多药耐药的关系

在多种肿瘤组织中,都可发现 ABCG2 的高表达(图 6-7 展示了用免疫组化的方法检测 ABCG2 在肿瘤组织中的表达)。作为 ABC 家族成员之一,ABCG2 与肿瘤的 MDR 有着密不可分的联系。ABCG2 在肿瘤细胞膜的过表达可能是由于受到特定种类底物的诱导,使其基因扩增和重排而引起肿瘤细胞将 Mx、拓扑替康、SN-38 等多种抗肿瘤药物转运出细胞外,使细胞内药物蓄积减少而产生耐药。过表达 ABCG2 的肿瘤细胞对 Mx 高度耐药,大多数 ABCG2 高表达的细胞系都可由 Mx 诱导,故有人称之为 Mx 耐药蛋白。ABCG2 对拓扑替康和 SN-38 也呈较高程度的耐药,但对顺铂、紫杉醇和长春花碱无特异性耐药。野生型 ABCG2 的第 482 位的精氨酸残基对介导 MDR 十分重要,发生突变将会使其对特定药物的转运功能发生改变。第 487 位为苏氨酸或甘氨酸残基者则称为突变型 ABCG2。用全长 ABCG2 的 cDNA 转染乳腺癌 MCF-7 细胞,可致克隆细胞中 ATP 依赖的罗丹明 123 外排增加、柔红霉素的蓄积和滞留降低,并产生对 Mx、阿霉素和柔红霉素耐药,进一步证实 ABCG2 确实与乳腺癌细胞的多药耐药有关。

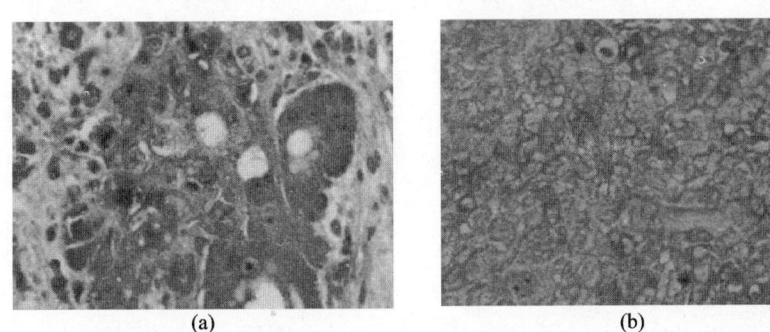

图 6-7 用免疫组织化学的方法检测肿瘤组织中 ABCG2 的表达

注:用福尔马林、石蜡浸泡的组织经抗 ABCG2 抗体 405(1∶2 500)染色。
(a) 绒毛膜癌(200×);(b) 卵黄囊瘤(400×)

第五节 针对 ATP 结合盒蛋白逆转肿瘤多药耐药

由于 ATP 结合盒蛋白是目前研究最为广泛与明确的、与肿瘤多药耐药密切相关的因素,因此基于 ABC 对肿瘤多药耐药逆转的研究也最为广泛。由于在总论的

第四章我们已经对 P-gp 抑制剂作了详细的介绍,在这节就简单对其进行概述。

一、P-糖蛋白抑制剂

由于对 P-gp 的研究已有数十年的历史,其抑制剂也变化了几代,表 6-1 列出了 P-gp 的几代逆转剂。

表 6-1　P-糖蛋白的抑制剂概况

代数	P-gp 抑制剂
第一代	胺碘酮、环孢霉素 A、奎尼丁、奎宁、维拉帕米、硝苯地平、右尼古地平
第二代	PSC 838、VX-710、GG918
第三代	LY475776、LY335979、XR-9576、V-104、R101933、S9788
其他	双硫仑、普朗尼克 L61

目前开发的化学药物 P-gp 逆转剂多数是通过直接与 P-gp 上的药物结合位点竞争性或非竞争性地抑制 P-gp 转运药物来起作用。长期以来人们研究发现化学药物和中草药还可以通过抑制 P-gp 表达或/和功能来逆转肿瘤细胞的 MDR。

1. 第一代抑制剂

第一代抑制剂包括钙离子拮抗剂、钙通道阻滞剂、免疫抑制剂、蛋白激酶 c 抑制剂、抗生素和表面活性剂等,其中以维拉帕米(verapamil)、环孢菌素 A (cyclosporin A)为代表。其机制是和细胞毒药物竞争 P-gp 结合位点,使得细胞毒药物外排减少,保持细胞内较高的杀伤水平。高血清浓度的第一代逆转剂虽然会对 P-gp 产生抑制作用,但是副作用也较大,如高浓度的维拉帕米等钙离子拮抗剂可对心血管产生而严重副作用。虽然动物实验和临床观察发现环孢菌素 A 比维拉帕米有更强的逆转作用、毒副作用较小,但还是由于种种缺陷而严重阻碍了此类药物的临床应用。因此,鉴于第一代 P-gp 的缺陷,高效低毒的 P-gp 抑制剂成为药学家们的主要研究目标。

2. 第二代抑制剂

第二代抑制剂主要有右旋维拉帕米(dexverapamil)、代司朴达(valspodar,PSC 833)和比立考达(biricodar,VX-710)等。与第一代相比,这些药物对 P-gp 的作用均强于第一代,且有半衰期长、毒副作用相对较小等特点。其中 PSC 833 作用比环孢菌素 A 强 10~20 倍、比右旋维拉帕米强 10 倍,既无环孢菌素 A 的免疫抑制作用和肾毒性,又无维拉帕米的心肌毒性,在临床上已与多种化疗药物联合进行了临床试验。

VX-710 和 PSC 833 等是细胞色素 P450 同工酶 3A4 的底物,而许多的抗肿瘤药物既是 P-gp 的底物,又是 P450 3A4 的底物,因此这些逆转剂和与其联用的抗肿瘤药物作为细胞色素 P450 3A4 的共同底物作用时产生竞争,从而产生无法预知的毒副作用。这些药物间相互作用相当复杂,临床上难以确定安全的给药剂量。此外,第二代抑制剂会抑制其他 ABC 转运蛋白超家族的成员,使重要脏器的解毒功能降低。这些缺陷限制了第二代 P-gp 抑制剂的临床应用。

3. 第三代抑制剂

第三代抑制剂包括苯甲酰亚胺衍生物[tariquidar(XR9576)]、环丙基二苯并环庚烷类物质[zosuquidar(LY335979)和 laniquidar(R101933)]和取代二芳基咪唑衍生物(ONT-093)等。这些药物以 XR9576 为代表。这些抑制剂通过直接与 P-gp 结合,使 P-gp 丧失外排药物功能,从而增加细胞内抗肿瘤药物的积聚,逆转 MDR。最显著的优势在于该类逆转剂不是细胞色素 P450 3A4 的底物,因此不会改变与其联用的抗肿瘤药物的药代动力学性质。第三代 P-gp 抑制剂在作用的持续性上远远超过了第一和第二代抑制剂。有研究表明,当耐药细胞脱离 XR9576 作用 22 小时后仍然观察到药泵功能的抑制作用,同样条件下环孢菌素 A 仅仅 60 分钟后其作用就不复存在。且第三代 P-gp 抑制剂不会影响其他类 ABC 转运体家族蛋白的功能,从而最小化了对其他类转运蛋白功能的抑制而带来的副作用。其通过构效关系和组合化学技术来弥补第二代 P-gp 抑制剂的不足。第三代 P-gp 抑制剂具有特异性较高、不影响细胞色素 P450 3A4 的作用等特点,目前正处于临床试验阶段。因此有关 P-gP 抑制剂的开发还有很长的路要走。

4. 其他

近年来研究发现一些新的 P-gp 抑制剂,比如某些中药成分能通过抑制 P-gp 来逆转肿瘤的多药耐药。我们研究组就发现,汉防己甲素与柔红霉素联合使用,对白血病 K562/A02 耐药细胞株 MDR 的逆转作用明显强于单药,其逆转作用可能与 P-gp 密切相关。粉防己碱是千金藤属防己科植物粉防己的根中的主要活性成分,在中国作为解热、镇痛、抗炎药已有几百年的历史。以 MCF27/ADR 和 KVB200 两个细胞株在裸鼠体内的移植瘤模型中的研究表明,粉防己碱具有显著的体内逆转活性。体外逆转活性研究中发现粉防己碱为 2.5 mmol/L 时,能够使 KVB200 细胞对多西他赛和紫杉醇的敏感性增加 10 倍,其通过抑制 P-gp 增加细胞内药物浓度,并在移植瘤模型中显著发挥抗肿瘤作用。

二、针对 MRP 的逆转剂

由于多药耐药相关蛋白有数个成员,因此关于它的逆转剂比较复杂。与 P-糖蛋白逆转剂相比,针对 MRP 的逆转剂不算太多,下面作简要介绍。

1. 抑制 MRP1 蛋白

由于 P-gp 与 MRP1 在结构和功能上具有一定的相似性,所以人们设想,针对 P-gp 的逆转剂也能对 MRP1 起作用,事实上,绝大多数 P-gp 逆转剂对 MRP1 是不活跃的。当然,有少数逆转剂对 P-gp 和 MRP1 都起作用。

为了让读者对 MRP1 的逆转剂有一个更为具体的认识,现在依照它们的结构分类，以期更好地展现 MRP1 逆转剂。

（1）痛固醇(agosterol)及其类似物：痛固醇 A 是一类从海绵中分离出来的天然固醇，它针对 MRP1 逆转肿瘤 MDR 的作用已经被报道。图 6-8 显示了痛固醇及其衍生物的结构。研究表明，痛固醇 A 逆转肿瘤多药耐药的作用还是相当显著的，它可以通过竞争性抑制 LTC4 的转运来抑制 MRP1。痛固醇 A 的光活化类似物是通过光活化痛固醇 A 的 11 位羟基结构与 4 位碳之后用 ^{125}I 和氯胺 T 碘化而成。

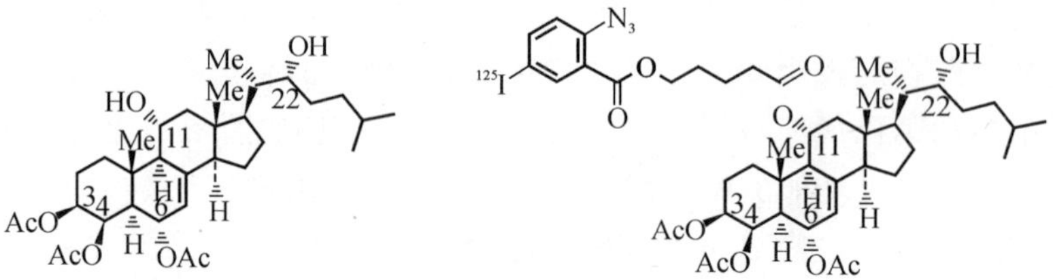

痛固醇A　　　　　　　　　[^{125}I]-11氯胺痛固醇A

图 6-8　痛固醇 A 及其类似物

（2）异搏定的衍生物：钙通道阻滞剂异搏定通常被认为是 P-糖蛋白抑制剂的一种。然而，针对目前逆转肿瘤多药耐药的报道，异搏定在对 MRP1 过度表达的细胞中可以一定程度上使细胞重新恢复对药物的敏感性，但其机制目前仍不太清楚。异搏定通过抑制 LTC4 的转运来抑制 MRP1 的作用十分有限，但在谷胱甘肽(glutathione，GSH)存在的条件下，它的效果可以提高近 20 倍。研究表明，含有硫基的异搏定的衍生物在 GSH 存在的条件下，越是亲脂二噻烷化合物，抑制 LTC4 转运的效果越好。图 6-9 展示了异搏定及其碘化的衍生物的结构。

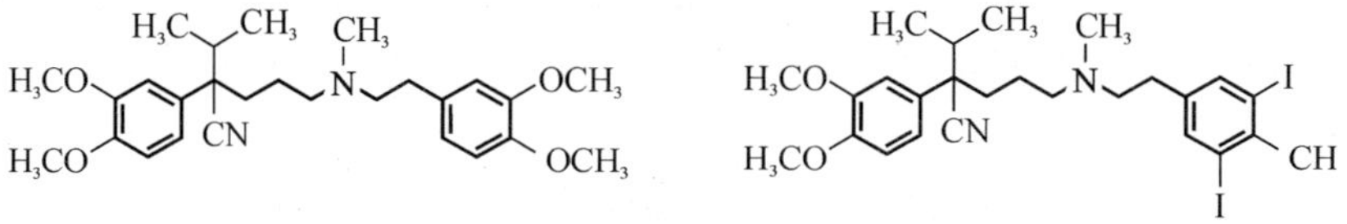

异搏定　　　　　　　　　异搏定碘化的衍生物

图 6-9　异搏定及其碘化的衍生物的结构式

（3）黄酮类衍生物：黄酮（毛地黄黄酮和芹黄素）与黄酮醇（橡黄素、山奈酚和杨梅酮）比异黄酮素和黄烷酮类可以起到更好的作用。黄酮类衍生物是通过作用于 LTC4 或 DNP-SG 而抑制药物流出的活性从而起作用的。

（4）以苯丙噻吩与异噁唑为基础的化合物：对于 MRP1 高表达的肿瘤细胞，苯丙噻吩 LY329146 可以有效逆转 MDR，并发现其逆转作用与抑制 LTC 转运有关。有体内外研究表明异噁唑的三环衍生物能逆转 MRP1 相关的阿霉素诱导的 Hela-T5 细胞的 MDR，而本身没有毒性，并发现是通过抑制 LTC4 的转运来抑制 MRP1

的作用的。同时还发现该衍生物选择性地在作用 HL60/ADR 和 HL60/Vinc 细胞时,对 P-gp 产生抑制作用。

(5)喹唑酮及喹唑酮衍生物:在最开始,喹唑酮被认为是 P-糖蛋白与 MRP1 的共同抑制剂。在最近的一项研究中发现,喹唑酮及喹唑酮衍生物分子可以很好地抑制 MRP1 介导的肿瘤耐药细胞,而喹唑酮有些衍生物只对 MRP1 有特异性的作用。

(6)肽类、假肽类、模拟肽的调制剂:这一类化合物在抑制 MRP1 逆转肿瘤多药耐药过程中起着极其重要的作用。主要包括与结合的 GSH 或游离的 GSH 结合并协同转运药物来逆转肿瘤 MDR。

2. 抑制 MRP2 蛋白

MRP2 的亚结构与 MRP1 的亚结构极为相似。一些不饱和的羟基化合物能够抑制 MRP2,这些化合物包括姜黄色素及其衍生物。也有报道表明,地拉夫定、依法韦仑等可以极大程度上抑制 MRP2。最近的报道表明,苯巴比妥以及格列本脲等都有很好的抑制 MRP2 蛋白的功能。

3. 抑制 MRP3 蛋白

最近的一项研究表明,非核苷类逆转酶抑制剂(NNRTIs)中的地拉夫定和依法韦仑对 MRP3 蛋白具有活跃的功能;核苷类逆转酶抑制剂(NRTIs)中,恩曲他滨比较活跃。但可以肯定的是,它们抑制 MRP3 蛋白的效果比不上抑制 MRP1 的效果。

4. 其他抑制剂

还有其他 MRP 蛋白的抑制剂,列于表 6-2,供读者参考。

表 6-2 MRP 蛋白其他相关抑制剂

MRP4 的抑制剂	MRP5 的抑制剂	MRP6 的抑制剂	MRP7 的抑制剂	MRP8 的抑制剂	MRP9 的抑制剂
丙磺舒 黄吡酮 MK571 敏喘宁 西地那非 双嘧达莫 消炎痛 布洛芬	丙磺舒 黄吡酮 双嘧达莫 敏喘宁 西地那非	暂无	17-β-雌二醇-(17-β-D-葡糖苷酸)	暂无	暂无

综上所述,关于 MRP 蛋白的抑制剂逆转肿瘤多药耐药的研究还是比较多的,逆转药物主要以针对 MRP1 和 MRP2 蛋白为主。相信在不久的将来,不论是逆转剂的数量还是逆转剂的疗效,都可以上一个台阶。

三、针对 LRP 的逆转剂

肺耐药蛋白(LRP)作为核孔复合物的组成部分,能封闭核孔,阻止抗癌药物进入细胞核,同时也可以将已经进入细胞核中的药物重新转运到核外,最终介导肿瘤的多药耐药。所以 LRP 基因可以作为逆转肿瘤耐药的靶点。但目前关于此方面的研究并不是很多。

四、针对 ABCG2 的逆转剂

乳腺癌耐药蛋白(ABCG2/BCRP)在肿瘤多药耐药中起着极其重要的作用,因此针对它的逆转剂研究得也比较深入。通过流式细胞技术、细胞毒性试验、评价上皮细胞的定向转运等,可以评价 BCRP 抑制剂的疗效。下面一一介绍关于 BCRP 抑制剂。

1. 免疫抑制剂

1970 年环孢菌素 A 首先被发现可以作为免疫抑制剂。环孢菌素 A 通常被认为是 P-糖蛋白的抑制剂,但最近几年研究发现,环孢菌素 A 也可以抑制 BCRP,因此它在 BCRP 中的作用逐渐被人们所认识,在诸多免疫抑制剂中它对 BCRP 的作用最强。诸多研究表明,环孢菌素 A 可以无选择性地抑制 P-gp、BCRP、MRP1 等。

其他的一些免疫抑制剂他克莫司、西罗莫司(分子结构式见图 6-10)等,都对 BCRP 有着良好的抑制作用。环孢菌素 A、他克莫司、西罗莫司这三种免疫抑制剂都能在很大程度上抑制 PhA(一种 BCRP 的亚型)。

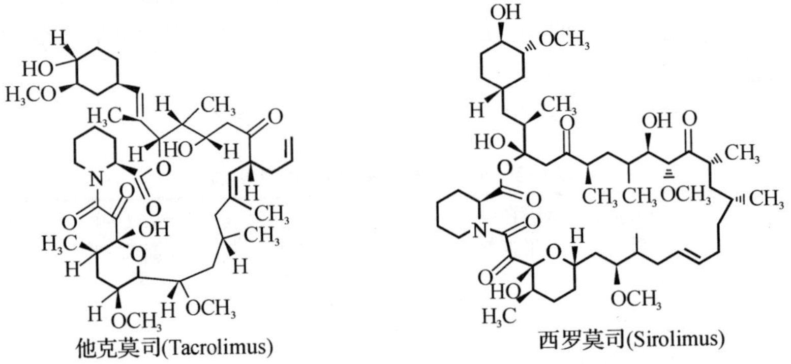

图 6-10 他克莫司与西罗莫司的分子结构式

2. 抗 HIV 药物作为 BCRP 的调制剂

有趣的是,抗 HIV 药物能够抑制 BCRP,目前已经发现多种抗 HIV 药物能够抑制 BCRP,比如洛匹那韦、奈非那韦、齐多夫定、依法韦仑、地拉夫定(分子结构式见图 6-11)等。

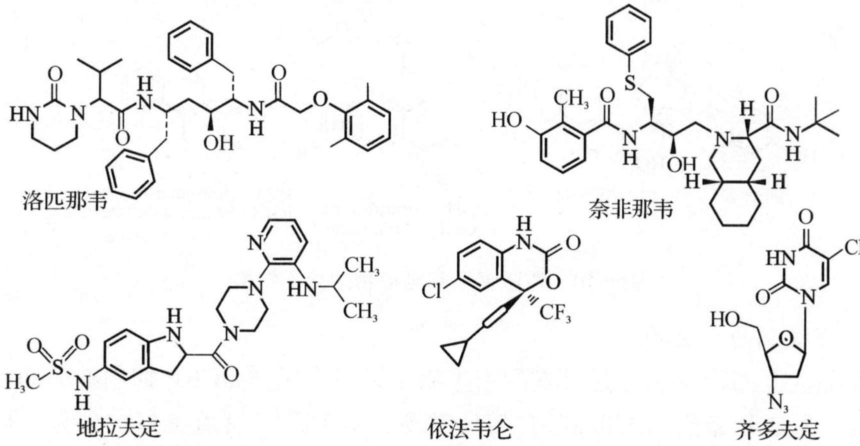

洛匹那韦、奈非那韦

地拉夫定　依法韦仑　齐多夫定

图 6-11　洛匹那韦、奈非那韦、地拉夫定、依法韦仑与齐多夫定的分子结构式

3. 酪氨酸激酶和蛋白激酶的抑制剂作为 BCRP 的抑制剂

蛋白激酶在细胞信号转导中起着重要的作用，它被认为是抗肿瘤药物的一个重要靶点。酪氨酸激酶(TKIs)是研究最为广泛的 BCRP 抑制剂，它能够很好地抑制 BCRP；蛋白激酶C(PKC)抑制剂目前研究也较为广泛，蛋白激酶抑制剂及其衍生物同样可以抑制 BCRP，目前有些药物已经进入临床研究。

4. 黄酮及其衍生物抑制 BCRP

图 6-12 显示了目前正研究的、可以抑制 BCRP 的一些自然的和人工合成的黄酮类衍生物。

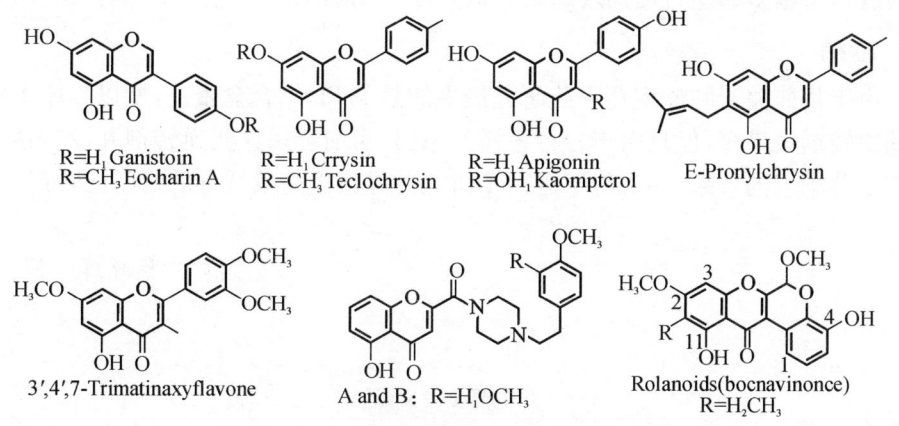

R=H, Ganistoin　R=H, Crrysin　R=H, Apigonin
R=CH₃ Eocharin A　R=CH₃ Teclochrysin　R=OH, Kaomptcrol　E-Pronylchrysin

3′,4′,7-Trimatinaxyflavone　A and B：R=H,OCH₃　Rolanoids(bocnavinonce)
R=H₂CH₃

图 6-12　一些黄酮类衍生物的分子结构式

5. 雌激素

研究表明，一些雌激素也可以抑制 BCRP，从而达到逆转肿瘤 MDR 的效果。雌激素及其类似物的分子结构式见图 6-13。

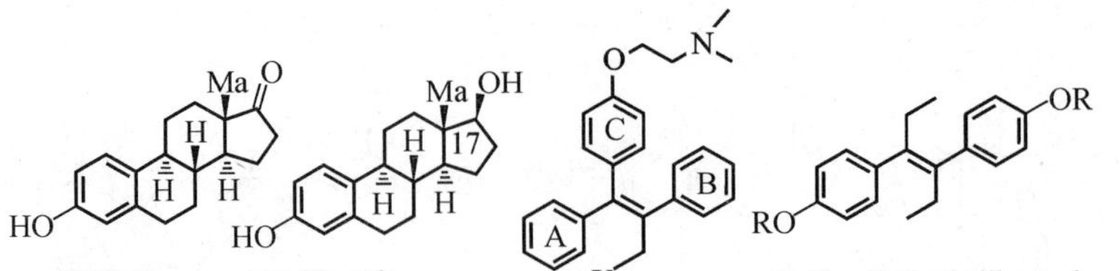

雌激素　　17β-雌二醇　　X-H：toreminfene X-Cl：toremifene　　R-H：dietinylstilbestrol R-CO.Et dietinylstilbestrol dipropionate

图 6-13　雌激素及其类似物的分子结构

6. 吖啶酮的衍生物

依克立达(GF120918)是吖啶酮衍生物中第一个用作 BCRP 抑制剂的药物，最初它被认为是 P-糖蛋白的抑制剂，随后发现它对 BCRP 有着良好的效果。同时，依克立达对拓扑异构酶 I 抑制剂、喜树碱等有着良好的耐受作用。

7. 烟曲霉毒素 C(fumitremorgin C,FTC)及其类似物

Rabindran 等人首先研究发现，霉菌毒素 FTC 能有效逆转对米托蒽醌(mitoxantrone,MX)、阿霉素、拓扑替康耐药的高表达 ABCG2 的肿瘤细胞株的多药耐药，并且这种逆转作用是具有 ABCG2 特异性的，很有可能是由于具有共同的二维耐药结构所导致的竞争性抑制作用，但由于它的神经毒而不能运用到临床上。后来，Allen 等对 FTC 类似物 Ko143 进行了相关研究，发现它具有更强的逆转作用和较低的毒副作用。

总的来说，关于乳腺癌耐药蛋白抑制剂的研究还是相当多的，相信在不久的将来会有越来越多的逆转剂涌现出来并最终运用于临床。

五、总结

由于目前关于肿瘤多药耐药研究最多的是 ATP 结合盒蛋白，所以临床上针对它的逆转剂也最多，但是由于各种各样的原因，目前看来这些逆转剂并没有达到令我们十分满意的效果，还有待于进一步研究并寻找出高效低毒的耐药逆转剂。

（陈润哲　蔡晓辉　傅　蓉）

主要参考文献

[1] Borst P, Elferink RO. Mammalian ABC transporters in health and disease. Annu Rev Biochem, 2002, 71: 537 - 592.

[2] Dean M, Hamon Y, Chimini G. The human ATP-binding cassette(ABC) transporter superfamily. J Lipid Res, 2001, 42(7): 1007 - 1017.

[3] Gottesman MM, Fojo T, Bates SE. Multidrug resistance in cancer role of ATP-dependent

transporters. Nat Rev Cancer, 2002, 2(1): 48-58.

[4] Schinkel AH, Jonker JW. Mammalian drug efflux transporters of the ATP binding cassette (ABC)family: an overview. Adv Drug Deliv Rev, 2003, 55(1): 3-29.

[5] Wijnholds J. Drug resistance caused by multidrug resistance-associated proteins. Novartis Found Symp, 2002, 243: 69-79.

[6] Bunting KD. ABC transporters as phenotypic markers and functional regulators of stem cells. Stem Cells, 2002, 20(1): 11-20.

[7] Benderra Z, Faussat AM, Sayada L, et al. Breast cancer resistance protein and P-glycoprotein in 149 adult acute myeloid leukemias. Clin Cancer Res, 2004, 10(23): 7896-7902.

[8] Kim DH, Lee NY, Sung WJ, et al. Multidrug resistance as a potential prognostic indicator in acute myeloid leukemia with normal karyotypes. Acta Haematol, 2005, 114(2): 78-83.

[9] Yeh JJ, Hsu NY, Hsff WH, et al. Comparison of chemotherapy response with P-glycoprotein, multidrug resistance-related protein-1, and lung resistance-related protein expression in untreated small cell lung cancer. Lung, 2005, 183(3): 177-183.

[10] Szakacs G, Paterson JK, Ludwig JA, et al. Targeting multidrug resistance in cancer. Nat Rev Drug Discov, 2006, 5: 219-234.

[11] Higgins CF. Multiple molecular mechanisms for multidrug resistance transporters. Nature, 2007, 446: 749-757.

[12] Juliano RL, Ling V. A surface glycoprotein modulating drug permeability in Chinese hamster ovary cell mutants. Biochim Biophys Acta, 1976, 455: 152-162.

[13] Gottesman MM, Ling V. The molecular basis of multidrug resistance in cancer: The early years of P-glycoprotein research. FEBS Lett, 2006, 580: 998-1009.

[14] Loo TW, Clarke DM. Recent progress in understanding the mechanism of P-glycoprotein-mediated drug efflux. J Membr Biol, 2005, 206: 173-185.

[15] Vaalburg W, Hendrikse NH, Elsinga PH, et al. P-glycoprotein activity and biological response. Toxicol Appl Pharmacol, 2005, 207: 257-260.

[16] Chinn LW, Kroetz DL. ABCB1 pharmacogenetics: Progress, pitfalls, and promise. Clin Pharmacol Ther, 2007, 81: 265-269.

[17] Hennessy M, Spiers JP. A primer on the mechanics of P-glycoprotein the multidrug transporter. Pharmacol Res, 2007, 55: 1-15.

[18] Callaghan R, Crowley E, Potter S, et al. P-glycoprotein: So many ways to turn it on. J Clin Pharmacol, 2008, 48: 365-378.

[19] Lin T, Islam O, Heese K. ABC transporters, neural stem cells and neurogenesis-A different perspective. Cell Res, 2008, 16: 857-871.

[20] Sarkadi B, Homolya L, Szakaca G, et al. Human multidrug resistance ABCB and ABCG transporters: Participation in a chemo-immunity defense system. Physiol Rev, 2008, 86(4): 1179-1236.

[21] Huang Y, Sadee W. Membrane transporters and channels in chemoresistance and sensitivity

of tumor cells. Cancer Lett, 2006, 239: 168-182.

[22] Van Helvoort A, Smith AJ, Sprong H, et al. MDR1 P-glycoprotein is a lipid translocase of broad specificity, while MDR3 P-glycoprotein specifically translocates phosphatidylcholine. Cell, 1996, 87: 507-517.

[23] Chen CJ, Clark D, Ueda K, et al. Genomic organization of the human multidrug resistance (MDR1) gene and origin of P-glycoproteins. J Biol Chem, 1990, 265: 506-514.

[24] Cole SP, Bhardwaj G, Gerlach JH, et al. Overexpression of a transporter gene in a multidrug-resistant human lung cancer cell line. Science, 1992, 258: 1650-1654.

[25] Bakos E, Hegedus T, Hollo Z, et al. Membrane topology and glycosylation of the human multidrug resistance-associated protein. J Biol Chem, 1996, 271: 12322-12326.

[26] Frelet A, Klein M. Insight in eukaryotic ABC transporter function by mutation analysis. FEBS Lett, 2006, 580: 1064-1084.

[27] Deeley RG, Westlake C, Cole SP. Transmembrane transport of endo-and xenobiotics by mammalian ATP-binding cassette multidrug resistance proteins. Physiol Rev, 2006, 86: 849-899.

[28] Westlake CJ, Cole SP, Deeley RG. Role of the NH 2-terminal membrane spanning domain of multidrug resistance protein 1/ P-glycoprotein 1 in protein processing and trafficking. Mol Biol Cell, 2005, 16: 2483-2492.

[29] Dalla-Torre CA, de Toledo SR, Yoshimoto M, et al. Expression of major vault protein gene in osteosarcoma patients. J Orthop Res, 2007, 25(7): 958-963.

[30] Kowalski MP, Dubouix-Bourandy A, Bajmoczi M, et al. Host resistance to lung infection mediated by major vault protein in epithelial cells. Science, 2007, 317(5834): 130-132.

[31] Mesehini S, Macra M, Calcabrini A, et al. Role of the lung resistance-related protein (LRP)in the drug sensitivity of cultured tumor cells. Toxicol in Vitro, 2002, 16(4): 389-398.

[32] Durdux M, Grunwald D, Gautier T, et al. Fluorescence-based assessment of LRP activity: a comparative study. Anticancer Res, 2004, 24(2B): 725-732.

[33] Herlevsen M, Oxford G, Owens CR, et al. Depletion of major vault protein increases doxorubicin sensitivity and nuclear actcumulation and disrupts its sequestration in lysosomes. Mol Cancer Ther, 2007, 6(6): 1804-1813.

[34] Komdeur R, Klunder J, van der Graaf WT, et al. Multidrug resistance proteins in rhabdomyosarcomas: comparison between children and adults. Cancer, 2003, 97(8): 1999-2005.

[35] Baer MR, George SL, Dodge RK, et al. Phase 3 study of the multidrug resistance modulator PSC-833 in previously untreated patients 60 years of age and older with acute myeloid leukemia: Cancer and Leukemia Group B Study 9720. Blood, 2002, 100: 1224-1232.

[36] Agrawal M, Abraham J, Balis FM, et al. Increased 99mTc-sestamibi accumulation in normal liver and drug-resistant tumors after the administration of the glycoprotein inhibitor,

XR9576. Clin Cancer Res, 2003, 9: 650-656.

[37] Cole SP, Bhardwaj G, Gerlach JH, et al. Overexpression of a transporter gene in a multidrug-resistant human lung cancer cell line. Science, 1992, 258(5088): 1650-1654.

[38] Kruh GD, Zeng H, Rea PA, et al. MRP subfamily transporters and resistance to anticancer agents. J Bioenerg Biomembr, 2001, 33: 493-501.

[39] Legrand O, Simonin G, Beauchamp-Nicoud A, et al. Simultaneous activity of MRP1 and P-gp is correlated with in vitro resistance to daunorubicin and with in vivo resistance in adult acute myeloid leukemia. Blood, 1999, 94(3): 1046-1056.

[40] Leonard GD, Fojo T, Bates SE. The role of ABC transporters in clinical practice. Oncologist, 2003, 8: 411-424.

[41] Ee PL, Kamalakaran S, Tonetti D, et al. Identification of a novel estrogen response element in the breast cancer resistance protein (ABCG2) gene. Cancer Res, 2004, 64: 1247-1251.

[42] Krishnamurthy P, Ross DD, Nakanishi T, et al. The stem cell marker BCRP/ABCG2 enhances hypoxic cell survival through interactions with heme. J Biol Chem, 2004, 279: 24218-24225.

[43] Szatmari I, Vamosi G, Brazda P, et al. Peroxisome proliferator-activated receptor gamma-regulated ABCG2 expression confers cytoprotection to human dendritic cells. J Biol Chem, 2006, 281: 23812-23823.

[44] Imai Y, Ishikawa E, Asada S, et al. Estrogen-mediated post transcriptional down-regulation of breast cancer resistance protein/ABCG2. Cancer Res, 2005, 65: 596-604.

[45] Wang H, Zhou L, Gupta A, et al. Regulation of BCRP/ABCG2 expression by progesterone and 17β estradiol in human placental BeWo cells. Am J Physiol Endocrinol Metab, 2006, 290: 798-807.

[46] Yasuda S, Itagaki S, Hirano T, et al. Effects of sex hormones on regulation of ABCG2 expression in the placental cell line BeWo. J Pharm Pharm Sci, 2006, 9: 133-139.

[47] Jonker JW, Merino G, Musters S, et al. The breast cancer resistance protein BCRP (ABCG2) concentrates drugs and carcinogenic xenotoxins into milk. Nat Med, 2005, 11: 127-129.

[48] To KK, Zhan Z, Bates SE. Aberrant promoter methylation of the ABCG2 gene in renal carcinoma. Mol Cell Biol, 2006, 26: 8572-8585.

[49] Turner JG, Gump JL, Zhang C, et al. ABCG2 expression, function and promoter methylation in human multiple myeloma. Blood, 2006, 108: 3881-3889.

[50] Gottesman MM. How cancer cells evade chemotherapy: Sixteenth Richard and Hinda Rosenthal Foundation Award Lecture. Cancer Res, 1993, 53: 747-754.

[51] Tsuruo T, Iida H, Tsukagoshi S, et al. Overcoming of vincristine resistance in P388 leukemia in vivo and in vitro through enhanced cytotoxicity of vincristine and vinblastine by verapamil. Cancer Res, 1981, 41: 967-972.

[52] Cano-Gauci DF, Riordan JR. Action of calcium antagonists on multidrug resistant cells. Specifi c cytotoxicity independent of increased cancer drug accumulation. Biochem Pharmacol, 1987, 36: 2115 - 2123.

[53] Silbermann MH, Boersma AW, Janssen AL, et al. Effects of cyclosporin A and verapamil on the intracellular daunorubicin accumulation in Chinese hamster ovary cells with increasing levels of drug-resistance. Int J Cancer, 1989, 44: 722 - 726.

[54] Versantvoort CH, Broxterman HJ, Bagrij T, et al. Regulation by glutathione of drug transport in multidrug-resistant human lung tumour cell lines overexpressing multidrug resistance-associated protein. Br J Cancer, 1995, 72: 82 - 89.

[55] Lautier D, Canitrot Y, Deeley RG, et al Multidrug resistance mediated by the multidrug resistance protein (MRP) gene. Biochem Pharmacol, 1996, 52: 967 - 977.

[56] Deeley RG, Cole SP. Substrate recognition and transport by multidrug resistance protein 1 (ABCC1). FEBS Lett, 2006, 580: 1103 - 1111.

[57] Leslie EM, Deeley RG, Cole SP. Toxicological relevance of the multidrug resistance protein 1, MRP1 (ABCC1) and related transporters. Toxicology, 2001, 167 : 3 - 23.

[58] Yang XX, Hu ZP, Xu AL, et al. A mechanistic study on reduced toxicity of irinotecan by coadministered thalidomide, a tumor necrosis factor-alpha inhibitor. J Pharmacol Exp Ther, 2006, 319: 82 - 104.

[59] Doyle LA, Yang W, Abruzzo LV, et al. A multidrug resistance transporter from human MCF-7 breast cancer cells. Proc Natl Acad Sci USA, 1998, 95 : 15665 - 15670.

[60] Sarkadi B, Ozvegy-Laczka C, Nemet K, et al. ABCG2 — A transporter for all seasons. FEBS Lett, 2004, 567: 116 - 120.

[61] Volk EL, Schneider E. Wild-type breast cancer resistance protein (BCRP/ABCG2) is a methotrexate polyglutamate transporter. Cancer Res, 2003, 63: 5538 - 5543.

[62] Staud F, Pavek P. Breast cancer resistance protein (BCRP/ABCG2). Int J Biochem Cell Biol, 2005, 37 : 720 - 725.

[63] Maliepaard M, van Gastelen MA, Tohgo A, et al. Circumvention of breast cancer resistance protein (BCRP)-mediated resistance to camptothecins in vitro using non-substrate drugs or the BCRP inhibitor GF120918. Clin Cancer Res, 2001, 7: 935 - 941.

[64] Leslie EM, Deeley RG, Cole SP. Multidrug resistance proteins: Role of P-glycoprotein, MRP1, MRP2 and BCRP (ABCG2) in tissue defense. Toxicol Appl Pharmacol, 2005, 204: 216 - 237.

[65] de Vries NA, Zhao J, Kroon E, et al. P-glycoprotein and breast cancer resistance protein: Two dominant transporters working together in limiting the brain penetration of topotecan. Clin Cancer Res, 2007, 13: 6440 - 6449.

[66] Honjo Y, Hrycyna CA, Yan QW, et al. Acquired mutations in the MXR/BCRP/ABCP gene alter substrate specifi city in MXR/BCRP/ABCP-over expressing cells. Cancer Res, 2001, 61: 6635 - 6639.

[67] Norman BH, Dantzig AH, Kroin JS, et al. Reversal of resistance in multidrug resistance protein (MRP1)-overexpressing cells by LY329146. Bioorg Med Chem Lett, 1999, 9(23): 3381-3386.

[68] Norman BH, Lander PA, Gruber JM, et al. Cyclohexyl-linked tricyclic isoxazoles are potent and selective modulators of the multidrug resistance protein (MRP1). Bioorg Med Chem Lett, 2005, 15(24): 5526-5530.

[69] Hardwick LJ, Velamakanni S, van Veen HW. The emerging pharmacotherapeutic significance of the breast cancer resistance protein (ABCG2). Br J Pharmacol, 2007, 151(2): 163-174.

[70] Boumendjel A, Boutonnat J, Robert J. ABC transporters and multidrug resistance. Hoboken: John Wiley & Sons, Inc, 2009.

[71] Zhou J. Multi-drug resistance in cancer. Humana Press, 2010.

第七章
谷胱甘肽及其相关酶系统与肿瘤多药耐药

细胞内谷胱甘肽(glutathione，GSH)和谷胱甘肽转移酶(GST, glutathione transferase)水平和活性的升高是肿瘤细胞发生多药耐药的又一重要机制。研究表明,多种有或无 P-糖蛋白和 MRP 等表达的肿瘤 MDR 细胞中均有 GSH/GST 的改变。还原型 GSH 为 γ-谷氨酸-半胱氨酸-甘氨酸构成的三肽,是哺乳动物细胞中主要的非蛋白巯基。GSH 通过自行或经谷胱甘肽-S-转移酶(GSTs)催化过氧化氢和过氧化酯质,在细胞解毒、抗损伤等过程中发挥着重要的作用。在 GSH 存在的情况下,GST 可以发挥以下几种功能:① 催化亲电子性底物与 GSH 或谷氨酰半胱氨酰甘氨酸结合;② 催化亲脂性底物氧化或使其与亲脂性配体结合而转变为急性衍生物,易于转运或失去活性;③ 催化 GSH 过氧化,使脂质或核酸氢的过氧化物失去毒性;④ 通过 GSH 促进 DNA 的修复。

GSH(分子结构式见图 7-1)及其相关酶类 GST(三级结构见图 7-2)等对化疗药物的解毒作用是恶性肿瘤化疗耐药形成的主要原因之一。GSH 含量增多,GST 活性增强,一方面使药物极性增加失去毒性;另一方面 GSH 与药物偶联,更易被转运出细胞,从而使细胞表现出 MDR 表型。GSH/GST 主要介导肿瘤 MDR 细胞对马法兰、cisplatin 及蒽环类药物的耐药。

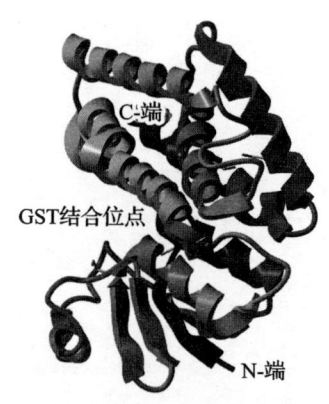

图 7-1 谷胱甘肽(GSH)的分子结构式　　图 7-2 谷胱甘肽转移酶(GST)的三级结构

第七章 谷胱甘肽及其相关酶系统与肿瘤多药耐药

第一节 GSH 及其相关酶系统

GSH 解毒系统由 GSH 和多种酶组成,包括 γ-谷氨酰转肽酶(γ-GT)、谷胱甘肽合成酶(GS)、谷胱甘肽过氧化酶(GPX)、谷胱甘肽还原酶(GR)等等,其中研究较多的是谷胱甘肽-S-转移酶(GSTs)和 γ-谷氨酰半胱氨酸合成酶(γ-GCS)。

一、谷胱甘肽-S-转移酶

谷胱甘肽-S-转移酶(GSTs)广泛分布于哺乳动物各组织,是一个具有多种功能的 II 相代谢酶家族。GSTs 是细胞抗损伤、抗癌变的重要解毒系统,不仅可作为肿瘤转化的生化标志,而且其表达水平的改变可能与肿瘤化疗耐药有关。研究表明,多种耐药肿瘤细胞均伴有 GSTs 的高表达。

1. 分类

GSTs 按其分布的不同可分为细胞质型和细胞膜结合型两大类共 7 种基因家族,分别为存在于细胞液中的 α、μ、θ、π、ω、σ 及结合于胞膜的微粒体 GST,每种之间又可根据个别氨基酸的微小差别分为不同亚型。微粒体 GST 与细胞液同工酶没有明显的同源性,不同细胞质型 GST 之间有 40% 的同源性。

细胞质 GSTs 均以二聚体形式存在,其活性部分含有谷胱甘肽结合点(G 点)和底物结合点(H 点)。GST-π 是谷胱甘肽转移酶基因家族成员之一,也是目前研究较透彻、与肿瘤耐药关系最密切的一类 GSTs。其基因定位于 11 号染色体,有 4621 个碱基,包括 5' 端的 1200 个碱基和 3' 旁侧区的 200 个碱基。GST-π 基因有 7 个外显子和 6 个内含子,编码 209 个氨基酸。

2. 功能

(1) GSTs 能催化还原型 GSH 分子中的巯基攻击亲电子物质的亲电中心产生与一种硫醚连接的还原型谷胱甘肽结合物(GSSG 结合物),使其水溶性增加,毒性减低,易于分泌和排泄。大部分致癌物质和抗肿瘤药物如烷化剂、蒽环类、铂类化合物都为亲电子物质。

(2) GSTs 具有非酶促配体结合能力,作为配基介导许多内源性疏水分子如血红素、激素、胆红素等的转运。

因此,GSH 和 GST 的作用具有两面性,即:一方面能提高机体的解毒、抗氧化能力而降低肿瘤的发生;另一方面也增强了癌细胞对抗肿瘤药物的代谢与转运能力,使细胞产生抗药性。

二、γ-谷氨酰半胱氨酸合成酶

γ-谷氨酰半胱氨酸合成酶(γ-GCS)是 GSH 生物合成的限速酶,它是由一条重链(γ-GCSh,73kDa)和一条轻链(γ-GCSl,28kDa)组成的异二聚体。γ-GCSh 为催化亚基,决定了全酶的催化活性;γ-GCSl 为调节亚基,可通过影响 γ-GCSh 与底物的亲合能力调节 γ-GCSh 及全酶的催化活性。谷氨酸半胱氨酸合成酶的活性在很大程度上影响细胞内 GSH 水平,因而常作为研究 GSH 及其介导的肿瘤耐药现象的一个重要指标。研究结果已证实,顺铂、烷化剂、蒽环类抗生素等抗癌药物可上调多种肿瘤细胞内 GSH 水平及 γ-GCSh 的表达,同时伴随有肿瘤细胞耐药性的升高。应用 γ-GCSh 抑制剂丁硫氨酸亚砜胺(BSO),可使某些肿瘤耐药细胞株胞内 GSH 浓度大幅下降,逆转肿瘤耐药性。但由于 BSO 较大的毒副作用且较易形成耐受,目前其多用于体外实验,难以应用于临床。因而寻找新的安全有效的 γ-GCSh 抑制剂已成为临床逆转 GSH 介导的肿瘤耐药的关键。

第二节 GSH 与多药耐药相关蛋白

前一章已经对多药耐药相关蛋白(multidrug resistance-associated protein, MRP)与肿瘤的多药耐药相关性作过具体论述,这里主要谈谈 MRP 的转运功能及与 GSH 耐药的关系。

一、多药耐药相关蛋白的转运功能

多药耐药相关蛋白是 ABC 家族成员之一,它的生物学功能主要有:① 参与细胞内外多种复合物的转运;② 作为转谷胱甘肽-S-共轭物(glutathione S-conjugate, GS-X)转运泵参与物质转运;MRP 是 GS-X 转运泵,转运共轭的有机阴离子;③ 调整细胞内的物质分布;④ MRP 与细胞的解毒、氧化应激反应、炎症反应以及内分泌等密切相关,在机体受到有害物质侵袭时,它可以起到保护作用。

二、GSH 与 MRP 在肿瘤多药耐药中的关系

GSH、GSH 合成酶 γ-GCS(γ-谷氨酰胺半胱氨酸合成酶)、GST 与 MRP 共同构成了一个连续的系统。一系列研究表明,GSH 与 MRP 在介导细胞多药耐药中有着相互联系与密切配合。Zhang 等认为,γ-GCS 作为 GSH 合成的限速酶,其表达水平的升高将导致细胞内 GSH 含量的增多;GSH 可以与抗肿瘤药物结合,降低药物的毒性,增加药物的水溶性;GST 催化药物与 GSH 结合,是整个反应的关键一步,细胞内 GST 水平升高和活性增强可大大增加细胞对药物的解毒功能;MRP 是整个环节的最后一步,它将药物与 GSH 的偶联物主动排出细胞,完成细胞多药耐药的过程。

MRP 与最具代表性的人 GST 同工酶在对化疗药物耐药方面有一系列协同作用,具体见表 7-1 所示。

表 7-1　MRP 与 GST 同工酶对化疗药物耐药情况

共同表达	耐药性
GSTP1-1，MRP1 与 γ-GCS	依他尼酸,依托泊苷,瘤可宁,长春新碱和阿霉素
GSTP1-1 和 MRP1	依托泊苷
GSTP1-1 和 MRP1	瘤可宁
GSTP1-1 和 MRP2	瘤可宁
GSTP1-1 和 MRP1	长春新碱

第三节　谷胱甘肽-S-转移酶-π 与肿瘤多药耐药

在谷胱甘肽-S-转移酶(GSTs)的 5 种胞质同工酶中,发现谷胱甘肽-S-转移酶-π(GST-π)与恶性肿瘤的关系最为密切,因此本节主要论述谷胱甘肽-S-转移酶-π 与肿瘤多药耐药的关系。

一、GST-π 的结构和分布

GST-π 基因含 7 个外显子和 6 个内含子,其蛋白由 2 个多肽亚基折叠形成,相对分子质量为 $80×10^3$。各亚基分别由 209 个氨基酸组成,均可形成 2 个结构域。N-端结构域由 80 个氨基酸形成 1 个 β-折叠和 3 股 α-螺旋,构成谷胱甘肽(GSH)结合位点,此位点含一个酪氨酸残基,其-OH 可与 GSH 的硫醇化阴离子形成氢键,在催化反应中起重要作用。C-端结构域可形成 5～6 股 α-螺旋,是亲电物质的结合位点。

GST-π 主要分布于胎盘、肺、消化系统上皮等,属于Ⅱ相代谢酶系,主要参与细胞的解毒功能,可催化体内有害极性化合物与 GSH 结合,或通过非酶结合方式将体内各种潜在毒性化学物质、致癌剂和亲脂性化合物等排出体外,从而清除毒性物质、致癌物质,以保护 DNA 的稳定性。

二、GST-π 与 MDR

诸多肿瘤细胞株和肿瘤组织均过度表达 GST-π,目前认为它可能具备直接解毒功能或间接通过 MAPK 通路抑制细胞凋亡,从而参与肿瘤 MDR 的发生。GST-π 可降低抗肿瘤药物的细胞毒作用,使肿瘤细胞产生耐药性。

其具体机制主要包括:① 催化 GSH 与各种内外源性底物(包括各种抗肿瘤药物)结合,增加后者的水溶性以加速药物排量,由此降低细胞内的药物浓度,从而引发 MDR。② 清除蒽环类药物等所产生的自由基,以此减轻细胞损伤。③ 将抗肿瘤药物产生的有毒过氧化物催化为低毒醇类物质。④ 直接与抗肿瘤药物结合,以降低其活性。⑤ 通过蛋白间相互作用抑制 JNK1 和凋亡信号调节激酶 1,进而调控 MAPK 通路,由此抑制细胞凋亡,从而造成 MDR。

三、GST-π 的检测手段

目前，GST-π 的基本检测项目和技术包括：

1. GST-π 基因的检测

主要有核酸分子杂交、RT-PCR 等。其中 RT-PCR 具有省时省力、高效、敏感性高、特异性强、可定量检测等优点，故较多采用此法。

2. GST-π 蛋白表达和功能的检测

前者主要采用免疫印迹法和免疫组化法，但所需样本量较大，因此临床较少应用；后者主要采用流式细胞术。

第四节 逆转由 GST 介导的肿瘤多药耐药

肿瘤 MDR 是肿瘤化疗失败的主要原因，因此阻断 MDR，从一定程度来说可以达到治疗甚至根除肿瘤的目的。目前，逆转 GST 介导的肿瘤多药耐药是国内外研究的热点。GST 抑制剂能有效增强肿瘤细胞对抗肿瘤药物的敏感性，提高肿瘤药物的化疗指数。

一、GSTs 的抑制剂

为逆转肿瘤的多药耐药，寻找能够抑制 GST 的分子作为抗肿瘤药物成为当前的首要任务。

第一个被用作抗肿瘤药物的 GST 抑制剂是依他尼酸（分子结构式见图 7-3），由于它首先被用作利尿剂，因此又被称为利尿酸。它可以直接作用于 GST 的底物结合位点，阻断其发挥作用，或与 GSH 的硫醇基发生 Michael 加成反应以清除体内 GSH，由此抑制 GST 的活性。虽然依他尼酸被认为是 GST 同工酶的底物，但它同样也是这些同工酶的抑制剂，并可增强肿瘤细胞敏感性，对烷化剂如美法伦、卡莫司汀、丝裂霉素 C 等产生细胞毒效应。然而，一系列副作用诸如尿量明显增多等，限制了依他尼酸在临床上的应用。

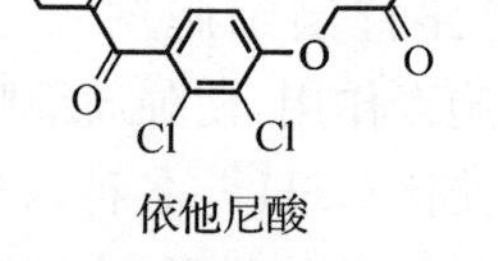

依他尼酸

图 7-3　依他尼酸的分子结构式

更为特异性的 GSTs 抑制剂是 GSH-模拟肽，它们与 GSH 有着极高的相似性。这些化合物中最著名的就是 TER199（TLK199）。TER199 是一多肽类小分子 GSH 类似物，可特异性抑制 GST，增强诸多抗肿瘤药物对不同肿瘤细胞系的毒性。

另外一些比较有名的药物如丁硫氨酸亚砜胺(BSO),它可通过抑制 GSH 合成从而逆转肿瘤 MDR。与 BSO 作用机制相似的药物包括硝基咪唑类、维生素 K_3、扑热息痛、硒酸钠等。

二、不被 ABC 转运蛋白识别的 GSTs 抑制剂

在肿瘤细胞中多种抗肿瘤药物会被 ABC 转运蛋白转运出细胞,因此,如果一种药物能够抑制耐药相关蛋白的功能,那么将会逆转肿瘤的耐药性。据报道,γ-谷氨酰半胱氨酸肽结合脲烷等电子体能够有效地与 MRP1 抑制剂竞争,因而,在不久的将来,它或许可以用来作为 MRP 抑制剂的支持物。

相关实验证明,使用一类不是 ABC 转运体底物的抗肿瘤药物(即不能被 ABC 转运蛋白识别),或者提高药物聚集速率,也可以在一定程度上逆转多药耐药。比如,亲脂性的蒽环霉素类似物在对化疗产生耐药且 P-gp 阳性的急性髓系白血病细胞中具有极高的释放速率,使得其耐药在一定程度上得以逆转。

三、前体药物

GST 活化型前药利用了 GST 尤其是 GST-π 的催化活性,使自身活化成为细胞毒物质。主要包括一类 GST 活化型烷化生成剂,这些 GST 活化型烷化生成剂能释放具有细胞毒性的一氧化氮,这些化合物中的一部分在临床试验中具有较为理想的效果,目前正处于治疗特殊类型晚期肿瘤的临床试验中。

(刘 平 傅 蓉)

主要参考文献

[1] Zhang K, Mack P, Wong KP. Glutathione-related mechanisms in cellular resistance to anticancer drugs. Int J Oncol, 1998, 12(4):871-882.

[2] Townsend DM, Tew KD. The role of glutathione-S-transferase in anti-cancer drug resistance. Oncogene, 2003, 22(47):7369-7375.

[3] Sau A, Pellizzari-Tregno F, Valentino F, et al. Glutathione transferases and development of new principles to overcome drug resistance. Arch Biochem Biophys, 2000, 500(2):116-122.

[4] Fojo T, Bates S. Strategies for reversing drug resistance. Oncogene, 2003, 22:7512-7523.

[5] Keppler D, Leier I, Jedlitschky G, et al. ATP-dependent transport of glutathione S-conjugates by the multidrug resistance protein MRP1 and its apical isoform MRP2. Chem biol Interact,1998, 24:111-112.

[6] Homolya L, Váradi A, Sarkadi B. Multidrug resistance-associated proteins:Export pumps

[7] Keppler D. Export pumps for glutathione S-conjugates. Free Radic Biol Med, 1999, 27(9-10): 985-991.

[8] Suzuki H, Sugiyama Y. Excretion of GSSG and glutathione conjugates mediated by MRP1 and cMOAT/MRP2. Semin Liver Dis, 1998, 18(4): 359-376.

[9] Jedlitschky G, Keppler D. Transport of leukotriene C4 and structurally related conjugates. Vitam Horm, 2002, 64: 153-184.

[10] König J, Nies AT, Cui Y, et al. Conjugate export pumps of the multidrug resistance protein (MRP) family: localization, substrate specificity, and MRP2-mediated drug resistance. Biochim Biophys Acta, 1999, 1461(2): 377-394.

[11] Akita H, Suzuki H, Hirohashi T, et al. Transport activity of human MRP3 expressed in Sf9 cells: comparative studies with rat MRP3. Pharm Res, 2002, 19(1): 34-41.

[12] Barnouin K, Leier I, Jedlitschky G, et al. Multidrug resistance protein-mediated transport of chlorambucil and melphalan conjugated to glutathione. Br J Cancer, 1998, 77: 201-209.

[13] Borst P, Evers R, Kool M, et al. A family of drug transporters: the multidrug resistance-associated proteins. J Natl Cancer Inst, 2000, 92: 1295-1302.

[14] Borst P, de Wolf C, van de Wetering K. Multidrug resistance-associated proteins 3, 4, and 5. Pflügers Arch, 2007, 453(5): 661-673.

[15] McGarry DJ, Wolf CR, Henderson CJ. Removal notice to "non-catalytic mechanisms involved in glutathione S-transferase Pi mediated cytoprotection". Toxicology, 2012, 302(2-3): 321.

[16] Qazi SS, Osoria Pérez A, Sam M, et al. Glutathione transferase P1 interacts strongly with the inner leaflet of the plasma membrane. Drug Metab Dispos., 2011, 39(7): 1122-1126.

[17] Mohn C, Häcker HG, Hilger RA, et al. Defining the role of MRP-mediated efflux and glutathione in detoxification of oxaliplatin. Pharmazie. 2013, 68(7): 622-627.

[18] Lan T, Wang XR, Zeng QY. Structural and functional evolution of positively selected sites in pine glutathione S-transferase enzyme family. J Biol Chem. 2013, 288(34): 24441-24451.

[19] 王慧群.谷胱甘肽 S-转移酶-π 与肿瘤多药耐药的研究进展.胃肠病学,2010,15(12):755-757.

[20] 蒋轶,李运曼.谷胱甘肽及其相关酶系统与肿瘤多药耐药的关系.中国临床药理学与治疗学,2005,10(10):1086-1091.

[21] 李映良,金先庆.谷胱甘肽-S-转移酶与肿瘤多药耐药.儿科药学杂志,2007,13(4):70-73.

[22] 冯丹,刘云鹏.GST-π 与恶性肿瘤多药耐药的研究进展.肿瘤防治杂志,2004,11(6):663-665.

第八章

拓扑异构酶与肿瘤多药耐药

DNA 拓扑异构酶(topoisomerase，Topo)是一种在生物体中广泛存在的能够调节核酸空间结构动态变化并控制核酸生理功能的关键酶。它的作用涉及核酸代谢的许多方面，包括 DNA 的复制转录、染色体分离、染色体配对、染色体结构的浓缩、DNA 损伤修复以及基因的表达等。

拓扑异构酶有 Ⅰ 和 Ⅱ 两种类型，简称 Topo Ⅰ 和 Topo Ⅱ。拓扑异构酶广泛存在于各类生物种群中，包括病毒、原生动物、真菌、植物、昆虫、两栖类、鸟类及哺乳动物等。Topo Ⅰ 是喜树碱的靶分子，与肿瘤细胞对喜树碱的耐药性有关；Topo Ⅱ 则与多种肿瘤的多药耐药有密切关系。本章主要就两种拓扑异构酶、它们与肿瘤多药耐药的关系及逆转展开论述。

第一节 拓扑异构酶Ⅰ与肿瘤耐药

一、拓扑异构酶Ⅰ

Topo Ⅰ 最早于 1971 年由 Wang 首先从细菌中发现并分离出来，其相对分子质量为 $(90\sim135)\times10^3$。人的 Topo Ⅰ 是由 20 号染色体上单拷贝基因编码的分子量为 100 kDa 的蛋白质。Topo Ⅰ 与 DNA 底物结合后，能使 DNA 发生单链断裂，同时酶与 DNA 共价形成可使复合物断裂。酶通过在断裂单链上的过渡，重新连接断裂的 DNA。整个 Topo Ⅰ 的催化过程不需要 ATP 供能，生理浓度的 ATP 甚至可以抑制 Topo Ⅰ 的活性，而另一方面 Topo Ⅰ 可被多价阳离子，如组蛋白、多聚胺等活化。拓扑异构酶Ⅰ的作用方式如图 8-1 所示。

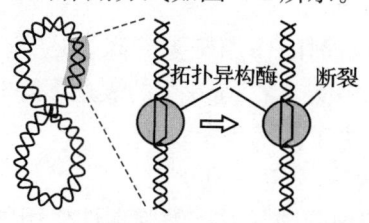

图 8-1 拓扑异构酶Ⅰ作用示意图

Topo Ⅰ催化 DNA 的单链断裂-再接过程大致如下：

1. Topo Ⅰ识别并以非共价键与 DNA 分子结合。

2. 结合后由于构象的改变暴露出 Topo Ⅰ的活性位点，通过转酯化作用，Topo Ⅰ活性位点上的酪氨酸残基与 DNA 3'端的磷酸基团形成磷酸二酯键，同时伴随 DNA 骨架上磷酸二酯键的断裂。另一条链沿着 DNA 的轴心旋转，通过缺口。

3. 最后，由于构象的再次改变而切断的 DNA 单链的两断端，重新以磷酸二酯键连接起来，同时 Topo Ⅰ与 DNA 分离，该过程称为链的再接。

DNA 的单链断裂-再接不断地重复从而完成超螺旋 DNA 的解旋，为 DNA 的复制和转录做准备。

二、拓扑异构酶Ⅰ抑制剂

基于对 Topo Ⅰ在细胞内关键作用的认识，它已成为抗肿瘤的重要靶点。凡是以 Topo Ⅰ为靶点的抑制剂统称为 Topo Ⅰ抑制剂。肿瘤组织细胞中 Topo Ⅰ表达增高是 Topo Ⅰ抑制剂应用于肿瘤治疗的理论根据。在正常组织中 Topo Ⅰ的含量是相当稳定的，即使是在增殖期细胞内，Topo Ⅰ的含量也不超过静止期的两倍，而在肿瘤组织中 Topo Ⅰ水平明显升高。

Topo Ⅰ抑制剂引起细胞毒性作用的机制有以下几种：① DNA 的单链断裂转化成双链断裂，这是引起细胞死亡的主要原因；② Topo Ⅰ活性的抑制，使细胞不能进行正常的生理活动，从而抑制细胞的生长或杀死细胞；③ 凋亡诱导作用，DNA-Topo Ⅰ复合物的形成导致细胞凋亡。

三、肿瘤细胞对 Topo Ⅰ抑制剂耐药的机制

Topo Ⅰ抑制剂虽然用于临床时间不是很长，但已经发现多种肿瘤细胞对 Topo Ⅰ抑制剂产生耐药，一部分是原药耐药，但大部分是获得性耐药。根据已有研究，肿瘤的对 Topo Ⅰ抑制剂的耐药机制主要如下：

1. Topo Ⅰ的基因突变

Topo Ⅰ基因突变是肿瘤细胞对 Topo Ⅰ抑制剂耐药的主要原因。基因突变导致表达出来的 Topo Ⅰ蛋白结构突变，酶的活性下降，进而产生耐药现象，但由于基因突变可以发生在不同的位点，因此肿瘤细胞耐药的程度会有所不同。

2. Topo Ⅰ的表达下降

Topo Ⅰ是 Topo Ⅰ抑制剂的作用靶点。高表达 Topo Ⅰ蛋白的肿瘤细胞对 Topo Ⅰ抑制剂敏感，反之亦然。当 Topo Ⅰ的表达下降时，肿瘤细胞对 Topo Ⅰ抑制剂敏感性降低，因此就产生了耐药现象。

3. 细胞内 Topo Ⅰ抑制剂含量的减少

Topo Ⅰ抑制剂进入到细胞内是发挥细胞毒性作用的前提条件，影响 Topo Ⅰ

抑制剂的转运,使细胞内 Topo Ⅰ 抑制剂减少,也是肿瘤耐药的机制之一。

4. 细胞修复能力提高

Topo Ⅰ 与 DNA 的修复能力密切相关,可能 Topo Ⅰ 抑制剂作用于肿瘤细胞后,使 Topo Ⅰ 影响肿瘤细胞内 DNA 的修复,从而产生耐药现象。

四、对 Topo Ⅰ 抑制剂的改进

如前所言,肿瘤细胞会对 Topo Ⅰ 抑制剂产生耐药现象。其中比较重要的耐药机制就有细胞内 Topo Ⅰ 抑制剂含量不足,因此对 Topo Ⅰ 抑制剂的改进显得尤为重要。目前正在进行研究的 Topo Ⅰ 抑制剂可分为喜树碱(camptothecin,CPT)类化合物和非喜树碱类化合物(non-camptothecin Topo Ⅰ inhibitors)。

CPT 类化合物的作用机制是掺入 Topo Ⅰ 作用过程中,与 DNA 形成的"可切割复合物"(cleavable complex),阻碍 DNA 链的闭合,导致细胞 DNA 单链断裂(single strand breaks, SSBs)。但这种 SSBs 对细胞来说并不是致死性的,当可切割复合物与正在进行复制的 DNA 复制叉相遇时,会继发性地造成不可逆的 DNA 双链断裂(double-strand breaks, DSBs),最终引起细胞凋亡。因此,S 期细胞对 CPT 类化合物特别敏感。另外,CPT 稳定的可切割复合物也作用于 RNA 聚合酶的转录过程,抑制 RNA 的合成,与 DNA 模板链形成不可逆的 SSBs,并在启动子区域引起少量 DSBs。

对喜树碱类 Topo Ⅰ 抑制剂的改进主要如下:① 增加溶解度。② 增加内酯环的稳定性:增加内酯环的稳定性对于增加 CPT 的抗肿瘤活性具有重要的意义。③ 提高药物进入肿瘤细胞的速度和增加药物在细胞内蓄积的浓度。当药物浓度降低以后,形成的可切割复合物会很快被逆转。如果药物能迅速进入细胞并且在细胞内维持比较高的浓度,就可以避免因为药物浓度过低而造成的 Topo Ⅰ-DNA 复合物的解体,从而提高抗肿瘤的活性。④ 增加 Topo Ⅰ-DNA 可切割复合物的稳定性。⑤ 延长药物作用时间。

将 CPT 与一些保护性大分子相偶联或形成多聚体,可以减缓药物活性的释放,从而达到延长药物作用时间的效果。

第二节 拓扑异构酶Ⅱ与肿瘤耐药

1976 年,Gellert 等发现了与 Topo Ⅰ 功能相反、催化松弛的 DNA 形成负超螺旋结构的大肠杆菌拓扑酶Ⅱ。1981 年从 Hela 细胞核中获得了人的拓扑异构酶Ⅱ。随后的研究发现,拓扑异构酶Ⅱ与肿瘤的多药耐药密切相关,科学家们对 Topo Ⅱ 与肿瘤 MDR 的关系展开了深入研究。

一、拓扑异构酶 II

DNA Topo II 又称回旋酶(gyrase)，是与细菌 DNA 回旋酶具有同源的同型二聚体蛋白。Topo II 有两种同工酶：Topo II α 和 Topo II β，分子量分别为 170kD 和 180kD。Topo II β 氨基酸虽然与 Topo II α 有高度同源性，并有相似的酶促活性，但在 C 末端区域却有很大差别。

1. Topo II 的功能

当 Topo II 经过一段完整的 DNA 螺旋结构时，能使分裂的 DNA 螺旋中产生双链断裂，改变核酸的局部状态，控制核酸的生理功能。

在 Topo II 的功能活动中，Topo II 首先与 DNA 底物非共价结合，切断双链并解开螺旋，继而，在二价阳离子 Mg^{2+}、Mn^{2+} 及 ATP 的辅助作用下，Topo II 发生构型转换并将断裂的 DNA 双链重新连接起来。当 ATP 水解后，Topo II 又恢复其最初的酶活性。Topo II 能引起染色体有丝分裂和成熟分裂，维持染色体结构，还能引起 DNA 复制、转录和重组，参与转导姐妹染色体互换等生物过程，是真核生物细胞生存不可缺少的关键酶。

2. Topo II 的分布

Topo II α 存在于核浆，位于增殖细胞中，蛋白水平存在明显的细胞周期特异性，表现为 G_1 期较低，S 期开始升高，G_2-M 期达顶峰。Topo II β 几乎全部存在于核仁中，并广泛存在于几乎所有细胞中，在整个细胞周期中保持相对稳定，无明显细胞周期特异性。Topo II α 在小鼠增生组织如骨髓、脾脏中表达较高，Topo II β 在小鼠非增生组织中广泛表达。

二、Topo II 抑制剂及其作用机制

由于肿瘤细胞具有快速增殖的特性，其 Topo II 的含量及活性远远高于正常体细胞，因此抑制 Topo II 活性能起到阻止肿瘤细胞快速生长增殖，进而杀死肿瘤细胞的作用。真核生物的 DNA Topo II 已成为特异性抗肿瘤药物的靶点，以其为靶点的药物被统称为 Topo II 抑制剂。

临床上 Topo II 抑制剂根据作用方式不同，可分为两类：

1. 嵌合性药物(intercalating agents)

嵌合类药物是以分子结构中的平面部分，如类似嘌呤或嘧啶碱基的多环结构嵌入到 Topo II 与 DNA 结合部位的双链之间，从而干扰酶 DNA 断端重新连接的反应并使 DNA 损伤，导致细胞死亡。代表药物有胺吖啶(amsacrine)、放线菌素 D、蒽环类、蒽醌类等。

2. 非嵌合性药物(non-intercalating agents)

该药物作用模式尚不清楚，可能直接与 Topo II 结合或仅作用于 DNA 的一条链以影响酶的功能，代表药物包括鬼臼噻吩甙(VM26)、鬼臼乙叉甙(VP-16)。

Topo Ⅱ抑制剂抗肿瘤活性不仅在于抑制酶活性本身,更主要的是与其特异性影响DNA断裂复合物的稳定性,致使DNA断裂增加,阻止断裂后的修复有关。其结果可引起姐妹染色体交换增加,染色体畸变或激发细胞内一系列可导致细胞死亡的生化过程如凋亡,以杀死肿瘤细胞。细胞内Topo Ⅱ表达水平越高,对抗癌药敏感性则越高。

三、肿瘤细胞对Topo Ⅱ抑制剂多药耐药产生的机制

由Topo Ⅱ介导的耐药细胞由于无MDR基因扩增和过表达,因此被称之为非典型MDR,引起非典型MDR的抗癌药物主要是Topo Ⅱ抑制剂。

Topo Ⅱ介导的MDR形成,在许多细胞株的所谓非典型MDR实验研究中已得到证实,它是以细胞内药物积聚障碍和对所有抗Topo Ⅱ药物交叉耐药为特征的。Topo Ⅱ发生改变,可导致以其为靶点的药物诱导的DNA稳定断裂复合物形成减少,DNA双链断裂减少,从而使肿瘤细胞产生耐药性。Topo Ⅱ介导的多药耐药又称为非经典耐药,其中的机制主要表现为以下几个方面:

1. Topo Ⅱ活性或含量改变

许多非典型MDR细胞系包括SCLC细胞系,其Topo Ⅱ活性和表达下降2~4倍时,就可明显引起Topo Ⅱ介导的DNA断裂下降。对许多不同组织学和形态学特征的肺癌细胞系的研究发现,Topo Ⅱ表达量下降与药物敏感性下降有关。缺氧和葡萄糖缺乏的环境会诱导细胞Topo Ⅱ表达下降。总之,Topo Ⅱ介导的非典型MDR细胞发生了Topo Ⅱ量和质的改变,酶水平的降低导致DNA断裂减少和细胞毒性降低。

2. 耐药细胞相关基因重排和异常转录

基因突变改变了酶对抗癌药物的敏感性,表现为Topo Ⅱ活性降低,形成药物-酶-DNA复合物的能力减低。可观察到鬼臼毒类药物耐药的细胞株由于活性位点突变,引起该酶活性完全丧失和MDR。

3. Topo Ⅱ磷酸化作用

Topo Ⅱ的高磷酸化与其催化活性及易解离复合物形成呈负相关。胺吖啶和VP-16耐药的白血病细胞株均可观察到Topo Ⅱ磷酸化而引起的活性下降。Topo Ⅱ磷酸化作用既能提高Topo Ⅱ活性,又能减少药物对酶与DNA分裂复合物稳定性能力。酪蛋白激酶、蛋白激酶C对酶活性均有刺激作用。

4. Topo Ⅱ结构的改变

许多Topo Ⅱ抑制剂本身即为致突变剂,在耐药细胞筛选过程中,Topo Ⅱ很容易发生突变导致耐药。细胞发生耐药时,Topo Ⅱ主要在接近于核苷酸结合的同源序列或活性的酪氨酸附近发生突变,提示这些区域对于逆转耐药具有重要意义。

5. DNA 损伤与细胞毒作用

药物诱导分裂复合物形成而引起的 DNA 损伤对 Topo Ⅱ 抑制剂的细胞毒作用有影响。某些引起 DNA 损伤的转录因子与药物耐药有关，如 c-Fos、c-Jun 水平的增加和活化蛋白-1 活性的减少均能引起耐药。但 Topo Ⅱ 介导的 DNA 损伤和细胞死亡过程的机制仍不清楚，需进一步研究。

四、Topo Ⅱ 与耐药逆转剂

1. 以 Topo Ⅱ 为靶点的逆转剂

Topo Ⅱ 为作用靶点的逆转剂，能稳定 Topo Ⅱ 和 DNA 形成的复合物，抑制 DNA 的复制，从而导致细胞死亡。文献报道，当白血病细胞对 Topo Ⅰ 抑制剂发生耐药时，对 Topo Ⅱ 抑制剂的敏感性增加，反之亦然，此即所谓侧路敏感性。因此，同时应用两种 Topo 抑制剂不仅可以清除敏感的肿瘤细胞，还可以防止肿瘤细胞对 Topo 抑制剂产生耐药性。这类逆转剂能够稳定 Topo Ⅱ 和 DNA 形成的复合物，抑制 DNA 复制，从而导致细胞凋亡。主要包括喜树碱类（camptothecin）衍生物，其中两种水溶性衍生物拓扑特肯（topotecan，TPT）、伊立替康（innotecan，CPT11）和另外一种非水溶性衍生物 9-氨基喜树碱（9-aminocamoptothecin，9-AC）活性较高。有些喜树碱类衍生物及其代谢物还可与 P-gp 相互作用，也具有逆转耐药性作用。

2. DNA 修复相关酶活性抑制剂与 Topo Ⅱ

以 DNA 为靶点的化疗药物，如果受损 DNA 得到快速修复，则可逃避其杀伤而引起耐药。目前针对此耐药机制的逆转剂有阿非迪霉素、链脲霉素、C-fos、XR11576 及 BNP1350。阿非迪霉素是 DNA 聚合酶抑制剂，可通过阻止受损 DNA 的修复而起逆转作用。C-fos 可使参与 DNA 修复的 dTMP 合成酶、DNA 聚合酶、Topo Ⅱ 等表达下降，从而阻断 DNA 的修复。BNP1350 也是新发现的 Topo Ⅱ 的抑制剂，有广泛抗瘤效应，可明显降低细胞因 P-gp、多药耐药相关蛋白、肺耐药相关蛋白过表达而产生的对多种药物的耐药。

3. 逆转肿瘤 MDR 的中药与 Topo Ⅱ

我国传统的中药砒霜，化学名三氧化二砷，发现有逆转 MDR 的作用，且毒副作用小，逆转作用明显。有实验表明三氧化二砷可通过增加 Topo Ⅱ β 表达与降低 P-gp 高表达来诱导耐药细胞凋亡。

（陈润哲　刘　平　傅　蓉）

主要参考文献

[1] Garcia CR, Supko JG. Current perspectives onthe clinical experience, pharmacology, and continued development of the camptothecins. Clin Cancer Res, 2002, 8(3): 641-661.

[2] Wang JC. Cellular roles of DNA topoisomerases: a molecular perspective. Nat Rev Mol Cell Biol, 2002, 3(6): 430-440.

[3] Pizzolato JF, Saltz LB. The camptotheeins. Lancet, 2003, 361(9376): 2235-2242.

[4] Bakshi RP, Galande S, Muniyappa K. Functional and regulatory characteristics of eukaryotic type II DNA topoisomerase. Crit Rev Biochem Mol Biol, 2001, 36(1): 1-37.

[5] Liu D, Huang CL, Kameyama K, et al. Topoisomerase II alpha gene expression is regulated by the p53 tumor suppressor gene in nonsmall cell lung carcinoma patients. Cancer, 2002, 94(8): 2239-2247.

[6] Rebucci M, Michiels C. Molecular aspects of cancer cell resistance to chemotherapy. Biochem Pharmacol, 2013, 85(9): 1219-1226.

[7] 胡静,钱晓萍,刘宝瑞等.拓扑异构酶与肿瘤多药耐药及耐药逆转.国外医学肿瘤学分册,2005,32(2):110-113.

[8] 郭亚青,彭诗东.拓扑异构酶Ⅱ与头颈肿瘤化疗的研究进展.内蒙古医学院学报,2005,27(6):33-35.

[9] 邓亚春,姜藻.拓扑异构酶Ⅱ与肿瘤化疗.东南大学学报(医学版),2005,24(4):284-287.

[10] 王剑大,施作霖,陈梓甫.DNA拓扑异构酶Ⅰ与肿瘤化疗.福建医科大学学报,2001,35(1):97-99.

第九章

蛋白激酶 C 与肿瘤多药耐药

1994 年，Laredo 等在两组不同生物学特点的急性粒细胞白血病（AML）细胞株（阿霉素耐药细胞株及其传代细胞系）中发现它们对阿霉素耐药的机制与 P-糖蛋白无关，但加入蛋白激酶抑制剂 Staurosprine(ST)后可以使阿霉素的细胞毒性增加 2~3 倍，由此得出，蛋白激酶 C(protein kinase C, PKC)活性增强也是一种细胞耐药机制。本章主要针对蛋白激酶 C 的多药耐药机制以及将其作为逆转耐药的靶点进行药物研发展开论述。

第一节 蛋白激酶 C 各个亚型与肿瘤的关系

蛋白激酶 C(protein kinase C, PKC)是存在于细胞浆内由钙活化的磷脂依赖性丝氨酸/苏氨酸蛋白激酶。它包括 12 种亚型，是细胞内信号传递的重要介质。根据它们对 Ca^{2+}、DAG 的依赖性，可分为经典型 PKC（conventional PKCs, cPKCs）、新型 PKC(novel PKCs, nPKCs)及非典型 PKC(atypical PKCs, aPKCs)三大类。该系列物质广泛分布于肌体各器官、组织和细胞。作为细胞内信号传递中的关键分子之一，它对于细胞的生长起着调控作用。目前研究表明，PKC 可能参与肿瘤发生、发展、转移、凋亡和多药耐药等过程的信号传递，在多种肿瘤细胞组织中已发现 PKC 含量增加。

PKC 有多种同工酶，主要催化丝氨酸或苏氨酸的磷酸化。其同工酶具有 Ca^{2+}/磷脂依赖性，由两个不同的功能部位组成——磷脂、甘油二酯和佛波酯疏水结合的疏水性调节部位，和 ATP 底物蛋白结合的亲水性催化部位或活性中心。调节部位可以通过关闭催化部位来灭活 PKC，磷脂、Ca^{2+} 和佛波酯通过与调节部位结合使其构象改变，从而使 PKC 激活。

目前认为，PKC 与肿瘤细胞多药耐药相关，其不同亚型在不同的 MDR 细胞中的表达具有差异性。研究耐药细胞系中 PKC 亚型的表达及功能，对于揭示肿瘤细胞多药耐药的发生机制具有重要意义。下面详细介绍与肿瘤多药耐药密切相关的几种 PKC 亚型。

一、PKCα

PKCα 与肿瘤细胞的增殖、细胞周期调控及侵袭转移密切相关。研究表明，PKCα 在包括肠细胞、胰腺细胞和乳腺细胞等多种细胞中均表现出抗增殖的作用。

在 PKC 各亚型中，PKCα 与多药耐药性的关系最为密切，是 MDR 表型的主要调节剂，在许多耐药细胞系中均发现 PKCα 的水平升高至 30 倍。Liu 等研究发现在转染 PKCα 的肾癌细胞中，MDR1 的表达含量明显高于对照组细胞，并且 PKC 抑制剂能够通过下调 MDR1 的表达逆转肾癌细胞的多药耐药性。Frankel 等的最新研究发现，PKCα 与人乳腺癌细胞抗肿瘤激素类药物耐药性有关，实验结果表明雌激素类药物耐药的乳腺癌细胞均高表达 PKCα，而 PKCα 敲除的耐 tamoxifen 乳腺癌细胞株表现出与亲本细胞株 MCF-7 相似的 tamoxifen 敏感性。

二、PKCβ

PKCβ 参与肿瘤细胞的增殖、侵袭和血管生成等多个环节。早期研究表明，PKC 在介导 VEGF 诱导的血管生成中发挥着重要的作用，包括 PKCβ 在内的几种 PKC 亚型能够随着 VEGFR 的激活而激活。近年的研究进一步证实 PKCβ 通过 ERK 激活和 Rb 高度磷酸化介导 VEGF 诱导的内皮细胞增殖。小鼠角膜移植模型的研究表明，PKCβ 敲除的小鼠与野生型小鼠相比在缺氧诱导条件下角膜的新生血管生成较少，而过表达 PKCβⅡ 的小鼠在缺氧诱导条件下新生血管生成明显增加。这一研究结果提示我们一个新的治疗策略——PKC 可作为抗血管生成的靶点。

三、PKCδ

早期研究发现，PKCδ 在多种细胞中表现出抗增殖作用。但也有研究报道抑制 PKCδ 的活性或借助 PMA 诱导细胞 PKCδ 耗竭，均能引起细胞呈现恶性转化的表型。新近研究结果显示，促进肿瘤形成的 SHH 信号通路及非经典的 Wnt 信号通路均依赖于 PKCδ 的激活，这一报道提示了 PKCδ 在肿瘤中的作用要比预想的更为复杂。有学者推测，PKCδ 作为生长调节分子所起到的双重作用与其 Tyr 磷酸化状态有关。PKCδ 在细胞周期调控中的作用也十分复杂，它在不同的细胞周期中被激活会引发不同的反应。

PKCδ 与细胞自噬也有一定的关系。研究发现，在胰腺癌细胞中，PKCδ 的抑制可引起细胞的生长抑制和细胞自噬。

四、PKCε

研究表明，多种 PKCε 高表达的细胞均显示出过度增殖及锚定非依赖性生长。早期研究表明 PKCε 亚型可与 P-gp 发生免疫共沉淀反应，随后有研究证明 PKCε 可上调耐药基因而引起 P-gp 高表达。

五、PKCζ

PKCζ 是最早作为 PKC 唯一的同工酶被发现的，PKCζ 在肿瘤细胞的趋化作用中发挥重要作用。PKCζ 可以通过调节肌动蛋白聚合和细胞黏附而参与非小细胞肺癌的趋化作用，这提示 PKCζ 是抗肺癌转移的治疗靶点。

六、PKCι

作为第一个被鉴定为人的致癌基因的 PKC 激酶，PKCι 具有促进肿瘤形成、提高侵袭能力并诱导化疗耐药性的功能。PKCι 表达缺陷的转基因鼠则对致癌物质诱导和 Par6 介导的肿瘤发生具有一定的抵抗性。

蛋白激酶 C 各个亚型在人肿瘤中的分布如表 9-1 所示。

表 9-1 蛋白激酶 C 的各个亚型在人肿瘤中的分布

PKC 亚型	肿瘤类型	表达	相关性
经典型			
α	膀胱	增加	与肿瘤等级相关
	脑	降低	与细胞分化程度相关
	脑	增加	与肿瘤等级相关
	乳腺	降低	与肿瘤等级相关
	卵巢	降低	与肿瘤等级相关
	肾	降低	未知
	结肠	降低	未知
	T 淋巴细胞白血病	降低	未知
β	膀胱	降低	与肿瘤等级相关
	结肠	降低	未知
	前列腺	降低	与肿瘤早期发展有关
	T 淋巴细胞白血病	降低	未知
	黑色素瘤	降低	未知
βⅠ	膀胱	降低	与肿瘤等级相关
βⅡ	膀胱	降低	与肿瘤等级相关
	结肠	降低	与肿瘤等级相关
	弥漫大 B 细胞淋巴瘤	增加	与预后差相关

续表

PKC 亚型	肿瘤类型	表达	相关性
新型			
δ	膀胱	降低	与肿瘤等级相关
	脑	降低	与肿瘤等级相关
	结肠	增加	未知
	鳞状细胞癌	降低	未知
ε	膀胱	增加	与肿瘤等级相关
	脑	增加	与肿瘤等级相关
	乳腺	增加	与肿瘤等级、不良存活率、雌激素受体负相关有关
	结肠	降低	未知
	前列腺	增加	与肿瘤早期发展有关
	甲状腺	降低	未知
η	乳腺	降低	与肿瘤等级、MDR 基因的表达有关
	结肠	降低	与细胞分化程度有关
	肾	增加	与肿瘤等级相关
θ	胃肠间质瘤	增加	与肿瘤表面标志物有关

第二节 蛋白激酶 C 与肿瘤的多药耐药

PKC 几乎参与所有 MDR 机制的调节。P-gp 是催化 PKC 磷酸化的底物，P-gp 磷酸化后可被激活，现已在 P-gp 肽链上找到了 PKC 的作用位点。PKC 也可使 MRP、LRP、GST 和 Topo 磷酸化，分别增强它们的活性。

一、PKC 与肿瘤 MDR 的关系

为了研究 PKC 与肿瘤 MDR 的关系，人们从多个角度进行了实验研究，结果从几方面提示 PKC 活化与 MDR 紧密相关。以下几点均提示 PKC 的活化与肿瘤 MDR 密切相关：① PKC 活性和水平在多种 MDR 细胞系中均有提高，而且 PKC 活性的增加与细胞的耐药性成正比；② 用 PKC 选择性激活剂如佛波酯或转基因的方法提高 PKC 水平，可诱导肿瘤细胞对细胞毒性的耐受；③ 用 PKC 抑制剂如十字孢碱(staurosporine，SP)或 H7，可减弱化疗药物诱导的 MDR；④ PKC 可磷酸化 MDR 细胞的 P-gp，从而影响细胞内药物浓度的调节。

二、PKC 在肿瘤 MDR 中的作用机制

PKC 在肿瘤 MDR 中的作用机制尚未研究清楚，PKC 可能通过以下两种机制参与肿瘤的多药耐药：① PKC 通过其底物 P170 的磷酸化进而调节其转运功能；② PKC 可能参与了细胞核内某些基因转录的调节。PKC 通过磷酸化 P-gp 来调节 MDR 表型这一观点一直占主导地位。PKC 将 P-gp 的 3 个丝氨酸位点磷酸化，可提高药物转运泵对细胞毒药物的亲和力，但 PKC 活化 P-gp 可能不是直接作用，而可能通过磷酸化 PKC 其他底物，间接影响 P-gp 功能和表达，并且使 PKC 下调，降低 P-gp 的磷酸化水平，却不影响 P-gp 的功能。这些结果显示，PKC 介导的 P-gp 磷酸化在功能上可能是多余的。这样 PKC 可能通过调节 P-gp 的上游如 MDR1 基因的转录来调节 MDR 表型，即 PKC 依赖的信号传导参与调节某些细胞 MDR 基因表达，但底物和分子机制仍不明了。

三、问题及争论

MDR 研究主要建立在实验基础上，尚不知与临床的关联性有多大，很少有研究建立在天然耐药肿瘤上，包括一些致命性恶性肿瘤。体外耐药研究中一个主要障碍是大多可利用的肿瘤细胞系是混合细胞群，含有多相基因型和不同的化疗敏感性，而且即使应用同一种细胞株，也有许多研究结果相矛盾。另外，由于 PKC 亚型的异质性，有必要对各种肿瘤组织进行研究。MDR 是一种组织、器官乃至人体现象，不能孤立地从细胞及分子水平研究它，需要从整体观念出发来研究。

总之，PKC 作为多种肿瘤发生发展及产生多药耐药的关键因素，吸引了医药界众多研究的目光。现在基本形成了一种研究思路，即通过调节 PKC 治疗肿瘤，克服肿瘤多药耐药。通过研究，已经有多个药物被发现对 PKC 存在调节作用，并通过该调节作用加速癌细胞的凋亡，或增加其对于抗癌药物的敏感性。这些研究都为寻找高效、低毒的治疗肿瘤新药物提供了新的研究靶点。

第三节 PKC 抑制剂及逆转肿瘤的多药耐药

鉴于 PKC 参与了肿瘤发展的多个环节，研究人员开发了多种 PKC 抑制剂，可分以下 7 类：① ATP 的竞争性抑制剂，如新型孢菌素及其衍生物、吲哚咔巴唑和 Balanol 等；② 双底物抑制剂，如磺胺和磺酰苯甲酰衍生物、单吲哚马来酰胺衍生物和腺苷-5'-端羧酸肽衍生物；③ C2 区抑制剂，包括鞘脂类和 PKC 的转位抑制剂；④ 异唑酮；⑤ 假底物肽抑制剂，如 N-端豆蔻酰化、豆蔻酰化 PKC20-28 和 PXI14-22 等；⑥ C1 区抑制剂；⑦ 反义寡核苷酸抑制剂，如 P-S 寡核苷酸和 2-MOE 寡核苷酸。而根据化合物是否与 ATP 竞争 PKC 的 ATP 结合位点，可粗略分为 ATP 竞争性

抑制剂和非ATP竞争性抑制剂。近年来,寻找新的PKC抑制剂仍然是国内外关注的焦点。本节论述关注几种进入临床研究并即将上市的PKC抑制剂。

一、ATP竞争性抑制

Staurosporine是从微生物中分离得到的吲哚咔唑类化合物,被证明是非常有效的PKC抑制剂,但选择性不强,除了抑制PKC,它还能抑制PKA、PKG和TPK。以该化合物为先导物对其结构进行修饰和优化,已合成了多种特异性很强的PKC抑制剂。

二、非ATP竞争性抑制剂

鞘氨醇是鞘磷脂酶水解细胞膜鞘磷脂的产物,可作用于PKC调节区的二酰基甘油结合位点,竞争性地抑制二酰基甘油或佛波酯对PKC的激活作用。对鞘氨醇分子sphingosine进行改造的二氢鞘氨醇safingol,是第一个与化疗剂结合而投入临床试验的PKC特异抑制剂。为了提高抑制剂的选择性,研究人员还开发了反义核苷酸类药物或具有活性的肽段。

三、联合用药

合理的联合用药具有协同抗肿瘤作用,以增强疗效、减少单药剂量,从而减少毒副反应的优点。近年来对PKC抑制剂与化疗药物联用的研究取得了一定的成果。Reichardt等研究发现,PKC412与传统的细胞毒类药物具有协同作用,同抗肿瘤药物甲磺酸伊马替尼联合应用时,在胃肠间质肿瘤中表现出较好的药物疗效。Kim等研究了PKC412与紫杉醇的联合用药,发现联合用药可促进卵巢癌的退化,并且PKC412能够消除紫杉醇引起的病人体重减轻和免疫抑制的副作用。

表9-2主要列举了几种已进入临床试验的PKC抑制剂。

表9-2 蛋白激酶C抑制剂对肿瘤的作用

自然化合物	来源	效果	临床试验阶段	肿瘤
苔藓抑素	海洋无脊椎动物	激活剂/抑制剂	Ⅰ~Ⅱ期	白血病,实体瘤
十字孢碱	细菌	抑制剂	Ⅰ~Ⅱ期	黑色素瘤,肺癌
姜黄素	姜黄	抑制剂	Ⅰ~Ⅲ期	多种黑色素瘤,胰腺癌,结肠癌,前列腺癌

虽然对于PKC抑制剂及肿瘤MDR逆转剂的研究如火如荼,有些药物也正在或即将进入临床试验,但是并没有取得如我们所预想的良好效果,可能是因为我们对于PKC的了解多来自细胞与动物模型,而对PKC在患者体内的表达水平和功能以及如何以PKC为生物标记来选择治疗病人都知之甚少。所以,我们认为大多数的PKC抑制剂对各个亚型还存在相反的作用,开发靶向具有相同生理作用的PKC亚型化合物可能更具潜力。PKC不同区域的抑制剂可望成为治疗肿瘤以及克服肿瘤多药耐药的有效药物。另外,在与细胞毒类药物联合应用时,评价不同的

给药顺序进而优化最佳的给药方式显得尤为重要。

(陈润哲　戴　璐　傅　蓉)

主要参考文献

[1] Mackay HJ, Twelves CJ. Targeting the protein kinase C family: are we there yet? Nat Rev Cancer, 2007(7): 554 – 562.

[2] Griner EM, Kazanietz MG. Protein kinase C and other diacylglycerol effectors in cancer. Nat Rev Cancer, 2007(7): 281 – 294.

[3] Podar K, Raab MS, Chauhan D, et al. The therapeutic role of targeting protein kinase C in solid and hematologic malignancies. Expert Opin Invest Drug, 2007(16): 1693 – 707.

[4] Kim J, Choi YL, Vallentin A. Centrosomal PKC betaII and pericentrin are critical for human prostate cancer growth and angiogenesis. Cancer Res, 2008, 68(16): 6831 – 6839.

[5] Wang Y, An R, Dong X, et al. Protein kinase C is involved in arsenic trioxide-induced apoptosis and inhibition of proliferation in human bladder cancer cells. Urol Int, 2009, 82(2): 214 – 221.

[6] Fine RL, Chambers TC, Sachs CW. P-glycoprotein, multidrug resistance and protein kinase C. Stem cells, 1996, 14(1): 47 – 55.

[7] Hait WN, Aftab DT. Rational design and pre-clinical pharmacology of drugs for reversing multidrug resistance. Biochem pharmacol, 1992, 43(1): 103 – 107.

[8] Mellor H, Parker PJ. The extended protein kinase C family. Biochem J, 1998, 332: 281 – 292.

[9] Sachs CW, Safa AR, Harrison SD, et al. Partial inhibition of multidrug resistance by safingol is independent of modulation of P-glycoprotein substrate activities and correlated with inhibition of protein kinase C. J Biol Chem, 1995, 270: 26639 – 26648.

[10] Bergman PJ, Gravitt KR, Ward NE, et al. Potent induction of human colon cancer uptake of chemotherapeutic drugs by N-myristoylated protein kinase C-alpha (PKC-alpha) pseudosubstrate peptides through a P-blycoprotein-independent mechanism. Invest New Drugs, 1997, 15: 311 – 318.

[11] Gravitt KR, Ward NE, Fan D, et al. Evidence that protein kinase C-alpha activation is a critical event in phorbol ester-induced multiple drug resistance in human colon cancer cells. Biochem Phamacol, 1994, 48: 375 – 381.

[12] Surdez D, Benetkiewicz M, Perrin V, et al. Targeting the EWSR1-FLI1 oncogene-induced protein kinase PKC-β abolishes ewing sarcoma growth. Cancer Res, 2012, 72(17): 4494 – 4503.

[13] 孙爱民,李传刚,袁亚维. 蛋白激酶 C 与肿瘤多药耐药研究进展. 第一军医大学学报, 2001, 21(10): 783 – 786.

[14] 王雷,陈虹,曹波. 蛋白激酶 C 在肿瘤发生及治疗中的研究进展. 天津药学, 2009, 21(4): 66 – 68.

第十章

环氧合酶-2 与肿瘤多药耐药

环氧合酶(cyclooxygenase,COX)是花生四烯酸代谢的限速酶(即前列腺素合成酶),它是有环氧合酶和过氧化物酶功能的双重酶。目前 COX 有两种同工酶,即 COX-1 和 COX-2,其中 COX-2 是一种诱导酶,在正常组织细胞中多不表达或低表达,但在炎症、肿瘤等情况下,细胞受诱导而大量表达 COX-2。近年来的研究发现, COX-2 与肿瘤的发生发展、肿瘤新生血管的形成以及肿瘤的转移有密切关系,在多种肿瘤组织及细胞系中 COX-2 异常高表达。使用 COX-2 抑制剂可使肿瘤增殖受抑制并增强化疗药物的抗癌效果,因而认为 COX-2 与肿瘤多药耐药有相关性, COX-2 抑制剂有望成为肿瘤治疗新的靶点。本章主要针对 COX-2 与肿瘤多药耐药的关系及逆转展开论述。

第一节 环氧合酶-2 的结构和功能

一、基因结构

人类环氧合酶-2 基因全长为 8.3 kb,定位于 1 号染色体 q25.2~q25.3。上游 5' 非翻译区长约 800 bp,其中包含两个 NF-B,两个 AP-2,三个 SP1 位点,一个 C/EBP 基序,一个 ETS-1,一个 CRE 位点以及 TATA 盒。该基因包含 10 个外显子及 9 个内含子,其中第 10 个外显子除包含蛋白编码区最后 410 bp 的片段,还有编码长 2,550 bp 的翻译区,该区存在二个 Poly A 位点及 22 个拷贝的 ATTTA 序列,后者亦称为 Shaw-Kamens 序列,在多种早期立即转录基因中存在,与 mRNA 的不稳定性有关。

二、蛋白及分布

人类 COX-2 蛋白全长 604 个氨基酸,相对分子质量为(72~74) kD。COX-2 分子中 N 端具有 17 个氨基酸的信号肽,C 端具有 18 个氨基酸的特异性序列,其中可能包含一个 N 糖基化位点。COX-2 主要位于核膜,因此它的产物可迅速进入核内调节靶基因的转录。环氧合酶-2 的三维结构见图 10-1。

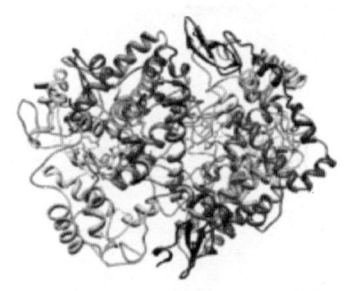

图10-1　环氧合酶-2 的三维结构

COX-2 在前列腺中的含量最高,在乳腺、胃肠、子宫中有中等水平的表达,在肝、甲状腺、胸腺、胰腺、睾丸及脑组织中水平较低。COX-2 只表达于某些特定细胞,如胃黏膜壁细胞、肠黏膜上皮细胞、单核巨噬细胞、平滑肌细胞、血管内皮细胞与成纤维细胞。

三、环氧合酶-2 在生理、病理情况下的作用

生理条件下,环氧合酶与前列腺素(PGs)一道,在维持胃肠道黏膜完整性、消化腺分泌、肾脏水与离子重吸收、平滑肌的张力与收缩、细胞代谢等方面发挥着重要的作用。COX-2 为诱导性表达,在许多炎症因子刺激下表达,因此它在炎症等病理情况下起主导作用。COX-2 蛋白受诱导表达后参与炎症反应、肿瘤发生等多种病理过程。PGs 保护胃黏膜的生理作用也可由 COX-2 介导。有的研究提示,在损伤及溃疡中 COX-2 mRNA 及蛋白表达增加,由此可见在损伤及炎症情况下,是通过 COX-2 表达增加产生 PGs 而修复黏膜。

│第二节│环氧合酶-2 与肿瘤形成及转移的关系

COX-2 在肿瘤的发生、发展及转移中有重要的生理功能,其表达的增加可能是肿瘤发生的一个早期事件,它在肿瘤形成中有多种作用机制,下面一一介绍。

一、促进细胞恶性转化

与正常组织相比,在许多癌前病变中可检测到 COX-2 高表达,提示 COX-2 在肿瘤发生初始阶段发挥作用。据文献报道,在二噁英诱导下,小鼠淋巴结中的 COX-2 mRNA 表达水平升高,导致淋巴瘤。动物模型证实,COX-2 过度表达可使正常细胞发生恶性转化。在慢性炎症刺激下,间质成纤维细胞 COX-2 表达水平增高,处于其微环境中的细胞可发生恶性转化。以上均提示,COX-2 通过诱导细胞恶性转化参与肿瘤的发生。

二、抑制肿瘤细胞凋亡

COX-2 过度表达可降低促凋亡蛋白 Bax 和 Bcl-xl 水平,提高抗凋亡蛋白 Bcl-2

和 Survivin 水平,通过线粒体介导的途径抑制凋亡。COX-2 催化产物 PGE2,可抑制死亡因子(Fas)介导的凋亡,并可通过抑制天冬氨酸蛋白水解酶(Caspase)激活以阻止细胞凋亡。

三、促进肿瘤血管新生

肿瘤生长所需的营养主要通过新生血管提供。COX-2 过度表达可诱导血管内皮生长因子(VEGF)、转化生长因子(TGF)-1、成纤维细胞生长因子(bFGF)等多种血管生成因子表达上调,促进肿瘤血管生成。在胃癌组织中,COX-2 表达与 VEGF 水平呈正相关,可促进血管新生及肿瘤转移。以上提示 COX-2 可通过促进血管生成增强肿瘤的生存及发展。

四、促进肿瘤侵袭及转移

侵袭及转移是肿瘤的重要特征,而基质金属蛋白酶(MMP)-9 则主要参与其侵袭及转移过程。研究显示,将 COX-2 cDNA 转染的肿瘤细胞移植到裸鼠体内,可观察到 MMP-9 表达上调,进而导致肿瘤的侵袭性增加。

五、抑制抗肿瘤免疫

生理状态下,人体免疫细胞可清除恶变细胞,阻止肿瘤的发生,但当 COX-2 异常表达时,其催化产物 PGs 可抑制多种免疫细胞增殖。肿瘤细胞过度表达 COX-2 和 PGE2,增加了调节性 T 细胞的数量及抑制活性,从而抑制了体内的抗肿瘤免疫反应。此外,PGE2 还可通过降低自然杀伤细胞数量及细胞毒性,促进肿瘤的生长及转移。由此得出,COX-2 及其催化产物对机体抗肿瘤免疫的抑制是肿瘤发生的重要因素。

六、参与致癌物代谢

COX-2 同时具有环氧化活性和过氧化活性,环氧化酶的活性位点对底物的选择性比较高,而过氧化酶活性是非特异的,除了产生 PGs 外,还可产生其他作为亲电子基团的过氧化物。许多致癌物质如多环芳烃类、黄曲霉素、氯化杀虫剂、芳香胺都能被 COX-2 激活成亲电子性的氧化物。这些亲电性的氧化物容易与 DNA、蛋白质结合,造成遗传物质的损伤。DNA 的损伤已证实是诱导肿瘤生成的一个重要原因。

七、影响细胞周期的变化

COX-2 的存在时可以阻碍细胞周期,使较多的细胞停留在 G_0/G_1 期,进而使组织细胞凋亡,从而延长细胞生存期,促使一系列基因突变,促进肿瘤的形成。

第三节 环氧合酶-2 与肿瘤多药耐药及其抑制剂

研究肝癌的动物模型,用非甾体类抗炎药进行治疗,不论选择性或非选择性的 COX-2 抑制剂,均能增加化疗的敏感性,提高化疗效果。在过度表达 COX-2 的鼠肾小球膜细胞中用 cDNA 微阵列检测发现了 MDR1 基因扩增,用 RT-PCR 方法证实了 MDR1 mRNA 水平升高,Western 印迹方法发现 P-gp 表达和活性的上调。耐药细胞株中 COX-2 和诱导型一氧化氮合酶明显增加,COX-2 抑制剂均能减少两种胞株中 NO、COX-2 的含量,并能抑制细胞增殖,但抑制增殖的作用仅在 MDR 细胞株中发现,说明 COX-2 可能参与多药耐药的调节。

一、COX-2 与肿瘤多药耐药的机制

1. COX-2 可能通过 P-gp 参与多药耐药的发生

临床研究表明,肿瘤患者的 MDR1 表达可能是一个临床独立的不良预后因素,且与运用何种化疗药物无关。多药耐药表型的出现被认为是肿瘤进展的一个标志,故 P-gp 在肿瘤发展过程中,可能不仅仅是作为"药泵"起耐药作用,而可能是参与更广泛的作用机制。COX-2 作为肿瘤发生发展过程的限制点之一,其作用机制是多方面的。目前一些研究表明,COX-2 和 P-gp 在肿瘤发展过程中可能存在某些相互联系。

COX-2 与 P-gp 的表达具有相关性。许多刺激因子如上皮生长因子、类胰岛素生长因子、肿瘤坏死因子 α、转化生长因子 β、活性氧族等均可诱导 MDR1 mRNA 和 P-gp 的表达,而这些刺激因子也可增强 COX-2 的表达。NF-κB 能上调 MDR1 的表达,增加 P-gp 的含量,与肿瘤多药耐药密切相关,也能与 COX-2 顺式作用元件中 NF-κB 结合位点结合,增加 COX-2 的表达。Chen 等发现 COX-2 抑制剂塞来昔布可以有效抑制乳腺癌耐药细胞系 MCF-7 的耐药性,其机制可能与抑制 AP-1、NF-κB 结合 DNA 的活性及下调 P-gp 蛋白的表达有关。

Ziemann 等培养鼠肝癌细胞发现,MDR1 表达呈时间依赖性增高,而将花生四烯酸、COX-2 的产物 PGE2 和 PGF2 直接加入鼠肝癌细胞培养基中,可明显促进 MDR1 的表达产物 P-gP 的增加,从而引起肿瘤耐药。

2. COX-2 可能通过 MRP 参与多药耐药

人肝癌细胞株 HepG2 中 COX-2 与 MRP1 同时高表达,应用非甾体抗炎药吲哚美辛和 COX-2 抑制剂 SC236 增加肝癌细胞株 HepG2 及其耐药细胞株内柔红霉素的聚集和细胞毒性,其机制与下调 MRP1 的表达有关。

COX-2 与 MRP1 均高表达在人肺腺癌细胞株 A549 中,COX-2 抑制剂塞来昔布可以下调 MRP1 的表达,并能增加多柔比星在肿瘤细胞中的积累和细胞毒性,增加化疗的敏感性。但目前关于 COX-2 与 MRP1 之间的关系报道较少,故 COX-2 是

否通过 MRP1 参与肿瘤多药耐药仍需进一步的研究。

3. COX-2 可能参与 NF-κB 信号通路的调节

Que 等用 NS-398（COX-2 抑制剂）作用于对硼替佐米耐药的多发性骨髓瘤细胞株，NS-398 能抑制 NF-κB p65 蛋白水平及包括 Cyclin D1，c-Myc，Survivin 和 Bcl-2 等多种 NF-κB 靶基因的表达，细胞周期停滞在 G_1 期。

Huang 等用 NS-398（COX-2 抑制剂）作用于人类肝癌细胞株，DNA 倍数分析显示，处于 S 期的肿瘤细胞明显减少，Western 印迹检测发现大多数肿瘤细胞株中 Bcl-2 的表达减少，而 Bcl-2 mRNA 减少的细胞大多处于静止期，肿瘤细胞增殖受抑制，凋亡增加。Bcl-2 基因家族能改变肿瘤对化疗药物的敏感性，一些过量表达 Bcl-2 或 Bcl-xl 的细胞同时也普遍表达 MDR1 基因产物 P-gp。

4. COX-2 可能通过神经酰胺通路抑制肿瘤细胞凋亡

用 Fumonisin B1 阻断神经酰胺的合成可逆转紫杉醇和柔红霉素升高细胞内神经酰胺水平及诱导凋亡的作用。非甾体类抗炎药作用于结肠癌细胞，可引起花生四烯酸的堆积，进而激活中性神经磷脂酶，导致大量神经酰胺的产生，而神经酰胺是众所周知的死亡信号，从而促进肿瘤细胞死亡。而 COX-2 可以激活葡萄糖神经酰胺合成酶（GCS），催化神经酰胺糖基化为无毒产物，抑制细胞凋亡，促进 MDR 的发生。

5. COX-2 可通过突变型 p53 来发挥耐药作用

用组织微阵列法研究胃癌组织及癌旁组织发现，p53 阴性组织中 COX-2 也阴性表达。而野生型 p53 与肿瘤多药耐药密切相关，用野生型 p53 基因转染人肝癌细胞株 Bcl-7402，其对长春新碱的敏感性增高，且能显著下调 MDR1 的表达，增加化疗敏感性。研究证实，p53 基因突变的肿瘤细胞凋亡减少，从而产生耐药性，而导入外源野生型 p53 基因后能增强化疗药物 5-FU 的细胞毒性作用。

二、COX-2 抑制剂的抗肿瘤作用

1. COX-2 抑制剂对肿瘤的预防作用

COX-2 抑制剂包括非选择性抑制剂（如阿司匹林、吲哚美辛等）以及选择性抑制剂（如塞来昔布、罗非昔布等）。流行病学资料显示，服用常规剂量阿司匹林可降低白血病的患病风险。以塞来昔布为代表的 COX-2 选择性抑制剂不影响 COX-1，仅选择性阻断 COX-2，其特异性及耐受性相对较好，是目前研究的热点。动物实验证实，塞来昔布可在一定程度上预防胃癌、乳腺癌、前列腺癌及肺癌等肿瘤的发生。在人体内，塞来昔布可预防腺瘤性息肉转化为结、直肠癌，为 COX-2 抑制剂预防肿瘤的发生提供了有力证据。

2. COX-2 抑制剂对肿瘤的治疗作用

COX-2 抑制剂具有显著的抗肿瘤作用。塞来昔布可诱导白血病、淋巴瘤、神经细胞瘤等肿瘤细胞株发生凋亡。在动物模型中，塞来昔布等通过下调 COX-2 表

达可抑制肺癌及头颈部肿瘤组织的生长。此外,其他药物与COX-2抑制剂联合应用可提高自身的抗肿瘤效果。体外实验显示,塞来昔布可提高耐药细胞K562对伊马替尼的敏感性。5-脂氧合酶抑制剂与COX-2抑制剂联合应用,可增强其对胰腺癌细胞的抑制作用。在复发难治的弥漫性大B细胞淋巴瘤Ⅱ期临床试验中,塞来昔布及环磷酰胺联用可降低患者血浆VEGF水平,治疗反应率达37%,且耐受性较好。一项转移性乳腺癌Ⅱ期临床试验显示,塞来昔布与卡培他滨联合治疗反应率达30%,且可降低药物毒性。目前,更多包含塞来昔布的联合用药方案正处在临床试验阶段,其疗效还有待进一步验证。COX-2抑制剂还具有放疗增敏剂的作用,临床试验证实塞来昔布可通过抑制COX-2表达,增强放疗对非小细胞肺癌的治疗效果。

(陈润哲 李 丽)

主要参考文献

[1] Sano H, Kawahito Y, Wilder RI, et al. Expression of cyelcoxygenase-1and-2 in human colorectal cancer. Cancer Res, 1995, 55(17): 3785 - 3789.

[2] Sugiyama T, Yoshimoto T, Saw R, et al. Endothelin-1 induces cydcoxygenase-2 expression and generation of reactive oxygen species in endothelial cells. J Cardiovase Pharmcol, 2004, 44(1): 332 - 335.

[3] Singh B, Cook KR, Vincent L, et al. Role of COX-2 in tumorospheres derived from a breast cancer cell line. J Surg Res, 2011, 168(1): 39 - 49.

[4] Tinahones F, Salas J, Mayas MD, et al. VEGF gene expression in adult human thymus fat: a correlative study with hypoxic induced factor and cyclooxygenase-2. PLoS One, 2009, 4(12): e8213.

[5] Tang H, Wang J, Bai F, et al. Positive correlation oeteopontin, cyclooxygenase-2 and vascular endothelial growth factor in gastric cancer. Cancer Invest, 2008, 26(1): 60 - 67.

[6] Wang HY, Wang RF. Regulatory T cells and cancer. Curr Opin Immunol, 2007, 19(2): 217 - 223.

[7] Chen C, Shen HL, Yang J, et al. Preventing chemoresistance of human breast cancer cell line, MCF-7 with celecoxib. J Cancer Res Clin Oncol, 2011, 137(1): 9 - 17.

[8] Ye CG, Wu WK, Yeung JH, et al. Indomethacin and SC236 enhance the cytotoxicity of doxorubicin in human hepatocellular carcinoma cells via inhibiting P-glycoprotein and MRP1 expression. Cancer Lett, 2011, 304(2): 90 - 96.

[9] 林根,陈玉丽,庄则豪.环氧合酶-2、P-糖蛋白与肿瘤多药耐药.国外医学(消化系疾病分册),2005,25(1):40 - 42.

[10] 张玲,陈同钰.环氧合酶-2及其抑制剂与肿瘤多药耐药.国外医学药学分册,2007,34(3):177 - 180.

[11] 刘玫芳,姚希贤.环氧合酶-2与胃癌多药耐药关系的研究进展.临床荟萃,2006,21(6):452 - 454.

第十一章

细胞周期检测点与肿瘤多药耐药

有丝分裂检测点在细胞有丝分裂中起着极为重要的作用,研究表明它与肿瘤多药耐药也有一定的联系。本章主要针对几种细胞周期检测点与肿瘤多药耐药的联系展开论述,以期帮助读者更好地了解肿瘤的多药耐药。

第一节 细胞周期检测点的组成

一、细胞周期检测点与细胞周期

1. 细胞周期检测点组成

细胞周期检测点按功能可分为DNA损伤检测点(DNA damage checkpoint)、DNA复制检测点(DNA replication checkpoint)和纺锤体检测点(spindle checkpoint)。细胞周期检测点是确保细胞周期时相有序转换的精确调控机制,在DNA复制、染色体分离等细胞重要生命活动中起着重要作用。当内、外界因素造成细胞DNA损伤、DNA合成障碍和纺锤体装配或染色体分离异常时,细胞周期检测点激活,引起细胞周期运行的阻滞。如果此时细胞能够对损伤进行修复,就可以防止突变和遗传不稳定的发生,但是若细胞损伤过大无法修复,则相应的细胞凋亡机制被进一步启动,诱发细胞凋亡而清除损伤细胞。

2. 细胞周期检测点与有丝分裂

当细胞进行有丝分裂的时候,它们的遗传物质必须被均衡地分配到两个子细胞中。在前期,两极的纺锤体在两个微管组成的中心体之间形成。在前中期和中后期,浓集的姐妹染色体通过它们的染色粒黏附在纺锤体上,进入后期时,它们分别被拉往相反的两极。姐妹染色体的错误分配导致非整倍体发生,这个过程必须被监测整个通路的检测点严密控制。在人类细胞中,当中心体分离(两极细胞纺锤体形成的必备条件)时,前中期被阻滞,中后期(metaphase-to-anaphase, M-A)检测点抑制姐妹染色体的分离,以使所有的染色粒黏附于微管上。有丝分裂退出是由Bub2依赖的检测点通路控制,此通路担任抑制有丝分裂退出网络系统的作用(mitotic exit network, MEN),染色体分离最终得以完成。在鼠和人类细胞中,有丝分裂检测点的缺失与肿瘤的发生、发展密切相关。

二、细胞周期检测点蛋白与肿瘤

在细胞有丝分裂中，染色体的分离是由细胞周期蛋白检测点控制的，如果染色体没有正确黏附在有丝分裂纺锤体上，则会导致细胞的周期阻滞。在高等真核生物中，检测点的缺失可以导致染色体不分离，这可能促进人肿瘤基因组的不稳定性。

肿瘤细胞增殖现象往往伴随遗传或调节细胞周期的关键表观遗传改变。多数已知的原癌基因和抑癌基因进入细胞周期和控制 G_1/S 转换，在肿瘤形成中，相关的纺锤体或染色体分离经常发生改变，这可能会导致染色体的不稳定性。已有报道，少数中心体或者有丝分裂蛋白，如 Aurora A、极体样激酶 1(polo-like kinase 1)和 PTTG1(securin)担任着癌基因的角色。部分纺锤体检测点调节子，如 BUB 或者有丝分裂阻滞缺陷蛋白(mitotic arrest deficient protein 2, Mad2)保护着细胞脱离异常的染色体分离，可能作为细胞恶性转化的抑制子。在某些情况下，这些基因如 Mad2 的上调和下调可导致有丝分裂阻滞，而且 Mad2 的过表达或低表达在某些情况下依赖肿瘤类型，这些改变导致了染色体不平衡和肿瘤的发生。这些蛋白水平的微小变化不能保证细胞生存并引起基因组的不稳定性。非整倍体细胞在所有肿瘤中都会出现，细胞周期和检测点在非整倍体细胞的形成和肿瘤耐药性产生中起重要作用，这可能由 ATP 依赖的流出泵或者存活/凋亡通路所介导。纺锤体抑制剂和 DNA 损伤剂普遍用于肿瘤的治疗，但其临床疗效受细胞耐药性影响，因此克服耐药性是当务之急。近期研究表明，细胞周期检测点在非整倍体和克服耐药性中起重要作用。Survivin、Mad2 是有丝分裂检测点的重要分子，因此它们与检测点损伤和耐药性密切相关。

第二节 M-A 检测点的分子机制及其与肿瘤的关系

一、M-A 检测点的组成

M-A 检测点保证细胞在所有染色体达到二倍体并附着于纺锤丝才进行染色体解离。单个延迟染色体会激活有丝分裂检测点导致中期阻滞，因此增加了所有染色体附着于有丝分裂纺锤体并排列在赤道板上的时间。细胞经纺锤体抑制剂处理后会发生同样的阻滞。在啤酒酵母细胞鉴定出完成 M-A 转换的必需基因是 Mps 1、Mad 1-3、Bub 1 和 Bub 3。除 Mps 1 以外，这些基因对细胞生存并非必需，但当细胞暴露于低剂量纺锤体抑制剂会导致染色体发生较高的缺失突变。在哺乳动物细胞中，Mad 1-3 的同源染色体 Bub 1 和 Bub 3 在有丝分裂检测点控制中扮演重要角色。

二、Mad2 蛋白的作用

M-A 监控点控制染色体分离的"忠诚性",能对未附着的着丝粒发出抑制性信号。监控点依赖于精细的蛋白网络,它们通过特异受体结构域相互作用。Mad2 分子是纺锤体监控点的重要成分,能监测纺锤体与着丝粒附着全过程,阻止分裂后期的开始,直到所有染色体正确排列在中期赤道板上。

M-A 检测点直接抑制 APC/C,在 Hela 细胞中,在有丝分裂期可以观察到内源性 Mad2 和 APC/C 元件的直接相互作用,但间期观察不到;在裂殖酵母菌丝中,减弱的 APC/C 等位基因表现出对中度过表达的 Mad2 的高度敏感,从而导致有丝分裂阻滞;在非洲爪蟾属提取物中可观察到纯化的 Mad2 结合并抑制 APC/C 活性。这些发现都表明在 APC/C 调控中 Mad2 担任了直接的负性调节子,这个调节是由 Mad2 和 Cdc20 直接接触决定的。

三、人 Mad2 分子的蛋白结构

人 Mad2 蛋白是由 205 氨基酸残基组成的,分子量约为 25kD。人 Mad2 蛋白质结构很独特,其结构域 HORMA 几乎跨越整个 Mad2 分子。目前仅发现 Hop1p、Rev7p 和 Mad2 三种蛋白质拥有 HORMA 结构域。HORMA 的功能与识别染色质的状态有关,包括 DNA 加合物、DNA 双链断裂和纺锤体未附着,并充当连接物,募集其他分子来修复。HORMA 的一大共性是能与染色质直接结合。Rev7p 与 Rev3p DNA 聚合酶、Rev1p 核苷转移酶形成复合物,与损伤的 DNA 结合。Hop1p 与减数分裂前期染色体形成部分联会丝复合物,在染色体互换时,结合在双链断裂区,保护 DNA 免于降解。HORMA 的存在证实涉及 DNA 修复和细胞周期调节的基因拥有共同起源,HORMA 是 DNA 修复和细胞周期调节共有的结构和功能基序。这些都提示,在进化中,细胞周期的调节系统通过募集具有检测 DNA 状态功能的 DNA 修复蛋白阻止染色体复制和分裂,直到 DNA 缺陷被纠正。

对 Mad2 蛋白缺失突变体的研究表明,Mad2 蛋白 A 与 Cdc20 蛋白形成紧密的二聚体复合物,蛋白的 C 末端对于 Cdc20 的结合是必需的,其中间的 P 片层也涉及与 Cdc20 蛋白的结合。在细菌中,重组 Mad2 蛋白的寡聚体的形成依赖于其 C 末端的 10 个氨基酸残基,去掉它们,则产生 Mad2 蛋白的单聚体。当 Mad2 蛋白与 Cdc20 蛋白结合后,Mad2 蛋白的多聚体形式不再存在,而形成 Mad2 蛋白与 Cdc20 蛋白的异源二聚体。芽殖酵母 Cdc20 基因的脊椎动物同源基因为 P55。

四、Mad2 检测点缺陷与肿瘤的关系

1. Mad2 缺陷与染色体错配

自从有丝分裂检测点通路在酵母中被鉴定出来后,人们就猜测其在高等真核生物中对于保持基因组稳定性扮演着重要角色。此检测点机制在酵母细胞的缺陷导致染色体高缺失率和对有丝分裂纺锤体抑制剂的高度敏感。也许这个缺陷可以

解释在侵袭性肿瘤中非整倍体细胞的出现和化疗药物如紫杉醇和长春新碱在肿瘤治疗中的应用。在小鼠和果蝇体内，在检测点缺失的细胞内，染色体错误分离和相关的凋亡事件经常发生。因此在高等真核细胞中，有丝分裂检测点基因在每个细胞周期中防止染色体错配的发生，这与 Mad2 和 Cdc20 的结合及 APC/C 不受干扰有关。

在肿瘤发生中，涉及有丝分裂检测点缺陷，具有部分或全部检测点缺失的肿瘤细胞对纺锤体抑制剂有不同的反应。所有迄今被检测的哺乳动物细胞，即使那些没有已知的检测点缺陷的细胞，都可以完全逃离有丝分裂纺锤体抑制剂而脱离有丝分裂继续存活，这种适应机制并未完全阐明。如果抑制剂的剂量足够低或者是瞬时的，"检测点正常"的细胞可能有足够时间去修复它们的纺锤体而保证有丝分裂正常进行。然而，如果适应后持续作用纺锤体，细胞就有可能保持一个长的 G_1 期阻滞（p53 阳性）或者变成多倍体或者发生凋亡（p53 阴性）。

在高等真核生物中 M-A 检测点完全缺陷的细胞是不能存活的，在已建立的肿瘤细胞普遍存在的凋亡通路受抑，也许是这些细胞在纺锤体损伤剂作用下继续存活的原因。但是，是否染色体错配使得检测点完全缺陷的细胞在纺锤体损伤剂的作用下保持存活，这个机制尚未探明。M-A 通路的轻微缺陷可导致细胞丢失染色体的几率升高，这是由 APC/C 的早熟或者延迟引起。Mad2 的浓集减少可能是由 APC/C 和 Esp1 的催化活性引起的，这导致染色体错配水平的升高，如在观察染色体不稳定的乳腺癌细胞系 T47D，发现其 Mad2 水平减少。

2. Mad2 基因在人类肿瘤中的表达

在多种人类肿瘤细胞中，包括肺癌、乳腺癌、卵巢癌、结肠癌和肝细胞癌，纺锤体检测点经常存在着缺陷，许多类型肿瘤的染色体不稳定性与纺锤体监控点功能缺陷有关。尽管在肿瘤细胞中经常存在着纺锤体检测点的缺陷，纺锤体检测点基因却很少发生突变。有人应用 PCR-SSCP 分析检测 30 例原发性肺癌、30 例肺癌细胞系及 48 例原发性乳腺癌中的 Mad2 基因，发现 Mad2 基因多数存在着低频率的核苷酸突变，仅有 2 例核苷酸突变，提示 Mad2 基因在肿瘤细胞中较稳定。利用免疫组化、RT-PCR 和 Western blot 等方法分别对人的正常组织、胃癌组织及癌旁组织中 Mad2 蛋白检测，发现在 23 种人的正常组织，如肌肉、前列腺、胸腺、脑、气管和皮肤细胞中的 Mad2 主要分布于细胞质，但在分裂旺盛的组织细胞，胞质和胞核均可见 Mad2 蛋白表达。

五、纺锤体检测点与肿瘤治疗

微管抑制剂抗癌药如长春碱类和紫杉类，早在提出"纺锤体检测点"概念前就已应用于临床，它们的主要作用靶点是细胞周期的纺锤体检测点。随着纺锤体检测点的深入研究，人们企图提高这些微管抑制剂的抗癌效能。Kasai 等发现，成人

T细胞白血病细胞对微管抑制剂耐受,可能与 Mad1 和 Mad2 蛋白异常移位有关。近年来发现,丝/苏氨酸激酶 Amwa A 过表达使细胞跨过纺锤体检测点而诱导癌细胞对紫杉醇耐药。突变型 p53 增加某些肿瘤细胞对微管抑制剂的敏感性。

六、纺锤体检测点的缺陷能促进肿瘤细胞耐药性的形成

1. 纺锤体检测点两条主要信号通路

DNA 损伤可激活 G_1 期或纺锤体的 DNA 损伤检测点,使细胞停滞于 G_1 期,从而保证 DNA 在复制前得以修复,或将细胞阻滞在 G_2 期,以保证基因组在有丝分裂启动前得以复制,保护细胞基因组的完整性。为了有效地修复 DNA 损伤,细胞必须识别这种损伤,细胞周期进程也必须停止,以防止突变的基因组继续增殖,导致细胞的恶性转化。

纺锤体检测点主要有两条信号通路:

(1) 人的感受器蛋白复合物(hHUSl、hRADl、hRAD9、hRAD17 和 hRAD26)能够检测到 DNA 损伤,并将该信号经由 ATR 蛋白转导给 CHK1。

(2) 通过感受器蛋白复合物(H2AX、53BP1、BRCA1、NBS1、hMRE11 和 hRAD50),将该信号通过共济失调,毛细血管扩张突变激酶(ataxia-telangiectasia-mutated kinase,ATM)转导至检测点激酶 2(CHK2)。大部分起源于纺锤体检测点感受器蛋白的 DNA 损伤信号最终传至 CDC25C 激酶,在有丝分裂启动过程中后期,CDC25C 磷酸化酶磷酸化 Cdk1,磷酸化的 CyclinB-Cdc2/Cdk1 复合物能促使细胞进入有丝分裂期,DNA 损伤时,CyclinB-Cdc2/Cdk1 复合物被 DNA 损伤检测点排斥在细胞核外,以阻止细胞进入有丝分裂期,因而 CyclinB-Cdc2/Cdk1 复合物是纺锤体检测点的最终靶点。

2. 纺锤体检测点与细胞耐药性

因为在肿瘤细胞内 G_1 期 DNA 损伤检测点的功能经常是缺陷的,而多细胞有机体需要更严格的 G_1 期 DNA 损伤检测点来避免 DNA 损伤所致的癌变,所以肿瘤细胞与正常细胞相比,更依赖于纺锤体检测点。人类肿瘤细胞中纺锤体检测点普遍存在部分缺陷,有丝分裂纺锤体检测点的缺陷能促进肿瘤细胞对"纺锤体抑制剂和 DNA 损伤剂"耐药性的形成。多项研究表明,有丝分裂纺锤体检测点的缺陷可导致肿瘤细胞产生对损伤纺锤体的抗癌药物的耐药性,例如紫杉醇(paclitaxel/taxol)和长春新碱。此外,有丝分裂纺锤体检测点的缺陷亦可导致肿瘤细胞产生对损伤 DNA 的抗癌药物的耐药性,例如顺铂、依托泊苷(etoposide)和阿霉素(adriamycin/doxorubicin)。这些发现意味着存在纺锤体检测点缺陷的肿瘤能够对上述药物的化疗产生耐药性,也提示纺锤体检测点可能直接参与诱导有丝分裂期的细胞死亡,抑制 Mad2 和 BubR1 在乳腺癌细胞中的表达,可导致肿瘤细胞纺锤体检测点功能缺失,从而造成乳腺癌细胞对紫杉醇的抗性。Mad2 除了参与调节肿

瘤细胞对纺锤体损伤剂诺考达唑和紫杉醇的敏感性外,其表达状态还与肿瘤细胞对DNA损伤剂顺铂的敏感性有关。在鼻咽癌细胞内表达外源性Mad2蛋白,能阻滞有丝分裂期并激活凋亡,从而增强鼻咽癌细胞对顺铂的敏感性。该研究进一步确认了纺锤体检测点参与了DNA损伤诱导的细胞周期阻滞。

Kienhz等建立了稳定的Mad1或Mad2分子表达部分下调的结肠癌细胞模型,这两种细胞模型的纺锤体检测点均丧失了对缺乏微管附着的着丝粒或缺乏张力环绕的着丝粒的正常的功能性反应,并导致大量的非整倍体细胞的产生。尽管Mad2或Mad1分子表达部分下调,均能促进对扰乱微管-着丝粒附着的有丝分裂损伤剂诺考达唑的耐药性的形成,但是仅有Mad2分子表达部分下调才能促进细胞对抑制张力产生的化疗药物紫杉醇的耐药性的形成,Mad1分子表达部分下调并不能促进细胞对紫杉醇的耐药性的产生。这意味着并不是所有能造成有丝分裂纺锤体检测点功能缺陷的分子,均能造成细胞对纺锤体抑制剂或DNA损伤剂的耐受性。这还说明尽管多种有丝分裂纺锤体检测点分子均能造成有丝分裂纺锤体检测点功能缺陷,如Mad1、Mad2、Bub1以及BubR1等分子,但因不同的分子在纺锤体检测点中所起的作用有所不同,从而使得细胞对某一类药物的敏感性也有所不同。

Mad1和Mad2分子在纺锤体检测点的激活,有丝分裂时限和凋亡诱导过程中所起的作用是有所区别的。Mad2分子还具有不依赖于Mad1分子的其他功能。Mad1分子在检测点已经激活的着丝粒上充当了Mad2的激活因子。但进一步研究表明,在纺锤体检测点激活后,正常水平表达的Mad2分子,而不是Mad1分子,是阻止早熟的姐妹染色单体的分离所必需的。最近一项研究表明,仅有Mad2和BubR1分子对于正常有丝分裂时限的调控是必需的,而不是检测点的其他分子,包括Mad1。这提示Mad2基因还具有调节正常有丝分裂时限以及阻止后期的过早启动的功能,并且这些功能的执行不依赖于Mad1分子。

最初的有关研究表明,有丝分裂纺锤体检测点缺陷的人类肺癌细胞对纺锤体抑制剂诺考达唑高度耐药。此后,有研究进一步表明,Mad1、Mad2分子以及Bub1都参与调节细胞对诺考达唑的耐药性。有丝分裂纺锤体检测点Mad1和Mad2蛋白的表达水平减低和紊乱,均能造成肿瘤细胞对诺考达唑的耐药性。人类Ⅰ型T细胞白血病病毒(human T-cell leukemia virus type Ⅰ, HTLV-I)是成人T细胞白血病(adult T-cell leukemia, ATL)的致病原因,ATL细胞的核型普遍表现为异常的非整倍体,HTLV-I编码的Tax癌基因可异常调节细胞周期,从而导致非整倍体细胞的形成,HTLV-I Tax还可引起Mad1失活。Kasai等将6株HTLV-I病毒铐化细胞、Jurkat细胞和外周血单个核细胞(peripheral blood mononuclear cells, PBMCs)进行比较,发现诺考达唑能将Jurkat细胞和PBMCs阻滞在有丝分裂期;

相反,诺考达唑不能有效地将 6 株 HTLV-I 病毒转化细胞阻滞在有丝分裂期,这提示 ATL 细胞的有丝分裂纺锤体检测点存在着缺陷。此外,在 HTLV-I Tax 癌基因表达的细胞中,Mad1 和 Mad2 蛋白在细胞内的定位发生错误,其细胞核/胞浆表达比例明显低于 Jurkat 细胞。MTT 实验证实 HTLV-I 病毒转化细胞对诺考达唑的耐药性明显强于 Jurkat 细胞。因此,Mad1 和 Mad2 蛋白细胞内定位的改变与纺锤体检测点功能缺失及对微管解聚药物的耐药性有关。

除此之外,Mad2 和 BubR1 表达状态还与肿瘤细胞对稳定微管聚合的药物紫杉醇的耐药性有关。Sudo 等证实,抑制 Mad2 和 BubR1 在乳腺癌细胞中的表达,可导致肿瘤细胞纺锤体检测点功能缺失,并进而抑制周期素依赖激酶的活性,从而造成乳腺癌细胞对紫杉醇的抗性。Mad2 除了参与调节肿瘤细胞对纺锤体损伤剂诺考达唑和紫杉醇的敏感性外,其表达状态还与肿瘤细胞对 DNA 损伤剂顺铂的敏感性有关。Cheung 等检测了 9 株鼻咽癌细胞株,发现其中低水平表达 Mad2 蛋白的细胞株与高水平表达 Mad2 的细胞株相比,对 DNA 损伤剂顺铂具有较强的耐药性。在鼻咽癌细胞表达外源性 Mad2 蛋白,能增强鼻咽癌细胞对顺铂的敏感性。Mad2 转染的鼻咽癌细胞株对顺铂敏感性增强的表型与细胞有丝分裂期阻滞以及凋亡途径激活有关,Mad2 转染的鼻咽癌细胞的有丝分裂指数和凋亡细胞数均增高。该研究进一步确认了纺锤体检测点参与了 DNA 损伤诱导的细胞周期阻滞。

第三节 Survivin 参与肿瘤多药耐药

一、Survivin 的定位与结构

肿瘤耐药机制相当复杂,概括起来有以下几点:① 细胞对化疗药物的摄取与转运过程障碍;② 化疗药物的活化障碍;③ 酶的质和量的改变;④ 由于特殊的膜蛋白增加,使细胞排出药物增多;⑤ 一些癌基因突变、扩增,使细胞质防卫系统及 DNA 分子修复系统发生改变等。但这些机制只能部分解释 MDR 现象。许多参与肿瘤发生、发展的癌基因、抑癌基因可影响肿瘤细胞对化疗药物的敏感性,细胞凋亡受抑制是恶性肿瘤细胞对化疗药物产生耐药的新机制。Survivin 是近年发现的凋亡抑制蛋白,是重要的细胞凋亡调节因子,在调控细胞凋亡中具有重要作用。

Survivin 是 1997 年由 Ambrosini 等用效应细胞蛋白酶受体-1(effector lymphocyte proteinase receptor,ELPR1) cDNA 在人类基因库的杂交筛选中分离出来的凋亡抑制蛋白(IAP)家族新成员。Survivin 基因位于人类染色体 17q25,基因全长约 15 kb,含有 4 个外显子和 3 个内含子,在 2811 处有一个开放阅读框。Survivin 基因编码产生一个由 142 个氨基酸组成的、相对分子质量为 16 的蛋白。家族一般包括 2~3 个串联的含有半胱氨酸/组氨酸的杆状病毒 IAPs 重复序列

(BIR)和羟基末端的锌指样结构,在 BIR 结构表面有大量的疏水结构和保守的氨基酸结构区,Survivin 通过这些结构及其特有的羟基末端的锌指样结构与其他蛋白发生作用,并完成其抑制细胞凋亡的功能。BIR 分子中含有对抑制凋亡有重要作用的氨基酸残基 trp67、pro33 和 cys84,Survivin 通过这些氨基酸残基与 Caspase 3 和 Caspase 7 结合,抑制 Caspase 活性。在细胞凋亡的不同步骤中存在着凋亡相关基因的选择性剪接(alternative splicing)。Survivin 前体 mRNA 选择性剪接可产生不同的剪接异构体,这些剪接异构体在调节细胞凋亡中发挥不同作用,Survivin-AEx3 和 Survivin-2B,前者缺乏外显子 3,后者保留部分内含子作为隐蔽的外显子,两个剪接变体导致相应的蛋白质结构发生显著的变化,包括 BIR 结构域的改变。通过细胞转染实验证实,Survivin-AEx3 仍保留抗凋亡特性,而 Survivin-2B 抗凋亡功能显著下降。

在已知的 IAPs 中,Survivin 是唯一与纺锤体微管结合的蛋白,而且 Survivin 抑制细胞凋亡的作用与纺锤体微管密切相关。Survivin 依赖其 C 末端 α 螺旋结构结合到微管上,才能参与细胞分裂并发挥其抗凋亡功能。Survivin 的 C 末端缺失,会使 Survivin 的抗凋亡功能消失。Survivin 的半衰期仅有 30 分钟,其表达具有细胞周期依赖性。在 G_2 期至 M 期的转换过程中达到高峰表达。在有丝分裂前期和中期,Survivin 从胞浆转移到核内,与 Aurora 和 INCENP 形成复合物,结合在着丝粒上,并对纺锤体检测点的正常装配具有重要作用;在有丝分裂后期,Survivin 与赤道板上的纺锤体微管结合;在有丝分裂末期,Survivin 分布在两个子细胞的中心体内;末期结束后,Survivin 被降解。大量研究表明,Survivin 的 mRNA 和蛋白几乎在所有被研究的肿瘤细胞中表达,如肺癌、胃癌、结肠癌、乳腺癌、卵巢癌、肾肿瘤及黑色素瘤等。

二、Survivin 参与 DNA 损伤激活的纺锤体检测点介导的细胞凋亡

近期研究亦表明 G_2 期 DNA 损伤检测点和有丝分裂检测点之间存在着决定细胞是否存活的交联信号,该信号与存活蛋白 Survivin 的关系密切,其凋亡抑制作用主要依赖细胞周期的 G_2/M 检测点效应。Survivin 在 Hela 细胞 G_1 期几乎不表达,在 S 期表达增加 6 倍,而在 G_2/M 期表达增加 40 倍。当有丝分裂开始时,在 G_2/M 期特异性高表达的 Survivin 与纺锤体的微管蛋白特异性结合,使微管蛋白不能与 Survivin 分离,借以对抗 G_2/M 检测点效应,并直接抑制 Caspase 3 和 Caspase 7 的活性,进而抑制肿瘤细胞凋亡,以促进更多的肿瘤细胞通过 G_2/M 期的检测点,使肿瘤细胞异常增殖。干扰 Survivin 与微管蛋白特异性结合,可使 Survivin 抑制凋亡的作用丧失。此外,Survivin 可与细胞周期调控因子 CDK 形成 Survivin CDK4 复合体,使 p21 从 CDK4 的复合体释放出来,p21 进一步与线粒体 Caspase3 结合,抑制其活性,使细胞凋亡受到抑制。实验证实,Caspase 活化的凋

亡通路与化疗药物敏感性有密切关系,凋亡抑制基因表达上调或凋亡促进基因表达下调所导致的凋亡反应性降低是肿瘤细胞耐药的原因之一。

在纺锤体抑制剂和 DNA 损伤剂诱导肿瘤细胞凋亡的过程中,有丝分裂纺锤体检测点发挥着重要作用。有丝分裂纺锤体检测点正常与否将导致肿瘤细胞对化疗药物截然不同的反应,因此了解有丝分裂检测点将有助于我们更为清楚地了解肿瘤的多药耐药,并找到合适的逆转肿瘤多药耐药的方法。

三、Survivin 参与恶性肿瘤化疗耐药

Survivin 作为一种新的 IAP 分子,组织分布特异,在大多数肿瘤组织中表达,与恶性肿瘤的发生、发展以及对化疗耐药密切相关。Survivin 高表达可抑制多种因素,如 Fas、Bax、Caspase 及化疗药物所诱导的细胞凋亡。利用 Survivin 反义核酸技术可使肿瘤细胞对化疗药物敏感度增加,肿瘤细胞凋亡增多。Olie 等研究发现,利用 Survivin 反义核酸技术,可使肿瘤细胞 Survivin mRNA 减少而 Caspase 3 活性增加,促进肿瘤细胞凋亡,并增加肿瘤细胞对化疗药物的敏感性。Survivin 高表达可导致细胞凋亡与细胞增殖失控,可能是某些肿瘤细胞对化疗药物产生耐药进而恶性增殖的原因。Survivin 与肿瘤生物学行为和化疗耐药的关系需进一步深入研究。

1. 消化系统肿瘤

Survivin 基因在消化系统肿瘤中高表达。近年来以 Survivin 为靶基因的治疗成为热点,其耐药性的研究亦引起关注。

对胃癌的研究发现,野生型 Survivin 是一个典型的染色体过客蛋白,以细胞周期依赖方式在 G_2/M 期表达,并证实它是与纺锤体、微管结合后发挥作用的。正是由于它与微管、纺锤体紧密相关,所以抗药性很可能也是通过与微管相互作用产生的。在鸟苷三磷酸不足的情况下,多西紫杉醇诱导 β 微管蛋白的广泛聚合,使微管积集成束,非常稳定,从而发挥其杀肿瘤作用。研究表明胃癌细胞转染反义寡核苷酸后可提高对顺铂的敏感性,增强顺铂对癌细胞的杀伤作用,降低细胞的耐药性。其耐药的机制可能与 Survivin 对细胞分裂调控有关。在对阿霉素与人肝癌细胞耐药性关系的研究中发现,Survivin 蛋白的表达变化可能与人肝癌细胞获得性耐药有关。

2. 肺癌

研究表明,肺癌细胞耐药可能与 Survivin 基因参与的细胞凋亡与细胞有丝分裂的调控作用密切相关。用对 Survivin 特异的 siRNA 转染至肺腺癌 A549/DDP 细胞株,Survivin 的表达下调,细胞周期停滞在 G_2/M 期,可见细胞凋亡。抑制 Survivin 表达下调肺癌耐药蛋白 LRP 表达,上调 Caspase 3 表达,增强细胞对顺铂的化疗敏感性。

用ODN4003(寡核苷酸)增强足叶乙甙诱导肺癌细胞调定点,证实了Survivin反义ODN可增强顺铂对肺癌细胞的毒性及促进癌细胞凋亡。

将针对核苷酸23~251 Survivin mRNA设计的反义寡核苷酸及三联体形式的反义寡核苷酸,转染至肺腺癌细胞A549,24小时后Survivin mRNA水平下降到转染前的30%,可以观察到凋亡明显增加,并且对化疗药物足叶乙甙敏感性提高了6倍,而未见Survivin表达的正常细胞没有变化。将反义寡核苷酸转染入胸膜间皮瘤细胞株H28,该细胞凋亡率明显升高,对化疗药物足叶乙甙的敏感性提高了5倍。

3. 泌尿生殖系统肿瘤

在人卵巢癌细胞中稳定转染Survivin cDNA,可导致卵巢癌细胞对紫杉醇的抗药性增加了4~6倍,同时因紫杉醇引起的细胞凋亡降低,证明Survivin基因在降低卵巢癌化疗耐药中具有重要地位。

4. 血液系统肿瘤

在多种血液系统肿瘤中Survivin高表达。Survivin参与化疗药物诱导的肿瘤细胞的凋亡过程。复发ALL对化疗药物的耐药证实与Survivin表达增加、抑制细胞凋亡有关。应用靶向Survivin基因的短发夹RNA联合化疗治疗ALL,未检测出微小残留病灶。应用反义核苷酸抑制Survivin基因的表达,并联合化疗,可有效消除耐药细胞。田亮等人的研究表明,藤黄酸(GA)具有逆转白血耐药细胞株K562/A02 MDR的作用。GA与阿霉素联合作用不仅能提高耐药细胞株的凋亡率,还能降低P-gp和Survivin的表达水平,从而增加耐药细胞对化疗药物的敏感性。

Survivin阳性,表示肿瘤病情进展快、复发率高、生存期短,并且对药物治疗抵抗。采用反义核酸技术抑制Survivin基因的表达则可诱导肿瘤细胞的凋亡,并能增加肿瘤细胞对化疗药物的敏感性,说明Survivin参与化疗药物诱导的肿瘤细胞的凋亡过程。

(沈 菲 傅 蓉)

主要参考文献

[1] 樊代明. 肿瘤研究前沿(第9卷). 陕西:西安交通大学出版社,2010.

[2] Xu L, Blackburn EH. Human cancer cells harbor T-stumps, a distinct class of extremely short telomeres. Mol Cell, 2007, 28(2):315-327.

[3] Zhou BB, Elledge SJ. The DNA damage response: putting checkpoints in perspective. Nature, 2000, 408(6811):433-439.

[4] Trieb K, Lehner R, Stulnig T, et al. Survivin expression in human osteosarcoma is a marker for survival. Eur J Surg Oncol, 2003, 29(4): 379-382.

[5] Dasgupta P, Kinkade R, Joshi B, et al. Nicotine inhibits apoptosis induced by chemotherapeutic drugs by up-regulating XIAP and Survivin. Proc Natl Acad Sci USA, 2006, 103(16): 6332-6337.

[6] Liu F, Liu S, He S, et al. Survivin transcription is associated with P-glycoprotein/MDR1 overexpression in the multidrug resistance of MCF-7 breast cancer cells. Oncol Rep, 2010, 23(5): 1469-1475.

[7] Merlo LM, Pepper JW, Reid BJ, et al. Cancer as an evolutionary and ecological process. Nat Rev Cancer, 2006, 6: 924-935.

[8] Luria SE, Delbruck M. Mutations of bacteria from virus sensitivity to virus resistance. Genetics, 1943, 28: 491-511.

[9] Graveley BR. Alternative splicing: increasing diversity in the proteomic world. Trends Genet, 2001, 17: 100-107.

[10] Wu JY, Tang H, Havlioglu N. Alternative pre-mRNA splicing and regulation of programmed cell death. Prog Mol Subcell Biol, 2003, 31: 153-185.

[11] Venables JP. Unbalanced alternative splicing and its significance in cancer. Bio Essays, 2006, 28: 378-386.

[12] Fang G, Yu H, Kirschne MW. Control of mitotic transitions by the anaphase-promoting complex. Philos Trans R Soc Lond B Biol Sci, 1999, 354(1389): 1583-1590.

[13] Hisaoka M, Matsuyama A, Hashimoto H, et al. Aberrant MAD2 expression in soft-tissue sarcoma. Pathol Int, 2008, 58: 329-333.

[14] Pennisi E. Cell division gatekeepers indentified. Science, 1998, 279: 477-478.

[15] Gemma A, Hosoya Y, Seike M, et al. Genomic structure of the human MAD2 gene and mutation analysis in human lung and breast cancers. Lung Cancer, 2001, 32(3): 289-295.

[16] Liu JL, Wang Y, Jiang J, et al. Inhibition of survivin expression and mechanisms of reversing drug-resistance of human lung adenocarcinoma cells by siRNA. Chin Med J, 2010, 123(20): 2901-2907.

[17] Park E, Gang EJ, Hsieh YT, et al. Targeting survivin overcomes drug resistance in acute lymphoblastic leukemia. Blood, 2011, 118(8): 2191-2199.

[18] 田亮,刘娟,陈宝安等. 藤黄酸对白血病 K562/A02 细胞的耐药逆转作用. 中国实验血液学杂志, 2012, 20(2): 252-257.

[19] 杨山,徐酉华. Survivin 基因与肿瘤多药耐药. 国际肿瘤学杂志, 2007, 34(8): 561-563.

第十二章
细胞内药物分布的改变与肿瘤多药耐药

现在已经明确,肿瘤的多药耐药性是肿瘤患者化疗失败的主要原因。越来越多的研究结果表明,药物选择的 MDR 细胞系中至少同时存在两种或两种以上耐药机制。目前已经明确的耐药机制包括:细胞内药物蓄积减少(药物摄入减少和/或药物外排增多);细胞内药物分布发生改变;细胞对药物的解毒功能增强;药物靶点发生改变;DNA 修复功能增强;细胞周期调节发生改变;细胞损伤与程序性死亡/凋亡的脱偶联。当然,这些耐药机制并不仅仅局限于肿瘤细胞,细菌、酵母、真菌和寄生虫也可能通过类似的机制发生耐药。

研究表明,许多药物是以 DNA 或细胞核内的蛋白酶为靶点的,因而,即使细胞内的药物浓度没有发生改变,如果将药物分割于细胞质的细胞器内(如高尔基体、循环内吞体、溶酶体),势必会减少药物与靶分子作用的机会,从而达到对药物解毒的目的。细胞内药物分布的改变通常与细胞内药物蓄积的减少密切相关,很难将二者严格地划分为两个独立的过程。另外,许多耐药的肿瘤细胞还发生了细胞内 pH 值的碱化。本章主要针对细胞内药物分布相关改变与肿瘤多药耐药的关系展开论述。

第一节 细胞内药物的囊状分割与外排

一、膜的运动与组织分布

许多化疗药物如阿霉素、柔红霉素、长春新碱、长春花碱等的最大解离 pH 值在 7~9 之间,这就使得它们具有弱的亲脂基团。在细胞内 pH 值正常时,这些药物分子可以自由穿透细胞质内的细胞器和转运体。当它们遇到酸性环境,如进入一个内部为酸性环境的转运体,药物分子就会发生变化而变得不能穿透转运体的膜。这样,药物分子就被细胞质内的细胞器和转运体分割包裹,进而被运输至细胞质膜表面,再进一步排出细胞。由于药物分子穿透膜的能力受 pH 值的影响,所以,增大细胞质和酸性细胞器之间的 pH 值梯度就可以促进药物在酸性细胞器内的蓄积。反之,酸化细胞质和/或碱化细胞器则可减少药物在细胞器内的蓄积。细

第十二章　细胞内药物分布的改变与肿瘤多药耐药

胞内环境为酸性的细胞器通常包括溶酶体、循环内吞体、高尔基体网络和分泌小体。

被分割包裹的药物向细胞质膜转运的过程和细胞自身脂类与蛋白质向细胞膜转运的过程完全相同。新生蛋白质在与细胞核膜相连的内质网系统内被合成后，即转运入高尔基体池。蛋白质的翻译后修饰（如糖基化）就在那里进行。之后，修饰后的蛋白质被膜性转运体运输至细胞膜。与此同时，细胞不停地将其质膜的一小部分内吞入细胞质而形成内吞体。一部分内吞体重新回到细胞膜，另一部分变成细胞内膜成分而组装入高尔基体等细胞器。细胞内吞是一个动态过程，大多数细胞可以在短短的数小时内完成整个细胞膜的循环更新。由于细胞膜的总面积是恒定不变的，因而必须有一个从细胞质到细胞膜的运输和组装过程与内吞相平衡，包含蛋白质的分泌小体就是这样一个膜系统。

二、膜的运动与药物运输

有的研究提示，细胞的膜成分参与了细胞对药物的摄取、分布和外排。由于阿霉素和柔红霉素具有自发荧光的特性，所以许多关于细胞内药物分布的研究是以这两者为对象的。大部分的研究结果表明，耐药细胞和药敏细胞在药物分布上存在着显著的差异。在细胞暴露于药物的最初几分钟，无论是耐药细胞还是在药敏细胞，蒽环类药物均蓄积于细胞核周边区域。在随后的几分钟内，药物发生了再分布。在药敏细胞内，蒽环类药物分布于细胞质和细胞核；在耐药细胞内，蒽环类药物从细胞核周边区域向转运小体转移，而携带药物的转运小体从细胞质向细胞膜方向运输。耐药细胞的这个过程需要葡萄糖的存在和18 ℃以上的温度，这提示药物在耐药细胞内的再分布是一个能量依赖的、伴有膜融合的过程。携带药物的转运小体从细胞核向细胞表面运输的过程还依赖于完整的微管系统，因为使用微管抑制剂可导致药物在细胞核周边区域的蓄积。另外，氯奎和细胞分泌抑制剂nigericin，cytochalasin 等，均可抑制耐药细胞外排柔红霉素。

总之，在耐药细胞内，蒽环类药物可以蓄积于酸性膜小体内（高尔基体、分泌小体、溶酶体、循环内吞体），并进一步被运输至细胞膜，外排出细胞。

三、耐药细胞囊状小体的结构与定位

与药敏的亲本细胞相比，耐药细胞内囊状小体的结构和定位均发生了变化。在细胞质环境异常酸化的亲本细胞（如 MCF-7 细胞、K562 细胞、CEM 细胞和 HL-60 细胞）中，高尔基体的装配通常受到抑制。而一旦经药物诱导发生耐药后，高尔基体的装配即恢复正常。在 MCF-7 细胞内，循环内吞体和高尔基体网络均匀地分布于整个细胞质中，而在 MCF-7/ADR 细胞内，循环内吞体和高尔基体聚集在一侧细胞核周边区域。柔红霉素诱导的 U-937 细胞内也发生了与 MCF-7/ADR 相似的变化。在对柔红霉素耐药的小鼠 P388 细胞内，内吞体的数量、容积和膜面积均比亲本细胞显著增多、增大。所有这些变化的结果导致了柔红霉素在耐药细胞的细胞器内的蓄积,最终减少了药物与细胞核内靶分子作用的机会。

四、耐药细胞酸性转运小体的更新

被酸性膜小体分割包裹的药物随后被运输至细胞膜,并进一步被细胞排出,这加快了细胞膜成分的更新,可以导致细胞耐药。有研究表明,多种耐药肿瘤细胞系的内吞和外排功能增强。艾氏腹水瘤细胞膜成分更新的速度比其亲本细胞系加快了两倍,结果导致其细胞膜成分每一小时更新一次。对柔红霉素耐药的小鼠 P388 细胞膜成分更新速度比其亲本细胞加快了四倍。新近的研究也表明,对米托蒽醌耐药的 MCF-7 细胞(P-gp 阴性)和对柔红霉素耐药的 MCF-7 细胞(P-gp 阳性)细胞膜成分更新的速度均比其亲本细胞加快。先前的研究显示,耐药细胞分泌的溶酶体酶增多,这可能与耐药细胞膜成分更新速度的加快有关。

利用计算机进行模型预测结果显示,通过加快细胞膜更新速度,降低细胞内膜小体的 pH 值和提高细胞质与细胞外环境的 pH 值梯度,即可达到降低细胞内药物浓度的目的。

| 第二节 | ATP 结合盒转运蛋白与药物的转运

虽然在第六章就已经就 ATP 结合盒转运蛋白与肿瘤多药耐药的关系展开了论述,但在本节中我们主要谈谈 ATP 结合盒转运蛋白与药物转运的关系,以期帮助读者更好地了解药物分布与多药耐药的关系。

一、ABC 转运蛋白与药物分布

高表达 ABC 转运蛋白的细胞内为何通常会发生药物分布的改变？目前还不清楚其中的原因。ABC 转运蛋白不仅表达在细胞膜上,可能还表达在转运小体的膜上,它可以主动将药物从细胞质转运入转运小体。药物的囊性分割包裹是一个依赖于细胞内药物浓度的饱和过程。实验显示,要达到相同的细胞内药物蓄积浓度,通常要在 HL-60/VCR 细胞(高表达 P-gp)的培养液中加入比亲本细胞 HL-60 高 10 倍的柔红霉素。无论是药敏细胞还是耐药细胞,当细胞内药物浓度较低时,药物即可被分割包裹于转运小体中。当升高细胞内的药物浓度,并超过转运小体的分割包裹能力时,药物即弥散地分布于细胞质和细胞核中。而如果细胞高表达药物转运体(如 P-gp),则细胞内药物浓度可以降低到转运小体的能力范围之内,并进而发生药物的囊性分割包裹。另外,ABC 转运蛋白还可能通过影响细胞内 pH 值或离子通道而调节药物的分割包裹。

由于酸性小体不仅转运药物,还转运新生的膜蛋白,所以,反向的一个解释认为:经药物选择的耐药细胞不仅高表达功能性的 ABC 转运蛋白,同时还拥有一个

第十二章 细胞内药物分布的改变与肿瘤多药耐药

高效的膜转运系统,负责将新生的膜蛋白转运至细胞膜。这样,高表达 ABC 转运蛋白的细胞往往会伴有药物分布的改变。

二、P-糖蛋白与药物的转运

1. 生理功能

第一个被发现与肿瘤耐药有关的 ABC 家族成员是 P-gp。研究表明,P-gp 参与了多种内源性物质的转运,包括脂类如鞘磷脂和卵磷脂,类固醇如皮质酮和睾酮。然而,其他转运蛋白可能也参与了上述内源性物质的转运。因为经基因修饰而缺乏 P-gp 的小鼠并没有出现明显的生理异常;相反,药物在该小鼠体内进入脑和骨髓的能力却有所增强。

2. 转运底物

P-gp 可以介导细胞对多种药物的耐受性,包括阿霉素、柔红霉素、放线菌素 D、鬼臼乙叉甙、替尼泊甙、秋水仙碱、紫杉醇、长春新碱和长春花碱。其他一些转运底物还包括钙通道和钙调蛋白抑制剂,如维拉帕米、三氟拉嗪和奎宁等多种具有生物活性的疏水多肽衍生体,如蛋白酶抑制剂(胃酶抑素)、趋化剂、离子载体(缬氨霉素、短杆菌肽)、内啡肽、免疫抑制剂(环孢菌素 A、PSC 833)。另外,天然的和人工合成的鸦片制剂均可作为 P-gp 的底物。上述均为被 P-gp 直接转运的物质。与之相对应的是,P-gp 还可介导细胞对一些与转运没有明显关联的治疗的耐受性。比如,P-gp 的高表达可导致细胞抵抗补体依赖的细胞毒杀伤。另外,高表达 P-gp 的细胞对包括 Fas 介导的或血清撤除激发的多种形式的凋亡均不敏感。

3. 作用机制

P-gp 作为药物外流泵的功能已经被证实。然而,P-gp 与其底物相互作用的机制并没有完全阐明。有几项研究结果提示,P-gp 并不是将细胞内的药物直接转运至细胞外,它可能将疏水底物优先转运出脂质双层。

P-gp 具有的非转运相关的功能可从以下事实得到解释:P-gp 是组成细胞膜的一个重要分子。研究显示,在对柔红霉素耐药的中国仓鼠卵巢细胞,P-gp 约占其细胞膜总蛋白的 20%。由于高表达的 P-gp 占有细胞膜的多数位置,就使得其他膜蛋白(如离子通道蛋白和离子转运体)的组装和功能受到干扰,从而引起一些与 P-gp 高表达相伴随的现象。

研究还显示,将 P-gp 基因转导入药敏细胞,通常会伴有细胞内 pH 值的碱化。这似乎提示,P-gp 介导耐药可能与细胞内 pH 值改变有关,而非外排药物。然而,这个假说并不成立。因为,P-gp 的表达并不总是伴有细胞内 pH 值升高。比如,将 P-gp 基因转导入 MCF-7 可导致细胞对阿霉素和长春新碱的耐药指数升高 20 倍和 220 倍,但细胞内 pH 值在基因转染前后均为 6.6。然而,经阿霉素诱导耐药的 MCF-7 细胞内 pH 值却升高了 0.3,而同样经阿霉素诱导耐药的中国仓鼠肺纤维母细胞 V79 细胞内 pH 值却从耐药前的 7.3 降低到了耐药后的 7.0。综上所述，P-gp的表达可能伴有细胞内 pH 值的升高、降低或不变。

近年来，人们也一直在找寻可以抑制 P-gp 功能的共聚物来作为载药载体，从而提高药物细胞内浓度，减少药物外排，最终提高药物有效率。Zhao 等人在 2013 年使用 TPGS-b-PBAE(β-amino ester)作为多西他赛的载药体，来作用于人卵巢癌耐药肿瘤细胞 A2780 以及 A2780/T 细胞。结果显示有载体药物的 IC_{50} 比普通多西他赛少一半，这可能与载药体扩大了罗丹明 123 的荧光强度以及减少细胞内 ATP 水平有关。谢萌等通过使用羧基功能化介孔二氧化硅纳米作为阿霉素的载药体，药物的释放具有明显的 pH 依赖性，在 pH5.0 的介质中有最佳的释放行为。通过内吞作用部分阻断 P-gp 基因表达的，并部分抑制半胱天冬酶依赖的细胞凋亡和修改信号转导通路来抑制肿瘤细胞多药耐药。同时载药纳米粒对人乳腺癌细胞耐药株 MCF-7 的逆转作用是游离阿霉素的 6 倍，而对敏感株的毒性作用与游离药物相似。故寻找此类可抑制 P-gp 功能的共聚物作为载药体，可以成为未来减少化疗药物多药耐药几率的有力工具。

4. 细胞内定位

在包括 MCF-7、CEM、KB-C4 和 U-20S 在内的多种 MDR 细胞系，P-gp 不仅分布于细胞膜，同时还定位于高尔基体的内腔表面。在少数情况下，P-gp 还分布于内质网，但内吞体和溶酶体没有 P-gp 的分布。

一些研究认为，P-gp 在细胞器的表达并不是药物在此细胞器蓄积的原因。首先，目前认为细胞膜 P-gp 的作用机制是将细胞膜内表面的药物分子转运至细胞外，而非将溶解形式的药物外排出细胞膜。如果这个假说是正确的，那么定位于细胞器的 P-gp 就不可能将药物从细胞质转运入细胞器内。其次，预先用维拉帕米处理表达 P-gp 的 MCF-7 可导致柔红霉素在细胞内的蓄积增多。如果细胞器的 P-gp 功能也受到抑制，那应当观察到药物在细胞核和细胞质的弥散分布。然而，事实恰恰相反，维拉帕米处理可导致柔红霉素在高尔基体内的蓄积增多。在对长春新碱耐药的 HL-60 和对阿霉素耐药的 U-937 细胞，也得到了与 MCF-7 细胞相似的结果。最后，一个未经药物处理的人结肠癌细胞系虽然表达高水平的 P-gp，但它对 P-gp 的两个经典底物阿霉素和长春新碱却很敏感。免疫荧光检测显示，P-gp 全部定位于该细胞的细胞质内而非细胞膜上。有趣的是，在未经药物处理的人黑色素瘤细胞系，P-gp 也是全部分布于细胞质内。综合这些研究结果可以得出以下结论，即细胞器的 P-gp 并不是表达 P-gp 的细胞产生耐药的原因。这也进一步提示，至少在某些耐药细胞内，细胞上调了膜转运系统的功能以负责将 P-gp 从细胞质运输至细胞膜。

三、多药耐药蛋白超基因家族

1. 生理功能

在被发现后的10年多的时间内,P-gp一直被认为是介导哺乳动物细胞发生耐药的唯一蛋白质。然而,以后的研究显示,至少有另外一种蛋白质,一个被称为MRP(MRP1)的糖蛋白同样可以介导哺乳动物细胞发生耐药。新近的研究表明,MRP属于一个至少包括7个成员的超基因家族。这个家族的多个成员均可介导细胞耐药。尽管MRP基因转染的细胞可以表现出ATP依赖的药物转运功能并显示对药物很高的耐受性,但其外排药物的功能并没有P-gp介导的效应强。

在极化的细胞中,位于基底膜的MRP 1可以将鞘脂从细胞膜的内侧面转运至细胞膜的外表面。在缺乏膜转运小体运输的情况下,某些神经酰胺类分子似乎也通过这种机制被转运至细胞膜表面。在合成白三烯的白细胞内,MRP还可转运共轭的白三烯C4。MRP也转运其他共轭底物,如葡萄糖醛酸基化的雌二醇、葡萄糖醛酸基化的胆红素、硫酸盐形式的胆盐。相反,谷胱甘肽(GSH)和葡萄糖醛酸本身并不是MRP的转运底物。实验观察到,MRP可以转运游离或GSH共轭的致癌物黄曲霉素B_1,提示MRP可以保护细胞免受化学毒物的损伤。然而,敲除MRP1基因并不影响小鼠的生存。

2. 转运底物

MRP的转运底物有许多同时也是P-gp的转运底物,而且越来越多的证据表明,肿瘤细胞同时表达P-gp和MRP是其产生耐药的决定性因素。在未经药物处理的细胞产生耐药的过程中,MRP的作用显得尤为重要。对阿霉素耐药的人结肠癌LoVo/ADR细胞高表达MRP,同时伴有细胞内药物分布的改变和PKC同工酶的变化。

转染MRP1基因的细胞系可耐受阿霉素、柔红霉素、表阿霉素、放线菌素D、罗丹明123、秋水仙碱、长春新碱和长春花碱。另外,MRP的表达可导致依立替康及其活性代谢产物SN-38在细胞内的蓄积减少,从而介导细胞对SN-38的耐受性。但是,MRP并不能介导细胞对紫杉醇、安吖啶、米托蒽醌和顺铂的耐受性。

3. 作用机制

MRP与P-gp之间一个重要的区别在于:MRP将荧光探针从肿瘤细胞的细胞质转运至细胞外,而P-gp是将同样的荧光探针从细胞膜内侧转运至细胞外。

新近的发现提示,MRP至少通过两种不同的方式转运化合物。一方面,MRP可以作为阴离子转运体转运各种各样的GSH和葡萄糖醛酸基-共轭物;另一方面,MRP还可共转运GSH和未经修饰的长春新碱、长春花碱、鬼臼乙叉甙和柔红霉素。实验显示,某些高表达MRP的细胞中GSH显著减少,抑制GSH的生成的丁胺酸盐可以增强某些抗癌药如长春新碱的细胞毒性。这些现象均可以由MRP共转运 GSH 和药物来解释。

4. 细胞内定位

目前对 MRP 在细胞内定位的研究结果并不完全一致。有报道认为，在药物诱导或基因转染的细胞系中，MRP 大部分定位于细胞膜。也有报道认为，MRP 主要定位于内质网和其他细胞器如高尔基体。但是，在人的正常细胞如内皮细胞、肌细胞、巨噬细胞和未经处理的黑色素瘤细胞，MRP 大部分定位于细胞质。

第三节 细胞内 pH 值的改变对肿瘤多药耐药的影响

一、药敏与耐药肿瘤细胞 pH 值的改变

在肿瘤耐药研究中所发现的一个有趣的现象是：许多肿瘤细胞系（包括一些最常用的细胞模型如 MCF-7 和 HL-60）与其相应的正常组织细胞相比，细胞内的 pH 值均发生了改变。目前还不清楚人的肿瘤组织是否也同实验用肿瘤细胞系一样发生了细胞内 pH 值的改变。

细胞内 pH 值梯度与药物分布和药物敏感性密切相关。酸化细胞内 pH 值可促进紫杉醇、秋水仙碱等以微管蛋白为靶的抗癌药与其靶分子的相互作用。用林格氏缓冲液使细胞内 pH 值逐渐降低 $0.1 \sim 0.7$，可增强细胞对化疗药物的敏感性。另有研究报道，酸化细胞内环境还可以显著增强凋亡诱导剂的作用。

用抗癌药对细胞内 pH 值异常改变的肿瘤细胞系进行长期诱导，所得到的耐药细胞亚系通常恢复了正常的细胞内 pH 值梯度。更令人吃惊的是，将 ABC 转运蛋白基因转染同一亲本肿瘤细胞，可以引起与药物选择相同的变化。但是，我们也必须认识到，基因转染的细胞通常需要化学药物（如 G418）的筛选和维持，而这有可能会导致基因转染以外的其他效应。目前已有研究证明，G418 会干扰至少一种 ABC 转运蛋白（CFTR）的功能。还有研究表明，G418 可以减少毒蕈碱受体偶联的钙释放，并可能严重干扰一些重要的细胞控制机制，如 PKC 介导的信号转导。

正常细胞内各部分之间具有重要的 pH 值梯度。多数细胞质的 pH 值为 $7.2 \sim 7.6$，细胞核的 pH 值为 $7.5 \sim 7.8$。对于酸性膜小体或细胞器、高尔基体的 pH 值为 $6.2 \sim 6.4$，早期内吞体的 pH 值为 $6.0 \sim 6.5$，晚期内吞体的 pH 值为 $5.2 \sim 5.8$，分泌小体的 pH 值为 5.8，而溶酶体的 pH 值为 $4.8 \sim 5.2$。

必须强调的是，尽管高表达 P-gp 或 MRP 的细胞都出现了细胞内 pH 值梯度的改变，但就目前所知，这些耐药细胞的亲本细胞本身就具有异常的细胞内 pH 值，还未见到来自 pH 值正常亲本细胞的耐药细胞发生细胞内 pH 值改变的报道。这就提示耐药细胞内 pH 值变化及其引起的细胞内药物分布异常可能与亲本细胞本身有着密切的关系。

二、囊状小体 pH 值与耐药

哺乳动物细胞内 pH 值的调节主要依靠 Na^+ 与 H^+ 的交换和 HCO_3^- 依赖的转运机制。另外,某些肿瘤细胞膜上还表达有空胞型 H^+-ATP 酶。这种质子-ATP 酶通常负责细胞内成分的酸化。但细胞器的酸化除了需要质子-ATP 酶外,同时还需要一个并行的离子电导来消除膜电位。这种离子电导通常是由细胞内受 PKA 磷酸化调节的 Cl^- 通道家族来介导。

研究已经发现,长春新碱诱导(P-gp 高表达)和阿霉素诱导(MRP 高表达)的 HL-60 细胞至少高表达空胞型质子-ATP 酶的一个亚单位。使用空胞型质子-ATP 酶特异性的抑制剂 bafilomycin A1,可增加药物在 HL-60/VCR 和 HL-60/ADR 细胞内的蓄积,抑制细胞对药物的外排,这就提示空胞型质子-ATP 酶参与了上述两种耐药细胞对药物的外排。

MRP 的高表达可以伴有 K^+ 电流和容量调节 Cl^- 电流的增大。尽管有证据表明 P-gp 更像是 Cl^- 通道调节因子,但学者们仍推测 P-gp 本身就是一种 Cl^- 通道。因而可知,囊性小体将 ABC 转运蛋白运输至细胞膜,ABC 转运蛋白调节离子通道,进而反馈调节囊性小体的转运。

三、肿瘤 pH 的改变与肿瘤多药耐药

1. pH 对抗肿瘤药物吸收的影响

药物对肿瘤细胞的杀伤作用依赖于进入细胞内的药物浓度,pH 的改变会影响肿瘤细胞对药物的吸收。许多耐药的恶性肿瘤细胞的 pH 增高,使其对长春新碱、阿霉素、顺铂等抗肿瘤药物的细胞内蓄积量减少,难以达到有效治疗浓度,因为这些药物在细胞内的靶点是 pH 值依赖性的,轻微的细胞内 pH 梯度的改变即可对药物蓄积、胞噬和分泌产生影响。研究表明,米托蒽醌耐药的 MCF-7/Mitox 细胞及阿霉素耐药的 MCF-7/D40 细胞内外 pH 梯度随肿瘤细胞体积的增大而增加,耐敏感株 MCF-7/S 细胞则没有表现出这种现象,说明 pH 梯度的增加有助于耐药肿瘤细胞将弱碱性药物排出细胞。有些抗肿瘤药物在细胞内的含量会随着细胞的 pH 的增高而减少、降低而增加。另外,与敏感细胞相比,耐药细胞存在的药物间隔囊泡数量更多,囊泡与胞质之间存在更大的 pH 值梯度。在敏感细胞中,内部 pH 较低的囊泡数最少,并且相对于耐药细胞,敏感细胞比耐药细胞表现出更低的亚细胞器酸化,提示敏感细胞通过分泌和再循环通道从胞质到分泌囊泡移除药物分子的能力下降。在正常条件下提高这些细胞器内的 pH 值,可刺激胞吐作用并增加多种化疗药物的外排。

2. pH 对肿瘤细胞药物外排相关蛋白的影响

目前有研究显示肿瘤细胞药物外排相关蛋白如 P-gp 的表达也随诱导细胞 pH 及去极化的程度而改变。研究表明,药物被排出细胞外,并不是肿瘤细胞耐药的最

主要机制,细胞膜的反复去极化、跨膜电位的下降、pH的增高以及对细胞离子迁移的干扰,都与MDR的许多重要特征密切相关。现在已知P-gp的ATP酶活性的最适pH是7.5,细胞pH的增高可能增加了P-gp活性,从而使细胞内药物外排增多,蓄积减少。

3. pH对肿瘤细胞凋亡的影响

细胞内pH降低是细胞凋亡早期必然的变化,随后核酸内切酶激活,降解DNA。细胞内Cl^-浓度对细胞凋亡过程中DNA的裂解有重要调节作用。许多抗癌药物在引起各种恶性肿瘤细胞的凋亡过程中,也同样经历了这一过程。而细胞内pH的增高则对这个过程有抑制作用。

4. pH对肿瘤细胞DNA修复能力的影响

pH对肿瘤细胞DNA修复能力也有影响。许多化疗药物的细胞毒作用是通过引起DNA损伤产生的,因此DNA修复能力是决定肿瘤对化疗药物敏感性的重要因素。目前研究较多的是烷化剂与DNA损伤修复机制的关系。烷化剂的作用是使细胞内发生DNA与DNA、DNA与蛋白质的交联,使DNA不能进行正常的复制和转录。研究表明,细胞各种代谢酶最适pH值近中性或偏碱性,当细胞内pH值增高时,代谢酶活性增加,细胞增生的关键因素如蛋白质、DNA、RNA合成增加,引起细胞增生活跃。DNA修复蛋白烷基转移酶是一个21 ku的DNA结合蛋白,能特异性识别鸟嘌呤O_6位置的烷化基团,通过共价转移其到DNA修复作用,其含量增高与肿瘤对亚硝脲类烷化剂耐药呈高度相关。在耐药肿瘤细胞中,它的含量高于敏感细胞。

四、通过调节pH逆转肿瘤细胞MDR

近年来对于逆转MDR的研究,大多局限于如何抑制或拮抗耐药基因表达及耐药相关蛋白功能方面。目前临床使用的钙通道阻断剂、钙调蛋白抑制剂、类固醇激素、环孢霉素等药物,其主要机制是直接抑制P-gp的功能,恢复MDR细胞内药物聚集,起化疗增敏作用。研究显示,虽然这些蛋白与肿瘤细胞的耐药有着密切的联系,但经转染后表达P-gp的细胞株的耐药程度却低于具有MDR特征的肿瘤细胞,这表明存在其他的重要影响因素介导了肿瘤细胞的MDR。鉴于耐药肿瘤pH比敏感细胞更高这一客观现象,pH增高通过各种途径促进了肿瘤MDR的产生与维持,调节肿瘤pH有望成为逆转肿瘤MDR的新手段。

总之,肿瘤多药耐药细胞系会表现几种经典的表型变化,其中包括细胞膜高表达药物外流泵如P-gp和MRP。另外,细胞内的pH值会发生改变,通常是碱化和分泌系统的扩大,进而导致药物被分割包裹于细胞质内的膜性小体内,最终使药物失去与细胞核内相关靶点作用的机会。有一个模型可以将上述两种机制联系起来,那就是膜性小体系统。膜性小体系统不仅负责分割包裹、运输、分泌药物,还负

第十二章　细胞内药物分布的改变与肿瘤多药耐药

责将 P-gp 和 MRP 从内质网转运至高尔基体和细胞膜。P-gp 和 MRP 在细胞膜的表达需要功能增强的膜性小体转运系统将其从高尔基体转运至细胞膜。由于细胞质 pH 值的降低和膜性小体 pH 值的升高可干扰膜性小体转运系统的功能，所以，药物诱导可促使细胞内 pH 值异常的肿瘤细胞恢复正常的 pH 值梯度。又由于许多化疗药物是弱碱性的，所以同样的变化也可促进药物在膜性细胞器内的分割包裹与分泌外排。P-gp 在细胞质的表达不影响细胞对药物的敏感性，但表达于细胞膜的 P-gp 可发挥药物外流泵的功能而降低细胞内的药物浓度。相反，很难将 MRP 介导的耐药与细胞内药物蓄积的减少联系起来。研究结果提示，表达于膜性小体的 MRP 主要通过将细胞质中的药物转运入酸性膜性小体而介导肿瘤细胞耐药。由此可以推测，选择性作用于细胞膜性小体转运系统的药物可以诱导包括 P-gp 和 MRP 在内的多种耐药机制。

自从 1981 年 Tsuruo 等首次报道维拉帕米能逆转 P388/VCR 肿瘤细胞对长春新碱的耐药性之后，耐药逆转剂发展非常迅速。很多逆转剂在体外对 MDR 有很好的逆转作用，但由于要在体内达到体外逆转试验有效浓度所需剂量过大，在临床上存在对心血管系统的不良反应、免疫抑制作用、肾毒性，或在耐受剂量下的逆转活性不高等，从而限制了其临床应用。

许多中药成分也被应用于逆转肿瘤多药耐药中，比如三七总皂苷。史亦谦等采用白血病细胞 K562/VCR 为靶细胞研究三七总皂苷（PNS）的逆转作用，发现三七总皂苷在 300 μg/mL 浓度以下对细胞基本无毒性，为安全有效的逆转剂，PNS 能够部分逆转耐药细胞 K562/VCR 的多药耐药性，增加耐药细胞内阿霉素的蓄积浓度，从而增强阿霉素对 K562/VCR 耐药细胞的细胞毒作用，而且随着药物浓度的增加其逆转作用逐渐，并且其逆转强度明显大于维拉帕米，同时 PNS 能够部分下调多药耐药基因 MDR1 表达的 P-gp，通过抑制多药耐药基因表达 P-gp 和（或）与 P-gp 相结合，抑制其药物泵的作用而实现多药耐药逆转作用。

> 了解肿瘤细胞内药物的分布与多药耐药的关系有助于我们更好地了解肿瘤多药耐药，并为将来研发肿瘤耐药的逆转药物打下坚实的基础。

（俞心念　傅蓉）

主要参考文献

[1] 樊代明. 肿瘤研究前沿（第 1 卷）. 陕西：西安交通大学出版社，2001.
[2] Zhao R, Oxley D, Smith TS, et al. DNA damage-induced bcl-xL deamidation is mediated

by NHE-1 antiport regulated intracellular pH. PLoS Biol, 2006, 5(1): 39 - 53.

[3] Reshkin SJ, Bellizzi A, Caldeira S, et al. Na+/H+ exchanger-dependent intracellular alkalinization is an early event in malignant transformation and plays an essential role in the development of subsequent transformation-associated phenotypes. FASEB J, 2000, 14(14): 2185 - 2197.

[4] Casey JR, Grinstein S, Orlowski J. Sensors and regulators of intracellular pH. Nat Rev Mol Cell Biol. 2010, 11: 50 - 61.

[5] Reshkin SJ, Cardone RA, Harguindey S. Na^+-H^+ exchanger, pH regulation and cancer. Recent Pat Anticancer Drug Discov, 2013, 8: 85 - 99.

[6] Harvey WR. Physiology of V-ATPase. J Exp Biol, 1992, 172: 1 - 17.

[7] Boyer MJ, Tannock IF. Regulation of intracellular pH in tumor cell lines: influence of microenvironmental conditions. Cancer Res, 1992, 52: 4441 - 4447.

[8] Harguindey S, Orive G, Luis Pedraz J, et al. The role of pH dynamics and the Na^+/H^+ antiporter in the etiopathogenesis and treatment of cancer. Two faces of the same coin-one single nature. Biochim Biophys Acta, 2005, 1756: 1 - 24.

[9] Andreeff M, Goodrich DW, Pardee AB. Holland-Frei Cancer Medicine: cell proliferation, differentiation, and apoptosis. 5th edition. Hamilton: BC Decker Inc, 2000.

[10] Heerdt AS, Borgen PI. Current status of tamoxifen use: an update for the surgical oncologist. J Surg Oncol, 1999, 72: 42 - 49.

[11] Gatenby RA, Gawlinski ET, Gmitro AF, et al. Acid-mediated tumor invasion: a multidisciplinary study. Cancer Res, 2006, 66: 5216 - 5223.

[12] Kraus M, Wolf B. Implications of acidic tumor microenvironment for neoplastic growth and cancer treatment: a computer analysis. Tumour Biol, 1996, 17: 133 - 154.

[13] Martin NK, Gaffney EA, Gatenby RA, et al. Tumour-stromal interactions in acid mediated invasion: a mathematical model. J Theor Biol, 2010, 267: 461 - 70.

[14] 王婷,杨策尧,申丽娟. 三七总皂苷对肿瘤耐药逆转作用的研究进展. 临床医学,2011,31(3):109 - 111.

[15] 芦颖,李庆华,庞天翔. 肿瘤细胞内pH值改变与肿瘤多药耐药的关系. 中国药理学通报,2007,23(9):1128 - 1130.

[16] 徐靓,季峰. 肿瘤酸性微环境与抗肿药耐药对策研究进展. 国际消化病杂志,2010,30(2):107 - 110.

第十三章 细胞周期通路与肿瘤多药耐药

细胞周期调控网络的异常与肿瘤的发生与发展密切相关,也是肿瘤细胞对化疗药物产生耐受的重要机制。对细胞周期调控的深入研究将有助于我们更好地了解细胞癌变的机制以及肿瘤多药耐药的机制,为我们在临床上更好地使用化疗药物和开发新的化疗药物奠定理论基础。本章主要针对细胞周期通路与肿瘤多药耐药的关系展开论述。

第一节 细胞周期通路简介

一、细胞周期通路

近年来随着研究的深入,对细胞周期调控的分子机制的研究已经逐步明确。图 13-1 显示了细胞周期调控机制的示意图。

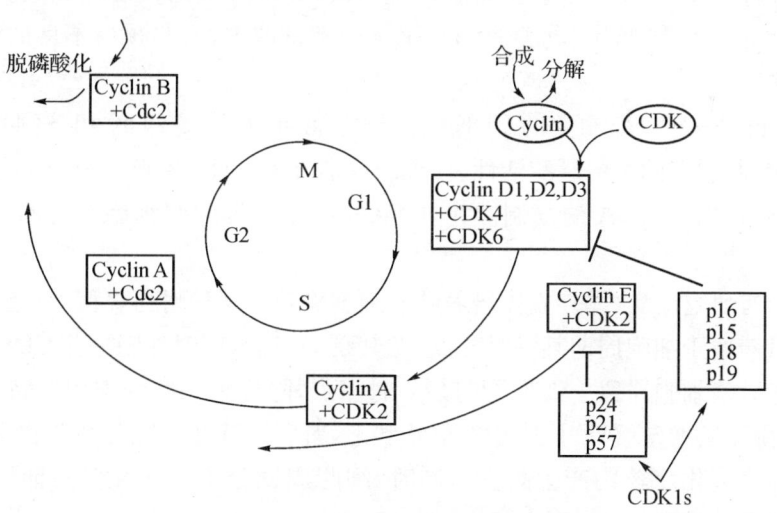

图 13-1 细胞周期的调控机制示意图

细胞周期调控的核心机制是通过不同 Cyclin 与其相关的 CDK 形成复合体,

产生特定的激酶活性,使细胞通过特定的调控点顺利完成细胞周期。细胞周期进程依赖于不同的 Cyclin/CDK 复合物在恰当时间形成、激活及灭活,其中 Cyclin 是调节亚基,CDK 是催化亚基。有研究表明,CyclinD1/CDK4 以及 CyclinE/CDK2 是其中最重要的两对复合物,它们在细胞周期转化中发挥重要作用。

细胞周期是一个高度有序的运转过程。它的正确运转是在适宜的环境中通过对 Cyclin/CDK 复合物的活性进行精确调控来实现的。Cyclin、CDKs 的异常表达、CDKs 抑制蛋白的缺失以及检测点的异常等,都将使细胞周期发生紊乱,引起细胞的增殖失控,引起发生癌变以及产生对化疗药物的耐受。

Cyclin 在细胞周期进行周期性的合成和降解,不同的 Cyclin 在细胞周期的不同阶段与不同的 CDKs 结合,从而激活 CDKs 分子。活化的 CDKs 呈现出蛋白激酶活性,使不同的底物蛋白磷酸化,从而启动或调控细胞周期的主要事件。由此可见,Cyclin 分子适时适度进行表达是细胞周期正常运转的前提。在许多肿瘤细胞和增殖细胞中 Cyclin 常常过度表达,使 CDKs 分子持续活化,细胞周期的运转异常活跃。

CDKs 抑制蛋白(CDK1)与肿瘤发生有关。p16 是 CDK1 家族中一员,它一旦发生变异,细胞便可以无限制地通过 G_1 期,最终引起细胞恶性增殖。据报道,在一些神经胶质瘤、间皮瘤、急性淋巴母细胞性白血病、鼻咽癌、胰腺癌等细胞系中均出现高频率的 p16 基因的缺失。

p27 主要与 Cyclin E/CDK2 和 Cyclin D/CDK4 等多种 CDKs 复合物结合并抑制其活性,p27 缺失可以导致肿瘤的发生发展,并与肿瘤的侵袭性有关。据报道,p27 在人类肺癌、结肠癌、乳腺癌和膀胱癌中常常缺失,它与预后不良的癌症侵袭紧密相关。

p21 也是一种非常重要的 CDK1 分子,它能与和 G_1/S-CDK 和 S-CDK 复合物结合,并抑制它们的蛋白激酶活性,使细胞停滞在 G_1 期。除此之外,p21 还可以与 PCNA 结合,抑制 DNA 的复制。在乳腺癌、白血病等肿瘤细胞中,p21 基因常有变异。

目前有研究证实,体外立体培养肿瘤细胞除获得某种耐药表型外,还发现这些细胞大量滞留于细胞周期某一时相点(尤其是 G_1 期),同时伴随一些 CDK1 的过表达。大量肿瘤细胞滞留于细胞周期某一时相点,除导致一些细胞周期特异性药物失效外,由于其增殖缓慢,处于相对静止状态,有利于其在细胞毒性药物中生存,极易对其他许多化疗药物产生耐受。同时,细胞周期分子还和经典的抑癌基因 Rb 及 p53 关系密切。

细胞在不同周期时相对体内调节因素的敏感点不同,同时对外界各种因素包括药物和放射线等敏感性也不同,这些成为化疗和放射线等抗癌的理论依据。由于化学抗癌药物具有特定选择性,处于周期不同时相的细胞对药物的敏感性各异。另外,肿瘤生长速度与疗效相关,一个快速生长的肿瘤将比一个慢速生长的肿瘤更快地导致患者死亡;但另一方面,一个快速生长的肿瘤也可能更易于获得较好的治疗效果,因为生长快的肿瘤,活跃周期和分裂细胞多,这些细胞更易遭受化疗和射线的打击。

细胞周期介导的肿瘤耐药最经典的描述是:由于细胞处于细胞周期的特定时相而对化疗药物的相对不敏感。它在联合化疗中是很普遍的,由于一种化疗药物影响了细胞周期,导致序贯给予的化疗药物效果降低或无效。表 13-1 显示了联合化疗中细胞周期介导的肿瘤多药耐药现象的机制。

表 13-1 联合化疗中细胞周期介导的多药耐药现象及其机制

介导耐药的药物	机制
黄酮类抗肿瘤药物导致紫杉醇耐药	G_1 期 CDK2、CDK4 及 CDK6 抑制;G_2 期 Cyclin B1/Cdc2 激酶的抑制导致细胞周期阻滞
苔藓抑素-1 导致紫杉醇耐药	Cyclin B1 的抑制和 Cyclin B1/Cdc2 复合体活性降低导致 G_2 期细胞周期阻滞
顺铂导致紫杉醇耐药	顺铂导致 G_2 期细胞周期阻滞及干扰微管相关蛋白
黄酮类抗肿瘤药导致依立替康耐药	在 G_1 期阻滞 CDK2、CDK4 及 CDK6;在 G_2 期 Cyclin B1/Cdc2 激酶的抑制导致细胞周期阻滞
依立替康导致氟尿嘧啶耐药	依立替康导致 G_2 期细胞周期阻滞
氟尿嘧啶导致依立替康耐药	氟尿嘧啶诱导的 G_1/早 S 期聚集
UCN-01 导致氟尿嘧啶耐药	G_1/S 期细胞周期阻滞;p21 诱导表达及 CDK2 去磷酸化

二、细胞周期检测点

细胞周期检测点是由一系列相关检测蛋白相互作用所组成,可以对细胞周期进行检测并产生相应的生物学效应,由此构成一个复杂的信号传导网络检测系统。其主要成员包括:感知细胞周期脱轨或不完整的感受器、能进行信号传导级联反应的传导蛋白和中断细胞周期进程的效应器。

大部分化疗药物作用可导致肿瘤细胞受损,被细胞周期检测点识别,引起细胞周期阻滞,进一步激活相应机制而清除肿瘤细胞。因此,细胞周期检测点的状态对于化疗药物发挥抗肿瘤效能起着十分重要的作用。细胞周期检测点功能障碍将导致肿瘤细胞逃逸化疗药物的杀伤作用而继续存活。

细胞周期检测点主要在四个时期发挥作用,因此按时相又可分为:① G_1 期检测点;② S 期检测点;③ G_2 期检测点;④ 有丝分裂中/后期检测点,又称纺锤体组装检测点。其中 DNA 损伤检测点在 G_1 和 G_2 期发挥作用,DNA 复制检测点则负责检测 S 期 DNA 复制的进程。

1. DNA 损伤检测点

DNA 损伤检测点是细胞在长期进化过程中产生的一系列监控 DNA 损伤,以确保遗传信息高度准确地传递给子代细胞的机制。遗传信息的忠实传递不仅要求 DNA 复制的高度正确和染色体的准确分布,还要求细胞具有在 DNA 损伤时存活下去的能力。在细胞生命活动的过程中损伤是相对普遍的生物学事件。DNA 损伤可导致基因突变、细胞癌变、细胞死亡乃至生物体死亡。DNA 损伤检测点在 DNA 损伤时发挥细胞周期进程阻滞的功能,调控 DNA 损伤修复通路的活化,使细胞有充分的时间进行修复,而且还参与诱导损伤严重的细胞凋亡。

2. DNA 复制检测点

DNA 复制检测点是正常的 DNA 复制过程中保证 DNA 复制的高度精确性的关键。细胞在分裂之前将复制的 DNA 传递给两个子代细胞,否则会破坏子代细胞基因组的完整性而导致严重后果。

DNA 复制检测点在细胞内外因素导致的 DNA 复制受阻或者细胞内存在没有完全复制的染色体时,能够及时活化并引发一系列下游生物学事件,如复制速率的减慢、复制交点处的稳定和细胞周期运行的阻滞,为细胞修正 DNA 复制错误提供足够的时间,以保证细胞遗传物质的稳定性。而已知的许多癌基因均能形成 DNA 嵌合物,并通过抑制 DNA 多聚酶及激活 ATP 导致复制压力。

3. 有丝分裂期纺锤体检测点

纺锤体检测点又称有丝分裂期检测点,是细胞在进行有丝分裂时确保染色体精确均等地分配到两个子细胞中的"质控机制",负责监控纺锤体形态、染色体着丝点与微管连接及其产生的张力、染色体排列,确保姐妹染色单体精确分离的检测点。只要有一条染色体着丝点未与微管连接,就激活纺锤体检测点,使细胞暂停在分裂中期并启动补救措施。纺锤体检测点功能缺陷将导致染色单体错误分配,产生非整倍体子代细胞,最终导致肿瘤发生。纺锤体检测点作为细胞周期的最后关卡,是细胞生物学的研究热点。

纺锤体装配检测点控制着两个细胞周期的转换。纺锤体检测点活化后,细胞周期延迟,抑制了两个重要的转换:中后期的转换和有丝分裂退出的转换。两个转换都被泛素介导的蛋白质水解调节。泛素连接酶是其调节的中心环节,被称为后期促进复合物。

第二节 Cyclin 家族分子与肿瘤耐药

细胞周期与细胞增殖、凋亡、分化和癌变等生理和病理过程密切相关,而细胞周期蛋白(Cyclin)是调控细胞周期的一类关键分子,它们与 Cyclin 依赖性激酶

(CDK)及Cyclin依赖性激酶抑制物形成细胞周期的内源性调控网络调节细胞周期。Cyclin不仅在正常细胞周期调控中有重要作用,而且与衰老、病毒感染和肿瘤等病理现象也有密切关系,同时Cyclin在肿瘤细胞的耐药中也可能具有重要的作用。

一、细胞周期蛋白

细胞周期蛋白是一类随着细胞周期的进程而发生变化的蛋白质,不同的Cyclin在其相应周期时相达到含量和活性的高峰,激活相应的CDKs,发挥生理功能后迅速降解失活。据不完全统计,从芽殖酵母、裂殖酵母和动物细胞中已经分离出的周期蛋白有近30种,在哺乳动物中分离的约有20多种。这些具有种属特异性和组织特异性,并且都含有100~150个氨基酸的保守区,称为细胞周期蛋白盒,能与CDK结合。

二、Cyclin与肿瘤

1. Cyclin在肿瘤的表达

Cyclin A在乳腺癌、胃癌、肝细胞癌等肿瘤中过表达,并且与肿瘤的预后和疗效密切相关。Cyclin B在乳腺癌中高表达,并且也可作为预后的判断指标。Cyclin D1已经被认为是癌基因,其异常表达广泛存在于多种肿瘤,包括肺癌、乳腺癌、结肠癌以及血液系统肿瘤等,并且与很多肿瘤的组织分级、临床分期、预后有关。Cyclin D2和Cyclin D3异常表达在血液系统恶性肿瘤更多见。Cyclin E在很多肿瘤的表达也存在异常,且Cyclin E的异常表达不仅与肿瘤组织分级和临床分期有关,而且与不良预后有关。

2. Cyclin参与肿瘤发生发展的可能机制

细胞周期的紊乱将导致细胞肿瘤性增生,Cyclin作为细胞周期活动及真核细胞关卡控制的中心因子之一,其产物异常包括基因突变、表达异常、自身结构异常稳定性改变以及表达时相紊乱等,引起细胞周期失控,细胞无限增殖,凋亡能力丧失,最终导致肿瘤的形成。

3. Cyclin与肿瘤耐药

研究发现,与肿瘤耐药相关的Cyclin分子主要包括Cyclin A、Cyclin B1、Cyclin D1和Cyclin E等。

(1) Cyclin A与肿瘤耐药:研究表明发现Cyclin A表达异常时,细胞增殖调控过程发生变化,并且细胞对化疗药物的敏感性也发生变化。Cyclin A高表达时,S期和G_2/M期细胞比例增多,细胞对化疗敏感;Cyclin A低表达时,S期和G_2/M期细胞比例减少,细胞对化疗不敏感。所有关于Cyclin A的研究均表明Cyclin A的低表达可能与耐药有关。进一步分析Cyclin A与其他耐药基因如MDR1、拓扑异构酶Ⅱ以及Bcl-2表达水平之间的相关性,发现Cyclin A与拓扑异构酶Ⅱα的表达呈高度的正相关,耐药组患者中Cyclin A及Topo Ⅱα mRNA的表达水平均明显低于敏感组,提示Cyclin A与由Topo Ⅱ α介导的多药耐药耐药有关。

此外,有研究表明,在复发的AML患者中Cyclin A与MDR1的表达水平呈负相关,因此Cyclin A的低表达引起的白血病细胞对某些化疗药物不敏感或者敏感性降低,也可能是因为同时伴有MDR1表达增高所致。这表明CyclinA与肿瘤多药耐药可能是通过MDR1介导所致。

(2) Cyclin B与肿瘤耐药:Cyclin B是细胞分裂周期关键检测点G_2/M的正性调控因子,在G_2/M相转变过程中发挥着重要作用。研究发现Cyclin B与肿瘤多药耐药的关系主要是通过拓扑异构酶Ⅱ介导的,它们之间有协同作用。

人类免疫缺陷病毒-1病毒蛋白R(HIV-1 viral protein R,Vpr)拥有对各种恶性细胞在体内和体外抑制作用。AD-Vpr对人类大肠癌HCT-8/5-FU细胞的转染促进细胞进行程式性死亡并且将细胞停留在G_2期,G_2期的细胞周期蛋白Cyclin B1在AD-Vpr感染后开始在细胞里蓄积。由此可见Vpr作为一种新型的、针对大肠癌多药耐药的抗肿瘤药是很有潜力的。

(3) Cyclin D1与肿瘤耐药:研究发现,Cyclin D1在多种肿瘤组织中过度表达,包括乳腺癌、食管癌、原发性肝癌等,并且其表达水平与肿瘤细胞的化疗敏感性关系密切。但Cyclin D1是通过何种途径参与肿瘤耐药并未被人们所发现,还需要进一步的研究。

(4) Cyclin E与肿瘤耐药:关于Cyclin E与肿瘤耐药的研究不多,具体机制还不清楚。但研究发现Cyclin E的一种低分子量形式的细胞可以抵抗G_1期阻滞,但对顺铂更加敏感。

第三节 Cyclin依赖性激酶相关分子与肿瘤耐药

在肿瘤细胞中影响细胞周期进展的基因表达发生变化是很普遍的现象,例如Cyclin D1的表达增加、p53基因的突变,这些基因的变化影响了细胞的增殖分化和凋亡,并且越来越多的证据表明这些变化会影响细胞对化疗药物的敏感性。随着对细胞周期研究的逐渐深入,近几年来陆续发现了多种细胞周期依赖性激酶的抑制蛋白。根据其序列的同源性,可以分为两类:一类以p21WAF1为代表,另一类以p16INK4a为代表,下面分别就p21WAF1和p16INK4a来探讨细胞周期依赖性激酶的抑制蛋白与肿瘤细胞耐药的关系。

一、p21WAF1

1993年,p21被发现而进行了命名。研究证明它能介导p53的抑癌作用,因而将其命名为WAF1(wild-type p53 activated fragment 1)。

1. p21WAF1 的生物学功能

(1) 控制细胞周期：p21 的分子量约为 21 kD，它是一个广谱的细胞周期蛋白依赖性激酶的抑制蛋白。p21 蛋白的 N 端保守区可以结合 CDK，抑制 CDK 的活性；p21 的 C 端有独特的结合 PCNA 的部位，可以抑制 PCNA 复制 DNA 的活性。在正常细胞中，p21 和 PCNA 可以与多种不同的 Cyclin/CDK 复合物结合形成四聚体形式，并对其活性有抑制作用。因此，p21 过表达可以引起 G_1、G_2 和 S 期的阻滞。p21 还可以通过抑制 PCNA 来阻断 DNA 的复制。p21 缺失的细胞不能进入细胞周期。

(2) 在肿瘤中表达的意义：在一些没有 p53 突变的肿瘤中，用 PCR-SSCP 分析并测序，发现 p53 的突变率非常低。在一些胃癌细胞系中，由于 p53 基因的异常，p21 的 mRNA 水平很低甚至检测不到。在 p53 基因无突变的乳腺癌中，分化差的肿瘤细胞 p21 表达增高，而在 p53 基因发生突变的乳腺癌中，p21 表达很低，这提示 p21 的表达异常可能是间接受到其他因素的影响。p21WAF1 不仅可以介导 p53 的功能，还可以对细胞的增殖、分化和衰老都起到重要的作用。

2. p21WAF1 与肿瘤细胞耐药的关系

p21 是 p53 的靶基因，在细胞暴露与可以造成 DNA 损伤的药物或 X 射线时，从而引起细胞生长的抑制。在对肿瘤的研究中发现，p21 在抗肿瘤药物作用时，既可以发挥促凋亡活性，也可以发挥抗凋亡活性，这与细胞组织以及细胞内具体的内环境有关。

地西他滨(5-Aza-dC)是一种去甲基化药物，目前已用于治疗骨髓增生异常综合征，但其对实体瘤的治疗还处于临床试验阶段。5-Aza-dC 作用于肿瘤耐药细胞 MCF-7/ADR 和 KBV/200 后，细胞周期相关蛋白 Cyclin A、CyclinE 和 p21WAF1/cip1 mRNA 和蛋白的表达均明显上升。上述结果表明，5-Aza-dC 通过对周期相关蛋白的调节，将肿瘤耐药细胞的周期阻滞在 G_2/M 另一方面。值得关注的是，5-Aza-dC 在肿瘤耐药细胞中可以发挥相似甚至更为明显的周期阻滞作用。在乳腺癌多药耐药细胞 MCF-7/ADR 中，5-Aza-dC 诱导的 G_2/M 期细胞周期阻滞作用比在其亲本细胞 MCF-7 中的程度更为明显。

p21 参与的肿瘤耐药的发生有双重作用：一方面，在某些通路它能导致耐药细胞凋亡的增加；另一方面，在某些通路它能诱导耐药细胞的产生。因此，p21 用于抗肿瘤药物的预警变得十分复杂。但在较为明确的情况下我们还是可以运用 p21 靶向药物或基因工程技术来逆转肿瘤耐药。

二、p16INK4a

p16INK4a 是在对与细胞周期蛋白依赖性激酶相结合的蛋白质的研究过程中，在 SV40T 抗原转化细胞中发现并分离的特异性的细胞周期蛋白依赖性激酶的抑制蛋白。p16基因位于人9号染色体q21,编码一个分子量为15 845的蛋白质。它的DNA序列包括2个内含子和3个外显子,外显子1有126个碱基对,外显子2有307个碱基对,外显子3有11个碱基对。p16蛋白由4个锚蛋白重复序列组成。

1. p16INK4a 的生物学功能

p16与CDK4的亲和力明显高于其他CDK,并对Cyclin D-CDK复合物具有抑制作用。此外,它还可以作用于CDK6。

Cyclin D-CDK在G_1中后期细胞增殖的调控上具有重要作用。p16作用于Rb蛋白的上游而引起细胞周期的阻滞。p19ARF是p16INK4a的变异剪切体,通过干扰的p53的负性调节蛋白Mdm2而激活p53。作为Cyclin D-CDK的主要抑制蛋白,p16在细胞中的异常可能是肿瘤发生的一个不可忽视的原因。

2. p16INK4a 在肿瘤中的表达及意义

p16基因的纯合缺失在肿瘤中非常普遍,近几年的研究结果显示纯合缺失率最高的为食管癌,其次为间质瘤、胶质瘤、鼻咽癌、乳腺癌、卵巢癌、胃癌等。而同种类型的肿瘤中,肿瘤细胞系的纯合缺失率又高于原发性肿瘤。p16基因突变的频率也很高,而肿瘤细胞系的突变率也明显高于原发性肿瘤。因此p16基因的纯合缺失和突变在某些肿瘤的发生中起着非常重要的作用,可作为肿瘤预后的标志。

3. p16INK4a 与肿瘤耐药的研究

目前认为p16参与了肿瘤细胞对化疗药物的耐受,可能是通过对细胞周期的阻滞,从而降低了增殖期的细胞数量,导致药物无法作用于肿瘤细胞。有关p16INK4a与肿瘤耐药的研究较多,但具体机制众说纷纭。有研究者认为p16/ARF的缺失突变对耐药的影响是与细胞的组织类型、药物和突变背景密切相关的。

第四节 其他细胞周期相关分子与肿瘤耐药

一、PCNA

1. PCNA 的特点

增殖细胞核抗原(proliferating cell nuclear antigen, PCNA)又称周期蛋白(Cyclin),它在细胞增殖的启动上起重要作用,与细胞DNA合成关系密切。PCNA基因位于第20号染色体上,含261个氨基酸,分子量为36 kD。

细胞核内存在可溶性与不溶性两种PCNA。可溶性PCNA在细胞周期各期中均有表达,其量在DNA合成过程中不发生明显变化,易被去污剂提取、被甲醇破坏;不溶性PCNA较稳定,不易被去污剂洗脱和甲醇破坏,这种PCNA在$G_0 \sim G_1$期细胞中无明显表达,G_1晚期其表达开始大幅度增加,S期达到高峰,$G_2 \sim M$期迅速下降。其量的变化与细胞内DNA复制的时相变化相一致,检测其在细胞中的表达,可作为评价细胞增殖状态的一个良好的指标。

2. 肿瘤中 PCNA 的研究

PCNA 可作为一种肿瘤的标记,反映肿瘤细胞的代谢和 DNA、RNA 的合成状态,其增殖活性与肿瘤细胞的分化、浸润、转移、复发和预后有关。可以应用免疫组织化学法检测,通常采用福尔马林固定、石蜡包埋的组织标本,用 PCNA 单克隆抗体进行免疫组织化学染色。PCNA 的阳性着色区多位于细胞核的边缘,呈偏心分布。肿瘤细胞具有旺盛的增殖活性,PCNA 可作为评价细胞增殖状态的指标。

3. PCNA 与肿瘤多药耐药

目前发现在具有 MDR 的细胞株中,P-gp 的存在与肿瘤耐药程度和细胞内抗癌药浓度下降有关。在对肝癌的研究中发现 P-gp 与 PCNA 标记指数负相关。PCNA 表达的增加与肝癌细胞的耐药性密切相关。在卵巢癌的研究中,PCNA 的增高可预测其对顺铂耐药的情况。

二、MAD2

1. MAD2 蛋白和基因结构

人 MAD2 基因位于 4 号染色体 q27 上,它有 5 个外显子和 4 个内含子组成。人 MAD2 蛋白有 205 个氨基酸残基组成,分子量约为 25 kD。MAD2 蛋白在细胞间期分布于核周,在有丝分裂细胞中随分裂进程的变化而变化。MAD2 蛋白是有丝分裂纺锤体检测点的重要组成成分。

2. MAD2 和肿瘤的发生

在多种人类肿瘤细胞中,包括肺癌、乳腺癌、卵巢癌、结肠癌和肝癌,纺锤体检测点经常存在着缺陷,许多类型肿瘤的染色体不稳定性与纺锤体监控点功能缺陷有关。尽管在肿瘤细胞中经常存在着纺锤体检测点的缺陷,纺锤体检测点基因却很少发生突变。在多种肿瘤细胞中,通过检测发现 MAD2 蛋白的表达缺失与肿瘤的发生密切相关。破坏 MAD2 基因的一个等位基因能引起纺锤体检测点功能的部分缺失,从而导致染色体的高度丢失与肿瘤的发生。

3. MAD2 与肿瘤多药耐药

目前在国际上有两种观点,一种观点是有丝分裂纺锤体检测点的功能缺陷能促进肿瘤细胞耐药性的形成,这包括那些表达异常并引起了纺锤体检测点功能缺陷的分子。一些组成纺锤体检测点的重要分子例如 MAD2、MAD1 均在其中。另一种观点认为并不是所有能造成有丝分裂纺锤体检测点功能缺陷的分子均能造成细胞对纺锤体抑制剂或 DNA 损伤剂的耐受性。最初的研究表明,有丝分裂纺锤体检验点缺陷的人类肺癌细胞对纺锤体抑制剂诺考达唑高度耐药。此后的研究表明 MAD2 参与调节了肿瘤细胞对诺考达唑耐药的产生。此外,研究还发现 MAD2 蛋白表达的状态与肿瘤细胞对稳定微管聚合的药物紫杉醇的耐药性有关,在对胃癌细胞的研究中也发现了相关性,但具体机制目前仍存在争议。

三、ATM 与 ATR

损伤关卡蛋白 ATM 和 ATR 在抑制细胞周期进程和防止双链断裂中起着重要的作用。由于 DNA 双链断裂常会导致染色体易位和染色体臂丢失,与恶性肿瘤的发生、发展密切相关,因而 ATM 与 ATR 蛋白与肿瘤耐药也有一定的相关性。

1. 概述

ATM 基因(ataxia telangiectasia mutated gene)即共济失调性毛细血管扩张性基因,它是放射损伤 DNA 修复过程中的关键基因。它位于 11 号染色体 q22~23,编码的产物(ATM 蛋白)属于磷脂酰肌醇 3 激酶超家庭成员。放射引起的 DNA 损伤可以激活 ATM 蛋白,通过磷酸化 p53 蛋白 15 位的丝氨酸活化 p53,后者激活 p21 的转录。p21 是一种周期素抑制蛋白,与细胞周期依赖性蛋白激酶周期素复合物结合抑制其活性,使 DNA 损伤的细胞停滞在 G_1 期直到损伤的 DNA 得到修复,通过 G_1~S 细胞周期检测点发挥作用。

ATR(ATM-Rad3-related)是 ATM 的一种类似蛋白,它在维持基因组完整性方面起着重要的作用。当 ATR 缺失时,抑制 DNA 复制,形成双链断裂,而细胞忽略 DNA 损伤,复制未经修复的染色体,将受损 DNA 传递下去。最终,这个 DNA 损伤就会导致细胞功能的丧失、细胞死亡和诸多癌症等疾病。

ATM 和 ATR 是细胞内信号传导的既相互独立又相互联系的主要调节因子,由它们所引发的信号途径构成一个复杂的传导网络,在细胞周期阻滞、DNA 损伤修复和细胞凋亡调节中具有重要的作用。

2. ATM 和 ATR 与肿瘤耐药的关系

当肿瘤细胞受到化疗药物或放疗作用后,可以造成细胞 DNA 的损伤,受损细胞启动 ATM,引起细胞 G_1 期阻滞,这样可以修复已经损伤的肿瘤细胞。

Collis 等将外源可编码 ATM、ATR 和 PKC 蛋白的质粒 siRNA 转入肿瘤细胞,与仅转染空载体的对照组相比,靶细胞受化疗药物致死剂量仅为其 1/4。将 ATR 的 siRNA 转入肿瘤细胞,细胞对烷化剂 MMS 的敏感性显著提高。以上研究表明,ATM 和 ATR 与肿瘤耐药有着密切的关系,但具体机制仍有待进一步研究。

总之,对有丝分裂纺锤体检测点和凋亡信号通路之间的分子机制的进一步研究,将有助于我们全面阐明肿瘤耐药的机制,并为解决临床肿瘤耐药开辟一个新的天地。

(俞心念 傅 蓉)

第十三章　细胞周期通路与肿瘤多药耐药

主要参考文献

[1] 樊代明. 肿瘤研究前沿(第6卷). 陕西:西安交通大学出版社,2006.

[2] Doyle L, Ross DD. Multidrug resistance mediated by the breast cancer resistance protein BCRP (ABCG2). Oncogene, 2003, 22(47), 7340-7358.

[3] Bolhuis H, Van Veen HW, Poolman B, et al. Mechanisms of multidrug transporters. FEMS Microbiol Rev, 1997, 21(1):55-84.

[4] Baguley BC, Marshall ES. The use of human tumour cell lines in the discovery of new cancer chemotherapeutic drugs. Expert Opin Drug Discov, 2008, 3:153-161.

[5] Meads MB, Hazlehurst LA, Dalton WS. The bone marrow microenvironment as a tumor sanctuary and contributor to drug resistance. Clin Cancer Res, 2008, 14:2519-2526.

[6] Parmar K, Mauch P, Vergilio J, et al. Distribution of hematopoietic stem cells in the bone marrow according to regional hypoxia. Proc Natl Acad Sci USA, 2007, 104:5431-5436.

[7] Huls M, Russel FG, Masereeuw R. The role of ABC transporters in tissue defense and organ regeneration. J Pharmacol Exp Ther, 2009, 328:3-9.

[8] Turco MC, Romano MF, Petrella A, et al. NF-kappaB/Rel-mediated regulation of apoptosis in hematologic malignancies and normal hematopoietic progenitors. Leukemia, 2004, 18:11-17.

[9] Massague J. TGFbeta in cancer. Cell, 2008, 134:215-230.

[10] MacKie RM, Reid R, Junor B. Fatal melanoma transferred in a donated kidney 16 years after melanoma surgery. N Engl J Med, 2003, 348:567-568.

[11] McDermott KM, Zhang J, Holst CR, et al. p16(INK4a) prevents centrosome dysfunction and genomic instability in primary cells. PLoS Biol, 2006, 4:e51.

[12] Loeb LA, Bielas JH, Beckman RA. Cancers exhibit a mutator phenotype: clinical implications. Cancer Res, 2008, 68:3551-3557.

[13] Kuilman T, Michaloglou C, Vredeveld LC, et al. Oncogene-induced senescence relayed by an interleukin-dependent inflammatory network. Cell, 2008, 133:1019-1031.

[14] Ma B, Zhang H, Wang J, et al. HIV-1 viral protein R (Vpr) induction of apoptosis and cell cycle arrest in multidrug-resistant colorectal cancer cells. Oncol Rep, 2012, 28(1):358-364.

[15] 张梦楠,范冬梅,杨铭等. 5-氮杂-2′-脱氧胞苷对多药耐药 MCF-7/ADR 和 KBV/200 细胞增殖及细胞周期影响作用机制的研究. 肿瘤,2012,32(11):874-879.

[16] 薛雪,游松,梁兴杰. 肿瘤化疗耐药与其基因治疗药物的研究进展. 中国药物化学杂志, 2010,20(6):460-466.

[17] 张毅敏,徐笑红. ATM 基因与肺癌易感性研究. 实用肿瘤学杂志,2008,22(3):298-300.

[18] 朱虹,缪泽鸿,丁健. ATM、ATR 和 DNA 损伤介导的细胞周期阻滞. 生命科学,2007,19(2):139-148.

第十四章 离子通道与肿瘤及其多药耐药

离子通道由于既受信号转导通路的调节，又是细胞内外离子及有机大分子交换的通路，因此关于离子通道的研究已经引起国内外学者的广泛关注。随着膜片钳技术的发展，离子通道已成为药理学、电生理学与肿瘤学交叉研究的热点。本章主要针对离子通道与肿瘤及其多药耐药展开论述。

第一节 离子通道概述

离子通道是神经、肌肉及其他组织细胞膜兴奋性的基础，也是生物电活动的基础。细胞膜内外存在离子浓度差，静息时细胞膜仅对钾离子通透，形成外正、内负的电位差，即静息电位。20世纪80年代发展起来的膜片钳技术为从分子水平了解生物膜离子通道的开启与关闭、选择性、动力学和通透性等膜信息提供了直接的手段。当细胞膜电位发生变化时，钠、钾离子通过膜上的通道而转运，很多膜蛋白参与这些离子流的控制，这些膜蛋白被称为离子通道。离子通道是细胞膜上的特殊蛋白质大分子，在脂质双层膜上构成具有高度选择性的亲水通道，可以允许适当大小和适当电荷的离子通过。细胞膜内、外离子的浓度差决定了离子扩散的方向。大多数离子通道的大部分时间是关闭的，只有在特殊的刺激下，打开的机率才会大大增加，这种现象称为门控。

离子通道可以分为两大类：电压门控离子通道和化学性门控离子通道（又称配体门控离子通道）。因膜电位变化而打开或关闭者，称为电压门控性离子通道（voltage-gated ion channel），它对膜电位变化很敏感，例如：钠通道、钾通道、钙通道等。配体门控性或化学门控性离子通道（ligand or chemically-gated ion channel）是配体与细胞膜受体结合后打开的通道，突触后膜上与递质受体偶联或本身就是受体组成部分的离子通道即属此类。例如：乙酰胆碱受体通道、谷氨酸受体通道等，它们与突触的传递有关，并按递质命名。

一、钾通道

钾通道是目前发现的亚型数目最多的一类细胞膜离子通道，近年来已确定具有明确功能及动力学特征的钾通道有 10 余种。

1. 分类

钾通道具有普遍性和多样性,它的类型众多,不同的组织和细胞可存在同一类型的钾通道,且同一组织和细胞常有不同类型的钾通道存在。一般将钾通道分为 5 种类型:① 电压门控性钾通道(voltage-gated K^+ channels);② 钙激活性钾通道(calcium-activated K^+ channels);③ 配体门控性钾通道(ligand-gated K^+ channels);④ 第二信使/细胞内代谢物门控性钾通道(second-messenger/intracellular metabolite-gated K^+ channels),这类通道中研究最多的是 ATP 敏感性钾通道(ATP-sensitive K^+ channels);⑤ 内向整流性钾通道(inward rectifier K^+ channels)。

2. 分布

钾通道广泛分布于神经细胞、心肌、血管、膀胱、平滑肌、腺体、气道、胃肠道等组织。

3. 功能

钾通道在调控细胞动作电位的形成、膜复极化、维持静息电位的水平以及在细胞的分泌和肌细胞的紧张等一系列细胞生理活动方面均起着重要的作用。K^+ 在细胞内的浓度(150 mmol/L)远大于细胞外浓度(4 mmol/L)。当钾通道阻滞时,K^+ 不能外流,膜电位负值变小,膜去极化,动作电位时程和有效不应期延长,细胞兴奋性增高;当 K^+ 通道开放时,K^+ 外流增加,膜超极化,缩短动作电位时程,使膜上 Ca^{2+}、Na^+ 等通道开放的几率下降,膜兴奋性降低。

二、氯离子通道

氯离子是生物体内含量最丰富的阴离子,在人体内平均含量约为 85 g。大多数细胞膜上无氯离子的初级主动转运系统,所以氯离子的分布接近于其化学平衡。细胞的静息电位为内负外正,因此,细胞内的氯离子的浓度低于细胞外,细胞内的氯离子的浓度为 20 mmol/L 左右,而细胞外的氯离子浓度约为 110 mmol/L。氯离子的平衡电位与静息电位的差值一般小于 20 mV,此差值归因于氯离子的次级主动转运。氯离子通道是一类膜蛋白,可形成跨膜的脂双层亲水性扩散孔道而介导氯离子的被动转运。

目前已发现多种氯离子通道:① 容积调控性氯离子通道(volume-regulated anion/chloride channels,VRAC)或肿胀激活性氯离子通道;② 电压门控性氯离子通道,如 CLC 型氯离子通道,目前已发现有 9 个成员;③ 钙激活性氯离子通道(calcium-activated chloride channels,CaCC);④ cAMP 和 PKA 依赖性氯离子通道(cAMP- and protein kinase A-dependent chloride channels);⑤ 配体门控性氯离子通道(ligand-gated chloride channels,LGCC);⑥ 其他,如花生四烯酸激活的

氯离子通道、与 G 蛋白偶联的氯离子通道等。

1. 容积调控性氯离子通道

容积调控性氯离子通道(VRAC)在维持细胞容积平衡中发挥着重要的作用,因此又被称为容积激活氯离子通道或容积敏感性有机渗透性阴离子通道。VRAC 与肿瘤细胞的增殖、转移侵袭以及凋亡都有重要的关系。

(1) 分子结构:由于 VRAC 分布广泛和缺乏对该通道高亲和力的特异性配体,至今仍未明确其分子结构。关于 VRAC 分子结构存在着相当大的争议,因此这也是今后的研究热点。

(2) 分布:VRAC 广泛分布于哺乳动物的组织和细胞,如不同类型组织的血管内皮细胞、上皮细胞、心肌细胞、肝细胞、肾脏的近区小管细胞、平滑肌细胞、神经元、神经胶质细胞、T 淋巴细胞、红细胞、受精卵等。它在人胚胎细胞及肺癌细胞系、胃癌细胞系、前列腺癌细胞、颈部肿瘤细胞、白血病细胞等也有广泛的表达。有学者在某些鱼类肾脏的近曲小管及利什曼原虫的鞭毛体也发现有该通道的存在。该通道的广泛分布说明此通道对于维持细胞的基本功能及代谢具有重要的作用。

(3) 生物学功能

① 细胞容积调控:细胞处在低渗环境时,水的被动流动引起细胞肿胀,细胞肿胀达到一定程度后水和离子外流,细胞的体积得以恢复,此过程称为细胞调节性体积下降。VRAC 是细胞容积调节的主要参与者,细胞受低渗刺激肿胀后容积调控性氯离子通道开放,氯离子外流,同时伴有水的外流,细胞体积恢复。

② 细胞增殖分化:在多种细胞,如淋巴细胞、小神经胶质细胞、内皮细胞中发现阻断容积调控性氯离子通道可抑制细胞的增殖,提示我们 VRAC 调控着细胞周期进展。

③ 调控细胞凋亡。

2. 电压门控性氯离子通道

电压门控性氯离子通道(CLC)有多种功能。近年来多项研究表明电压门控性氯离子通道在多种肿瘤细胞中表达异常,并且可能在肿瘤细胞的发生、演进、细胞周期、异质化、增殖、侵袭转移以及耐药等恶性生物行为方面扮演着重要的角色。

(1) 分子结构:同源体 CLC 家族由独立亚单位形成的两个相同的孔道所构成的同源二聚体膜蛋白组成,具有"双筒枪"(double-barrel)的结构模式。在这种结构中,CLC 具有完全相同但门控为相互独立的两个水相孔道。两个孔道共有一个慢闸门,但两个孔道又具有各自的快闸门,慢闸门控制两个孔道,门控时间常数在数十秒范围,而快闸门只控制各自孔道的开启,门控时间常数在毫秒范围内。

(2) 生物学功能

① 细胞的容积调节:细胞内外环境的离子组成、浓度、渗透压改变时,细胞容

积会发生变化,这是有机体的防御性反应。CLC 参与细胞容积的调节。CLC-3 被认为是构成容积调控性氯离子通道最有可能的候选蛋白。

② 细胞器的酸化。

③ 细胞的增殖及细胞周期:电压门控性氯离子通道在多种类型的细胞增殖、生长和细胞周期中发挥着重要的作用。

3. 钙激活性氯离子通道

钙激活性氯离子通道(CaCC)是由于被细胞内部钙离子所激活而得名的。钙离子介导的信号转导途径是真核生物信号转导的重要组成部分,CaCC 因而能够得以执行多种功能,包括:卵细胞的受精、心肌细胞的复极化和动作电位产生、和平滑肌伸缩性调节等。CaCC 可以控制氯离子的外流,在肾脏、气管、小肠、胰腺和唾液腺等组织上皮的电解质和水的定向输运方面发挥重要作用。CaCC 也能够通过控制血管内皮、平滑肌的紧张度和心肌细胞兴奋性来影响心肌功能。

4. 配体门控性氯离子通道

配体门控性氯离子通道(LGCC)由外来信息大分子配体与通道蛋白受体结合而激活。例如突触后 GABA 和 Glycine 激活的氯离子通道。

5. cAMP 和 PKA 依赖性氯离子通道

当细胞内 cAMP 浓度高时,会通过 cAMP-PKA-磷酸化途径激活 cAMP 和 PKA 依赖性氯离子通道;或由 cAMP 与核苷酸的 R 结构域结合激活氯离子通道,如囊性纤维变性调节因子。

第二节 钾通道与肿瘤及其多药耐药

关于钾通道与肿瘤的关系研究地并不太深入,因此报道也较少。但可以肯定的是,钾通道与肿瘤及其多药耐药存在着较为密切的联系。

一、钾通道与肿瘤的关系

在以往对肿瘤细胞钾通道的研究主要局限于那些来源于可兴奋性细胞的肿瘤细胞系,如内分泌系统和神经系统等的肿瘤细胞系。近年来,对于一些非兴奋组织来源的肿瘤细胞系钾离子通道特性的研究有逐步增加的趋势。有学者利用膜片钳技术观察了人膀胱癌细胞系 HTB-9 离子通道的特性,在这个细胞上记录到钙激活的钾电流和 ATP 敏感的钾电流。在对雌激素敏感的前列腺癌细胞系,利用膜片钳技术可记录到一个被细胞内高浓度的钙抑制、对 TEA 高度敏感的钾电流。给予钾通道的阻断剂 TEA,以一个浓度依赖的方式抑制肿瘤细胞的增殖,说明钾通道与肿瘤细胞增殖有关。很多研究表明,钾通道是一个调节细胞通过 G_1 期有丝分裂的关键分子,可以通过调节细胞容积控制细胞周期调节蛋白的活性。给予钾通道的阻断剂,增加了细胞的容积,减少了细胞的增殖,提示通过调节细胞容积是控制细胞增殖的重要因素。近年来的研究表明,某些肿瘤细胞也存在延迟整流钾通道。延迟整流钾通道与肿瘤细胞增殖有关,钾通道的抑制剂降低细胞DNA的合成速率。

一些肿瘤细胞上存在钾离子通道,且与细胞增殖有关。肿瘤细胞上离子通道特性的研究已成为一个热点,离子通道可望作为一个新的抗肿瘤治疗靶点。

二、钾通道与肿瘤多药耐药

关于钾通道与肿瘤多药耐药的研究国外报道较少,国内鲜有相关报道。1993年,Jirsch等在用阿霉素体外诱导的小细胞肺癌耐药细胞系H69AR上记录到较药敏细胞明显增大的内向延迟整流钾电流和容量调节氯电流。H69AR细胞系高表达MRP而未检测到P-gp的表达。实验证实,内向延迟整流钾电流和容量调节氯电流的增大与MRP表达有明显的相关性。在对胃癌的研究中,有实验证实在胃癌耐药细胞上可记录到较其亲本细胞明显增大的延迟整流钾电流,且随药物指数的增加有逐渐增加的趋势,提示延迟整流钾通道可能与胃癌细胞多药耐药有关。研究者给予钾通道的阻断剂TEA或4-AP与耐药细胞共同孵育,均出现胃癌耐药细胞内药物浓度的增加,进一步证实延迟整流钾通道参与了胃癌细胞多药耐药的形成。

近年来的研究表明钾通道与肿瘤的恶性增殖有关,钾通道可能是通过影响肿瘤细胞的细胞周期进而减低对化疗药物的敏感性来介导耐药,但这还需大量的实验去证实。近年的研究表明钾通道与肿瘤细胞的增殖有关,可能的机制是通过调节细胞容积来控制细胞的增殖。然而,细胞容积主要受肿胀激活氯离子通道的调节,肿胀激活氯离子通道又与P-gp密切相关。可能钾通道和氯离子通道共同参与了肿瘤的耐药。关于钾通道与耐药蛋白的关系研究目前还很少,随着对它们相互关系的逐步明确,有望对进一步明确多药耐药机制及选择逆转耐药提供新的思路及靶点。

| 第三节 | 氯离子通道与肿瘤及其多药耐药

氯离子通道既受细胞信号转导通路的调节,又是细胞内外大分子交换的通路,故氯离子通道与肿瘤多药耐药的关系成为研究热点。容积调控性氯离子通道(VRAC)与电压门控性氯离子通道(CLC)是目前研究得最多的与耐药相关的离子通道。下面主要针对这两种离子通道与肿瘤多药耐药的关系展开论述。

一、容积调控性氯离子通道(VRAC)

研究表明,VRAC与肿瘤细胞的增殖、侵袭迁移及耐药等都有一定的关系。有研究显示人表皮样瘤癌细胞 KB 细胞膜上功能性表达容积调控性氯离子通道,氯离子通道阻滞剂 DIDS 能抑制顺铂诱导的 KB 细胞的凋亡,而且 DIDS 降低了 KB 细胞对顺铂的敏感性;膜片钳技术表明获得性顺铂耐药的人表皮样瘤细胞系 KCP-4 恢复 VRAC 表达后耐药性下降。这些研究都提示了 VRAC 与肿瘤耐药性的关系。

用人类的 MDR1 的全长 cDNA 转染小鼠的 NIH3T3 细胞系,稳定转染的细胞经免疫学鉴定稳定表达 P-gp,转染细胞与其亲本细胞相比可检测到明显增大的容积调控氯离子电流。科学家们曾一度认为 P-gp 就是容积调控性氯离子通道,但进一步的研究证实,P-gp 本身并不是 VRAC,而是 VRAC 的一个调节因子,P-gp 的药物转运过程与 VRAC 的活化是相互抑制的。也就是说,P-gp 转运药物时,VRAC 是关闭的;而 VRAC 活化时 P-gp 无转运功能。蛋白激酶 C 和蛋白激酶 A 对 P-gp 不同位点的磷酸化,决定了 P-gp 处于转运状态或者是 VRAC 处于开放状态。

P-gp 通过对 VRAC 的调节,维持细胞内渗透压及细胞体积的相对稳定,使细胞内药物外排。有研究表明钾通道的阻断剂可导致哺乳动物神经细胞的肿胀,钾通道对于细胞 G_1 期的有丝分裂起关键作用,它是通过对细胞容量的调节来控制细胞周期的进程。钾通道的阻断剂可增加细胞的容量,减少细胞的增殖;同样给予氯离子通道的阻断剂 NPPB 也可以导致细胞体积的增加和细胞增殖的减少。这些研究提示细胞的增殖是与细胞的体积密切相关的,而细胞的体积调节又受钾通道和氯离子通道调节。在低渗溶液中,细胞体积增大,K^+ 和 Cl^- 向细胞外移动带出水分,使细胞体积变小恢复正常,这叫做容量下调机制;在高渗溶液中,细胞体积变小,Na^+ 和 Cl^- 向细胞内转运带进水分,使细胞体积增大,这叫做容量上调。这说明 P-gp 不仅可以通过对 VRAC 通道的调节影响肿瘤细胞的耐药,而且还可以调节肿瘤细胞的增殖,也可能是通过对细胞周期 G_1 期的调节,降低对化疗药物的敏感性,这已引起人们极大的兴趣。

二、电压门控性氯离子通道(CLC)

在多种肿瘤组织和细胞中,CLC 都呈现出过表达,如脑胶质细胞瘤、鼻咽癌等。CLC 与肿瘤细胞的增殖和细胞周期,肿瘤细胞的凋亡,肿瘤细胞的侵袭迁移也密切相关。下面主要论述 CLC 与肿瘤多药耐药的关系。

目前关于 CLC 与肿瘤多药耐药关系的报道并不太多。Weylandt 等研究了 CLC-3 与神经内分泌肿瘤细胞鬼臼乙叉甙耐药的关系,编码 CLC-3 质粒转染肿瘤细胞,筛选稳定过表达 CLC-3 的肿瘤细胞进行培养,发现细胞对化疗药物鬼臼乙叉甙的耐药性增强,表明 CLC-3 在癌细胞的耐药性中发挥重要作用。

氯离子通道可望作为克服肿瘤耐药的新的靶点,通过对氯离子通道的进一步认识将会为开发新药及明确肿瘤耐药的机制提供理论依据。

(朱 晗 傅 蓉)

主要参考文献

[1] 樊代明. 肿瘤研究前沿(第1卷). 西安:西安交通大学出版社,2001.

[2] Jentsch TJ. CLC chloride channels and transporters: from genes to protein structure, pathology and physiology. Crit Rev Biochem Mol Biol, 2008, 43(1): 3-36.

[3] Cheng G, Ramanathan A, Shao Z, et al. Chloride channel expression and functional diversity in the immune cells of allergic diseases. Curr Mol Med, 2008, 8(5): 401-407.

[4] Weylandt KH, Nebrig M, Jansen-Rosseck N, et al. CLC-3 expression enhances eloposide resistance by increasing acidification of the late endocytic compartment. Mol Cancer Ther, 2007, 6(3): 979-986.

[5] Hume JR, Wang GX, Yamazaki J, et al. CLC-3 chloride channels in the pulmonary vasculature. Adv Exp Med Biol, 2010, 661: 237-247.

[6] 陈娅斐,李婷,安海龙等. 跨膜蛋白16A:钙激活氯通道的最新进展. 生物化学与生物物理学进展, 2010, 37(11): 1175-1181.

第十五章
细胞凋亡通路与肿瘤多药耐药

细胞凋亡(apoptosis)是化疗药物杀伤肿瘤细胞的共同通路，药物诱导肿瘤细胞发生凋亡依赖于完整且正常的凋亡途径。如肿瘤细胞的凋亡途径出现缺陷或抗凋亡机制增强，则可表现为对药物的耐药性。本章主要正对细胞凋亡通路与肿瘤的多要耐药性展开论述。

第一节 细胞凋亡及其信号通路

复杂生物体内环境的稳定，不仅依赖于细胞增殖和分化，也依赖于细胞的凋亡。这种细胞死亡形式具有特殊形态学特征，包括细胞皱缩，细胞表面出现短暂但剧烈的出泡现象，细胞形成多个膜包裹的小体，即凋亡小体。细胞器结构通常比较完整，但细胞核出现特征性的染色质浓集、边集。组织中的凋亡细胞很快被巨噬细胞或邻近的细胞识别并被吞噬。凋亡与生理条件下的胚胎发育、组织更新、免疫系统的阴性选择等过程关系紧密，细胞在DNA损伤、缺氧及病毒感染时出现的细胞死亡也多为凋亡。

一、凋亡与坏死

动物发育过程中存在着细胞程序性死亡(programmed cell death，PCD)现象，它被分为三类：凋亡、自噬和坏死。

细胞坏死是细胞受到急性强力伤害时立即出现的早期反应，包括细胞膜直接被破坏，大量水分子进入细胞；线粒体外膜肿胀而密度增加；核染色质呈絮状；蛋白质合成减慢。如及时去除伤害因素，以上早期反应尚可逆转。若伤害外因持续存在，则发生不可逆的变化，如细胞骨架破坏，溶酶体解体下降，最后细胞膜和细胞器破裂降解，细胞内容物流出，引起周围组织炎症反应。细胞发生坏死还是凋亡，常与其受到损伤的性质及程度有关。细胞凋亡与坏死的区别见表15-1。

表 15-1 细胞凋亡与坏死的区别

	凋亡	坏死
形态特点	有膜出泡现象,但细胞膜完整	细胞膜完整性丧失
	染色体聚集、分块,位于核膜上	无
	细胞质皱缩、细胞核浓集	细胞质和线粒体肿胀
	最后形成凋亡小体	最后细胞裂解
生化特点	细胞严密调控下的过程,包括多个分子的激活	细胞内环境紊乱失控
	ATP 依赖	ATP 不依赖
	DNA 非随机降解	DNA 随机降解
生理意义	影响单个细胞	影响多个临近的细胞
	由生理刺激引起	由非生理因素引起
	无炎症反应	显著炎症反应

二、细胞凋亡的信号通路

凋亡的发生与发展主要概括为三个阶段:凋亡信号的传递、Caspase 的激活和效应阶段。

1. 凋亡信号的传递

诱导凋亡的启动因素众多,在这一阶段中的核心问题是如何将凋亡信号传递到 Caspases,引起 Caspases 的激活。目前已知的包括两条途径:① 死亡受体(death receptors, DR)途径介导了细胞外凋亡信号到细胞内的传递,激活 Caspase 8 和(或)Caspase 10;② 线粒体介导细胞内凋亡信号的传递,激活 Caspase 9。此外还发现细胞核、内质网和溶酶体也各自有相应途径传递凋亡信号,激活凋亡过程。

(1) 死亡受体途径:细胞表面的死亡受体是属于肿瘤坏死因子受体(tumor necrosis factor receptor, TNFP)家族的跨膜蛋白,包括 Fas、TNF-R1、DR3/WSL、DR4/TRAIL-R1 和 DR5/TRAIL-R2,其配体为 TNF 家族分子,分别为 Fas 配体、TNF、Apo-3 配体/TWEAK 和 TRAIL,其中 Fas 介导的细胞凋亡途径是目前研究最为清楚的通路。Fas 介导的细胞凋亡通路如图 15-1 所示。

第十五章 细胞凋亡通路与肿瘤多药耐药

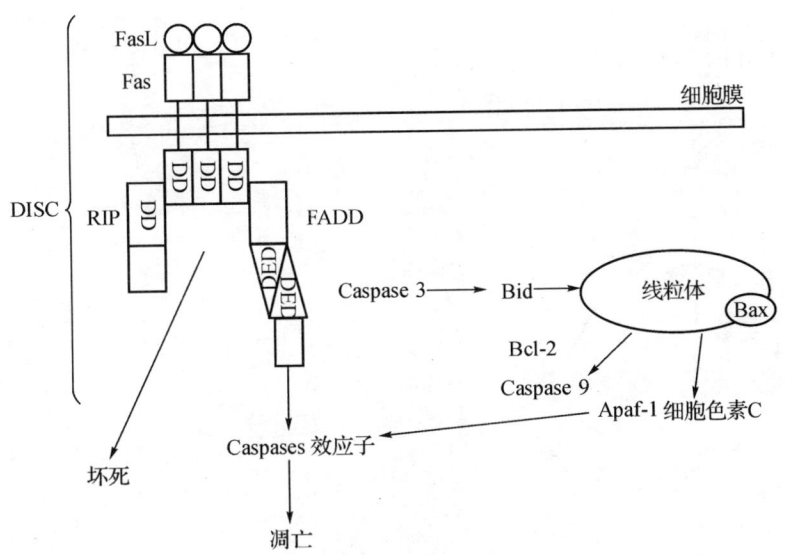

图15-1 Fas介导细胞凋亡的信号通路

当凋亡信号较弱时,Fas介导的Caspase 8活化不能达到足够的水平,此时细胞中的凋亡信号需要借助线粒体途径来放大。活化的Caspase 8将胞质中的Bid剪切,形成活性分子tBid(truncated Bid),tBid进入线粒体,导致细胞色素C释放,从而引起细胞凋亡的发生,在这类细胞中高表达Bcl-2可以抑制Fas诱导的细胞凋亡。死亡受体介导途径多见于免疫细胞介导的杀伤作用。

(2) 线粒体途径:细胞内的促凋亡信号主要来自于应激反应及放射或化疗药物引起的损伤,这些信号能引起Bax转移到线粒体外膜,与线粒体上的Bak结合,引起线粒体细胞色素C释放到胞浆,结合Apaf-1(apoptotic protease activating factor 1)分子上的WD-40重复序列,增加其对dATP的亲和力,引起构象变化,暴露CARD功能域,募集Caspase 9前体,共同形成凋亡体,增强Caspase 9的活性,募集并激活Caspase 3,进而引发Caspase级联反应,使细胞发生凋亡。

细胞色素C的释放是线粒体途径的一个关键环节,但目前研究得并不清楚。目前已知的关于线粒体介导的细胞凋亡通路如图15-2所示。

线粒体在促凋亡信号和Caspases激活之间起着不可替代的作用。多数凋亡信号均需要tBid传递至线粒体进一步放大,而且很多Bcl-2家族蛋白如Bcl-2、Bax、Bcl-xL等都定位于线粒体。Bcl-2家族蛋白可以影响PT通道开放及其细胞色素C在外膜未被破坏的情况下通过某种通道释放至胞浆;另一方面,又可以激发PT通道的开放,而Bcl-2蛋白则起一直作用。因此,可以说,线粒体在细胞凋亡中具有核心地位。

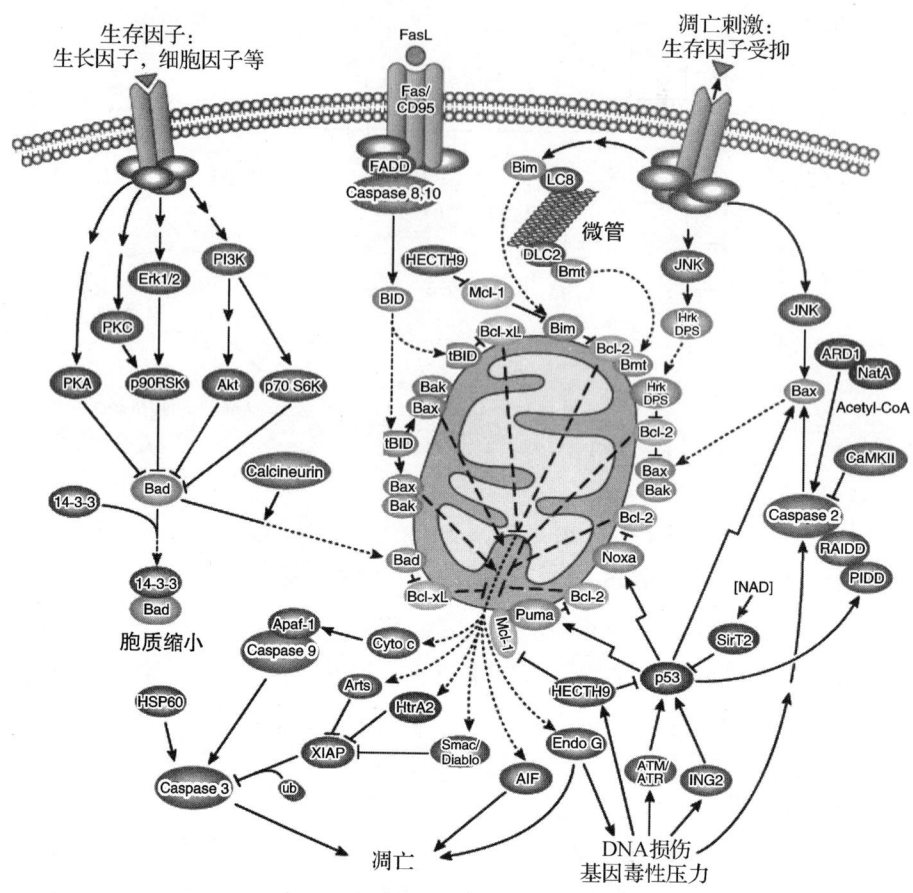

图 15-2 线粒体凋亡信号传递通路

2. Caspase 系统的级联反应

天冬氨酸特异性半胱氨酸蛋白酶家族,是细胞凋亡进程中重要的执行者,担负着将凋亡信号转化为蛋白酶激活的重要任务,在激活之后可以水解细胞内蛋白,从而使细胞表现为凋亡特有的形态学及生化特征:细胞皱缩、断裂,染色质聚集,降解,以及随后的凋亡细胞被吞噬细胞迅速清除等,因而成为凋亡过程的重要标志。细胞内外的许多信号刺激可以诱导细胞发生凋亡。

Caspases 家族具有蛋白酶的生物学特性,如蛋白溶解作用是不可逆的;许多蛋白酶均来源于前体形式,由蛋白酶前体转化为蛋白酶的过程需要催化剂的参与。Caspases 在引起细胞凋亡的早期事件中也起到了重要作用。

3. 效应阶段

在前两阶段基础上,凋亡细胞出现特异的形态变化,如细胞皱缩、核致密、微绒毛消失。效应阶段的生化特点是多种酶活化。细胞核的改变被认为是 Caspases 活化的 DNA 酶进入细胞核内使染色体的 DNA 断裂而引起细胞死亡。

三、凋亡调控分子

在细胞凋亡的发生过程中,总的调控分子参与了凋亡的发生。下面主要列举出参与凋亡调控最为关键的三类分子。

1. 死亡受体

死亡受体途径在多个水平可以受到调节。某些死亡受体分子的分布具有组织特异性。在某些细胞表面有假受体的表达,这些受体可以结合凋亡信号分子,但不能将凋亡信号下传。TNF-R1 在受体与配体结合后,需要死亡结构域沉默子(silencer of death domains, SODD)从其胞浆区解离才能进一步形成 DISC。

2. Bcl-2 家族

Bcl-2 家族成员众多,根据是否存在 4 个保守的 Bcl-2 同源功能域(BH)可以将其分为两类:抗凋亡分子和促凋亡分子。所有的抗 Bcl-2 家族分子在 N 端都有 BH4 功能域,而促进细胞凋亡的分子没有 BH4 功能域。

大部分 Bcl-2 家族分子的活性是在线粒体中实现的,如促进凋亡的 Bax 和 Bak 需要在线粒体上结合,而抗凋亡的分子如 Bcl-2 等也是在线粒体上表达的,其核心在于对细胞色素 C 释放的控制。

3. IAP 家族

IAP(inhibitor of apoptosis)家族包括 cIAP1、cIAP2、XIAP、ILP-2、Survivin、Apollon、NAIP 和 Livin,通常含有 1 个或数个 BIR 基序和 RING 功能域。BIR 可以结合 Caspase,阻断其活性位点。RING 功能域具有类似于泛素连接酶的作用,协助 IAP 结合蛋白的降解。IAP 分子在调节 Caspase 活性的同时,也受其他分子的调控。

四、细胞凋亡与耐药的关系

除了某些血液系统的肿瘤和某些儿童肿瘤外,多数实体瘤对于化疗均具有一定耐受性,称之为肿瘤的耐药现象。肿瘤细胞在凋亡途径上的缺陷是肿瘤的一个重要特征之一。事实上,细胞凋亡是细胞自我毁灭的一种方式,肿瘤细胞在发生的过程中必须克服癌变引起的细胞凋亡信号。肿瘤得以生长是因为在凋亡途径中或多或少地存某些缺陷,由于肿瘤化疗药物的作用机制是诱导凋亡的发生,因此肿瘤细胞耐药性的发生与凋亡信号的传导缺陷相关。凋亡信号传递途径的任何一个环节出现缺陷都可能造成肿瘤细胞对凋亡的耐受。尽管化疗药物大多数是激活细胞的线粒体凋亡途径,但有研究发现对化疗药物耐受的肿瘤细胞同时伴有死亡受体途径的分子表达异常。由于凋亡途径受到众多分子的调控,这些分子的变化是影响细胞发生凋亡的重要分子,在肿瘤的耐药中发挥重要作用。目前已在肿瘤中发现的凋亡分子缺陷如表 15-2 所示:

表 15-2 凋亡分子缺陷与肿瘤的关系

	基因	肿瘤类型
死亡受体途径	Fas 表达缺陷	白血病 CEM 细胞
	Procaspase 8 表达缺陷	小细胞肺癌、神经母细胞瘤
	Caspase 8 突变体	头颈部肿瘤、外阴鳞状细胞癌
	FLIP 表达增高	Hela 细胞、非霍奇金淋巴瘤等
线粒体途径	Apaf-1 表达缺陷	黑色素瘤
	Procaspase 9 表达缺陷	卵巢癌
	Caspase 9 显性抑制性突变体	胃癌和肺癌
	细胞色素 C 释放障碍	白血病
	线粒体去极化障碍	白血病
分子效应	Bax 表达降低、缺失	乳腺癌、肝癌、结肠癌
	Caspase 3 表达降低、缺失	前列腺癌、乳腺癌
调控分子	促凋亡 Bcl-2 分子的功能障碍	乳腺癌、肾细胞癌、胃癌、非小细胞肺癌、急性髓样白血病
	cIAP-2、XIAP、Survivin 表达增高	白血病、胰腺癌、前列腺癌
	热休克蛋白过表达	乳腺癌、肾癌、骨肉瘤、白血病

第二节 TNF 家族相关分子与肿瘤多药耐药

目前的研究发现,肿瘤坏死因子(tumor necrosis factor,TNF)家族相关分子是一类 MDR 高度相关分子。深入研究二者的关系和可能的机制,将会为肿瘤多药耐药的临床预防、诊断、治疗以及逆转提供依据。

一、TNF/TNFR 的分子来源

1975 年 Carswell 在研究中观察到,经卡介苗致敏的小鼠被注射大肠杆菌内毒素后,血清中出现一种物质,该物质在体内可以使移植肿瘤发生出血、坏死,遂将该物质命名为肿瘤坏死因子(tumor necrosis factor,TNF)。自 Carswell 发现 TNF 后,许多学者进行的其他研究均观察到在体外和体内对多种肿瘤细胞有明显的细胞毒作用。1984 年 Pennica 等首次克隆了人 TNFα 的 DNA,并在大肠杆菌中表达

成功。

体内有多种细胞可释放具有 TNF 活性的细胞因子,人们把由活化的巨噬细胞释放的 TNF 命名为 TNFα,而将源于淋巴细胞、具有 TNF 样抗肿瘤作用的淋巴毒素称为 TNFβ,自然杀伤细胞产生的 NK 细胞因子被称为 TNFγ。

二、TNF 的生物学活性

TNFα 是一个多效细胞因子,可通过与受体结合,调节细胞凋亡、存活、炎症和免疫等多种生物学过程。它具有多种生物学效应,可直接作用于 T 细胞、B 细胞、巨噬细胞、NK 细胞等效应细胞,在细胞水平上发挥作用。其生物学活性表现在以下几个方面:

1. 与受体结合,引起细胞破坏、死亡

TNF 与相应的受体结合后可向细胞内转移,被靶细胞溶酶体摄取,导致溶酶体稳定性降低,各种酶外泄,引起细胞溶解。也有人认识它是通过激活磷酯酶 A2,释放超氧化物而引起 DNA 断裂,导致细胞死亡。

2. 损伤内皮细胞,激活凝血系统

TNF 可作用于血管内皮细胞,使内皮细胞损伤或导致血管功能紊乱;通过激活凝血系统的活性,导致血管内血栓形成,引起组织供血障碍。

3. 引起机体发热

TNF 作为内源性致热原,引起发热的机制可能是通过直接刺激下丘脑体温调节中枢和刺激巨噬细胞释放 IL-1 而引起,还可通过 IL-1、TNFα 刺激其他细胞产生 IL-6。

4. 促进细胞的增殖和分化,调节机体免疫功能

TNF 促进 T 细胞 MHC Ⅰ 类抗原表达,增强 IL-2 依赖的胸腺细胞、T 细胞增殖能力,促进 IL-2、CSF 等淋巴因子产生,增强有丝分裂原或外来抗原刺激 B 细胞的增殖和 Ig 分泌。

5. 抑制新骨生成,刺激骨吸收

TNF 在体外可刺激骨质破坏和再吸收,抑制新骨形成。它刺激骨吸收是通过诱导成骨细胞产生一种可溶性因子完成的。

6. 激活中性粒细胞和巨噬细胞

中性粒细胞是一种特殊的白细胞,它可提供第一道防线,吞噬或杀伤入侵的微生物。在急性炎症反应阶段,它抗击入侵微生物的同时,也可使宿主组织发生损伤。

三、TNF 的抗肿瘤机制

TNF 最明显的活性特征是可以在体内或体外特异性杀伤肿瘤细胞,而对正常细胞无明显的毒性作用,且抗肿瘤作用没有明显的种族特异性。目前认为 TNF 的

抗肿瘤机制主要有以下几个方面：

1. 通过 TNF 受体介导的对肿瘤细胞的直接杀伤作用

对 TNF 敏感的肿瘤细胞表面存在 TNF 受体，TNF 通过与该受体结合，引发细胞的一系列变化，最终导致肿瘤细胞的死亡。

2. 抑制细胞生长和诱导凋亡

TNF 与受体结合后，可通过细胞内的一系列级联反应，诱导肿瘤细胞凋亡。TNF 直接抑制细胞生长的作用也通过肿瘤细胞表面的特异性受体介导，导致肿瘤蛋白质合成减少、分解增加，从而抑制肿瘤生长。

3. 通过损伤肿瘤的血供系统而导致肿瘤的坏死

肿瘤的血液供应丰富，对血液供应的减少较为敏感。除了对肿瘤细胞具有细胞毒性作用之外，更重要的是它能摧毁实体瘤周围的血管上皮组织，并且通过血栓的形成，阻断肿瘤的血液营养供应，最终导致肿瘤的出血性坏死、消退和消失。

总之，TNF 在整体的抗肿瘤机制较为复杂，目前仍有未完全清楚的地方。但普遍的观点认为，除了直接的对肿瘤细胞的杀伤作用外，机体的免疫状况、肿瘤的特性等均在其中起着较为重要的作用。

四、TNFα 与肿瘤细胞多药耐药的相关性及可能机制

TNFα 可以逆转肿瘤细胞的多药耐药，增加其对化疗药物的敏感性，因而与化疗药物有较好的协同作用。下面从 TNF 对肿瘤细胞的细胞毒性作用和耐药两方面探讨其可能的作用途径和机制。

1. 对肿瘤细胞的细胞毒性作用的途径和机制

肿瘤细胞直接的细胞毒作用主要是通过 TNF 特异性的受体完成的。细胞膜上的 TNFα 受体是跨膜蛋白，其 N 端位于胞外，C 端位于胞内。受体有两种亚型，即 TNF1 和 TNF2。这两类受体蛋白质的相对分子质量分别为 55 kD 和 75 kD，故又将其称为 P55R 和 P75R。两种受体在细胞类型的分布上没有特异性。这两种受体的胞外部分有部分的同源性，但是在胞内部分几乎没有同源性。TNFR1 介导了 TNF 的主要生物活性反应，在细胞损伤、诱导 SOD 及抗病毒活性、成纤维细胞增殖、诱导细胞凋亡等多种生物活性的信号传递方面起着重要的作用；而 TNFR2 主要传递胸腺细胞等的淋巴细胞的增殖信号。

TNFR1 与 TNF 结合后的信号传导主要有以下几个途径：

（1）FADD-Caspase 8 途径：FADD 的 C 端含有死亡结构域，N 端含有一段起调节作用的功能区，是介导凋亡信号传导所必需的，称为死亡效应结构域（death effector domain, DED）。当 TRADD 结合到 TNFR1 后，FADD 通过自身的死亡结构域与 TNFR1-TRADD 结合，激活了 FADD。细胞内 Caspase 8 前体中的死亡效应结构域与 FADD 的死亡效应结构域结合，从而使 Caspase 8 前体寡聚化。寡

聚化的 Caspase 8 前体发生自剪接作用产生有活性的 Caspase 8,后者又激活 Caspase 3 和 Caspase 7,如此启动了 Caspase 的级联反应,最后导致细胞凋亡。

(2) TRAF2-JNK 途径:TRAF2 可以激活 MEKK1 (extracellular signal-regulated kinasel),MEKK1 又激活 MKK7,后者又激活 JNK。一旦 JNK 被激活,JNK 蛋白就进入到细胞核内,磷酸化激活 c-Jun,增进基因的表达,从而促进细胞凋亡的发生。

另外还有 TRAF2-NF-κB 途径、TRAF2-IAPs 途径、RIP-NF-κB 途径等,这里就不再详细介绍。

2. TNFα 逆转多药耐药的可能机制

研究发现,机体免疫系统的一些细胞因子如 TNF/IFN 和 IL-2 可降低 MDR1 基因 mDNA 和 P-gp 的表达水平,增加细胞对 MDR 相关药物的敏感性。将细胞因子基因导入肿瘤细胞,在肿瘤局部微环境中产生和释放细胞因子,可减轻全身应用的副作用。在随后的实验中表明 TNF 和 IL-2 基因的转染和表达可逆转肿瘤细胞的多药耐药。

TNFα 可通过下调 MDR 相关基因的表达而作为化疗增敏剂,转染 TNFα 基因的肿瘤细胞可增加瘤细胞内药物积累,但其针对肿瘤细胞多药耐药的逆转机制仍待进一步研究,从而为其逆转肿瘤耐药的临床应用提供依据。

五、Fas/FasL

1. Fas 与 FasL 的结构和生物学特性

Fas 可以诱导人细胞系发生凋亡,因此又被称作凋亡蛋白-1(Apo1)。人 Fas 基因定位于 10 号染色体长臂,小鼠 Fas 基因位于 19 号染色体,各包含 9 个外显子。细胞浆中有两种不同长度的 Fas mRNA,一种编码全长分子,另一种编码可溶性分子。Fas 表达比较广泛,在小鼠的胸腺、心脏、肝、肺、肾和卵巢等都有表达。但在人的胸腺细胞中,Fas 只有很微弱的表达,而在活化的淋巴细胞中呈现高表达。

2. Fas/FasL 与肿瘤细胞多药耐药

越来越多的研究表明,药物诱导肿瘤细胞凋亡依赖于完整的、正常的凋亡途径。如果肿瘤细胞凋亡途径出现缺陷或抗凋亡机制增强,则可表现对药物的耐受性。目前已经观察到 MDR 细胞中多种凋亡相关基因表达的改变。

Fas 抗原表达阳性的卵巢癌细胞,通过体外培养获得对阿霉素的耐受后,其抗原表达显著下调。人骨髓瘤 8226 细胞和白细胞 CEM 对丝裂霉素、肉红霉素等化疗药物产生耐药后,能抵抗 Fas 介导的细胞凋亡,并与耐药的剂量呈正相关。进一步检测发现,Fas mRNA 及蛋白的表达水平越低,细胞的耐药指数越高。

用三氧化二砷作用于人卵巢上皮癌的耐药细胞系 3AO/cDDP,观察其生长抑制状况和可能机制,发现三氧化二砷能够上调 Fas 基因的表达,选择性诱导 S 期细胞凋亡来有效抑制人卵巢癌的耐药细胞系的增殖。维甲酸同样可以通过调节 Fas 的表达来提高 Med-3 细胞对 DDP 的化疗敏感性,其机制可能是通过提高 Fas 基因的转录和翻译活性来诱导肿瘤细胞凋亡的。

| 第三节 | Bcl-2 家族分子与肿瘤多药耐药

Bcl-2 蛋白家族成员在细胞线粒体凋亡通路中发挥着重要的作用,因此线粒体通路也被称为"Bcl-2 调节的通路"。Bcl-2 家族主要通过促进凋亡基因和抑凋亡基因两类基因的相互作用来调节细胞的凋亡。它可以分为两大类:一类为抑凋亡基因,包括 Bcl-2、Bcl-xL、Bcl-w、Mcl-1、Bfl-1/A1;另一类为促凋亡基因,包括 Bax、Bak、Bad、Bid、Bim、PUMA、NOXA 等。下面以几种有代表性的基因为例,对 Bcl-2 基因家族促凋亡分子在凋亡及肿瘤多药耐药中的功能进行介绍。

一、Bcl-2 基因家族促凋亡分子及其与 MDR 的关系

1. Bax 分子

Bax 是第一个被鉴定出来的与 Bcl-2 相互作用的蛋白,Bcl-2 与 Bax 的比值可作为一个有效的指标,用于判断恶性肿瘤的耐药与复发。Bax 与 Bcl-2 结合可以抑制 Bcl-2 阻碍凋亡的能力。过量的 Bax 能对抗 Bcl-2 的活性,加速细胞凋亡。Bax 在静止情况下在胞浆中以单体的形式存在,凋亡刺激激活 Bax 使其构象发生变化,形成同源二聚体和寡聚体并相继发生膜转位。在活细胞中,绝大多数 Bax 以单体形式存在于胞浆或与胞膜相连接。在死亡的刺激作用下,胞浆中的单体 Bax 移位至线粒体,成为一个整合的膜蛋白以及交联成同源二聚体和高度有序的寡聚体而发挥其细胞杀伤作用。

Bax 通过其促进凋亡调节的作用参与肿瘤细胞对于化疗药物耐受性的调节,大多数实验数据显示 Bax 的高表达可以增加多种肿瘤细胞对化疗的敏感性。在对胃癌的研究中发现,米非司酮对于胃癌 SGC7901/VCR 细胞多药耐药的逆转与 Bax 的表达增强有关。Bax 转染的胃癌 MKN45 细胞经阿霉素、顺铂、依托泊苷和泰索帝处理后,与转染空载体细胞相比,发生凋亡的细胞明显增多,凋亡的增强与肿瘤细胞化疗敏感性的增加一致。在对白血病的研究中发现,5-羟黄酮能使人白血病细胞 HL60 及其 MDR1 抗性亚系 HL60/VCR 发生凋亡,这一现象伴随着 Bax 的表达上调。在卵巢癌中,腺病毒介导的 Bax 基因导入能使多种卵巢癌细胞系对于化疗药物的敏感性增强,表达 Bax 的卵巢癌细胞对于紫杉醇的敏感性较不表达者显著增高。而多药耐药调节子 PSC 833 在减弱卵巢癌多药耐药的同时可以伴随有 Bax 的上调。

同时，药物或其他因素引起的 Bax 表达下调可以导致肿瘤耐药性的增强，比如在 RCC 肾癌耐药细胞系中，免疫组化和蛋白印迹显示 Bax 的表达下降、Bcl 升高。

2. Bak 分子

Bak 在正常细胞中以一个分子量为 60 kD～70 kD、并未与自身作用的膜结合蛋白复合物的形式存在，Bak 可拮抗 Bcl-2、Bcl-xL 及 E1B-19K 的抗凋亡效应。研究表明 Bak 在膜上可以与一个多结构域的抗凋亡 Bcl-2 家族成员相互作用而保持激活状态。目前对 Bak 与肿瘤多药耐药的关系研究较少，研究发现在内源性和获得性阿霉素耐药的乳腺癌细胞中 Bak 的表达下降，它的过表达也能逆转乳腺癌细胞的多药耐药。

3. Bad 分子

Bad 是 Bcl-2/Bcl-xL 相关死亡促进因子，以浓度依赖性方式替换 Bcl-xL/Bax、Bcl-2/Bax 异二聚体中的 Bax，使 Bax 游离形成同源二聚体而促进细胞凋亡。Bad 位于死亡信号链的上游，可以受细胞内外启动凋亡反应的多种刺激激活。研究表明，Bad 分子可能是对于下游凋亡信号链的调控能克服线粒体凋亡通路激活缺陷以及药物的流出介导的经典耐药机制。

总之，Bcl-2 家族促凋亡分子与肿瘤的多药耐药关系密切，在绝大多数肿瘤中，Bax 和 Bak 的高表达有助于增加肿瘤细胞对化疗的敏感性。因此，Bcl-2 基因家族促凋亡分子在作为预测肿瘤是否耐药的指标以及逆转耐药方面，都将会为临床肿瘤的治疗提供分子基础。

二、Bcl-2 基因家族抑制凋亡分子及其与 MDR 的关系

1. Bcl-2

Bcl-2 基因位于 18 号染色体 q21，全长 230kb，含 3 个外显子，编码蛋白的分子量为 26 kD～30 kD。Bcl-2 分子可与多种分子相互作用并拮抗细胞的凋亡，目前 Bcl-2 的抗凋亡机制仍然不清楚。但单纯 Bcl-2 的表达不足以对抗细胞的凋亡。Bcl-2 翻译后的 70 位点的磷酸化对 Bcl-2 潜在的抗凋亡功能是必需的，Bcl-2 的磷酸化过程可以快速地调节 Bcl-2 的活性并影响细胞状态。

研究发现，Bcl-2 基因家族蛋白表达水平变化能显著改变肿瘤细胞株对化疗药物诱导凋亡的阻抗。用转基因的研究方法发现，Bcl-2 能增加细胞对甲氨蝶呤、阿糖胞苷、长春新碱等药物的耐受性。它对维持肿瘤细胞的存活起着极其重要的作用，去除一些化疗药物后，Bcl-2 蛋白能够重新启动细胞的增殖，使细胞获得耐药性。现在已经明确的是，Bcl-2 导致的多药耐药不是由它单独完成的，而是由复杂的多个基因共同调控的结果。

2. Bcl-3

Bcl-3 是通过分子克隆技术从染色体 14∶19 易位断裂点获得的相关基因。它

的基因长度为 10~11kb,定位于 19q13.1 染色体。Bcl-3 蛋白可能为转录因子,它能与 p50 蛋白相关蛋白 p50B 二聚体紧密结合,形成 Bcl-3/p50 三聚体,使 Bcl-3 直接反式激活经有 NF-κB 位点的转录。目前关于 Bcl-3 与肿瘤多药耐药关系的研究非常少,因此它与肿瘤 MDR 的具体关系有待于进一步探讨。

第四节 CASP 家族分子与肿瘤多药耐药

Caspases(CASP)蛋白酶在细胞凋亡中起着中心作用。近年的研究也发现,Caspases 在肿瘤细胞对化疗药物的敏感性方面发挥着重要的作用,Caspases 的活性组成性下调会增加肿瘤细胞的抗药性。研究发现,很多肿瘤耐药的机制都有 Caspases 的参与。

一、Caspases 蛋白酶家族与细胞凋亡

Caspases 即为天冬氨酸特异性半胱氨酸蛋白酶(cysteinyl aspartate-specific protesae)家族,它们具有相似的氨基酸序列、结构和底物特异性。按其家族成员公布的时间分类,可以分为 14 类。所有的 Caspases 都由一个前域(prodomain)和一个酶的区域组成,由于前域的结构、蛋白酶之间存在着多相性,根据酶原 N 端被切割肽段的长度,Caspases 又可分为长前域和短前域。长前域主要起激发和调节凋亡的活化作用,其中以 Caspase 2、Caspase 8、Caspase 10 为代表,调节与其他蛋白的结合与传递信号。短前域主要进行蛋白质酶解,主要有 Caspase 3、Caspase 6、Caspase 7 等,又称效应 Caspase,其作用为在链的下游末端剪切底物。

Caspases 参与的 Caspases 依赖的凋亡过程比较复杂,它是细胞的凋亡调控的关键分子群,在细胞凋亡中起着关键的作用。Caspases 的本质是一些半胱氨酸蛋白酶,其剪切位点是特异性的天冬氨酸(Asp)残基。在正常的状态下,它们以无活性的原酶形式存在,在凋亡信号刺激其特异性 Asp 残基处被剪切后激活,同时释放 N-端结构域。所有的 Caspases 都被剪切去特异的 Asp 残基,一些上游的 Caspases 就能按次序地激活其他下游的 Caspases,形成 Caspases 级联反应,将凋亡信号一级一级传至凋亡底物。

二、Caspases 与肿瘤多药耐药

Caspases 是与凋亡相关的蛋白酶,是诱导凋亡最关键的信号分子,Bcl-2 和 IAP 家族对凋亡的作用都是通过 Caspases 家族来完成的。许多细胞毒药物可以诱导细胞凋亡,抑制细胞凋亡是肿瘤化疗中所产生耐药的一个重要机制。拓扑异构酶Ⅰ和Ⅱ可作为 Caspase 3 和 Caspase 6 的作用底物,化疗药物引起细胞凋亡均需激活 Caspases。研究证实,Caspases 活性的组成性下调会增加化疗药物的耐药性,是由于它们参与了肿瘤耐药的经典机制。与肿瘤多药耐药密切相关的 P-pg 能

够抑制 Caspase 3 和 Caspase 8 的裂解激活,进而抑制依赖 Caspases 的细胞凋亡。

三、Caspases 与肿瘤的耐药逆转

针对 Caspases 的耐药逆转旨在激活 Caspases 酶系统或活化死亡受体启动 Caspases 系统,促进肿瘤的凋亡。耐药的肿瘤细胞凋亡诱导的失败是由于 Caspases 活化的信号传导通路的缺陷所致,所以治疗策略应着重于绕过这些缺陷。一种方法是激活死亡受体复合物并进而活化相应的启动 Caspase;另一种方法是绕过凋亡通路的缺陷部分,使化疗或癌基因转化所触发的信号得到恢复。但是这也只是在设想阶段,真正运用于临床还有相当长的路要走。

第五节 IAP 家族与肿瘤多药耐药

IAP 家族(inhibitor of apopyosis family of proteins,IAPs)是近年来发现的一类内源性细胞凋亡抑制蛋白,在病毒、真核生物、哺乳动物等许多物种中都广泛存在 IAP。IAP 家族具有抑制细胞凋亡的作用,与肿瘤多药耐药也有一定的关系。近年来,应用 IAPs 分子抑制剂进行肿瘤的靶向治疗成为比较热门的趋势。

一、IAPs 的结构与生物学特性

IAP 主要有 BIR、RING、CARD 等结构域。

1. BIR 结构域

BIR 结构域全称为杆状病毒 IAP 重复序列(baculoviral inhibitor of apoptosis repeat),是 IAP 家族所有成员共有的结构域。所有 IAP 家族成员至少含有 1 个 BIR,多数可以串联 2 个或 3 个 BIR 结构。该结构域位于 IAP 氨基端,约由 70 个氨基酸组成,有 4~5 个 α 螺旋和 3 股 β 片层结构,并有 2~3 个 Cys/His 构成一个单锌离子结合位点,核心含有大量疏水结构,具有高度保守性。BIR 结构域属于功能区域,为 IAP 抑制细胞凋亡所必需,但也并不是所有的含 BIR 基序的蛋白都能抑制凋亡,只有含 BIR2 功能区的 IAP 分子才具有抑制细胞凋亡的功能,单一 BIR1、BIR3 以及它们的任意组合蛋白体都不具有此效应。

2. RING 结构域

RING 结构域(really interesting new gene Zn finger domain)是位于 IAP 羧基端的锌指样结构单元,为 7 个 Cys 和 1 个 His 结合 2 个锌离子的特定结构。IAP 家族中除了 NAIP 和 Survivin 外,其余蛋白均包含此结构。关于它的具体结构还存在争议。

3. CARD 结构域

CARD 结构域是位于 IAP 分子 BIR 结构与 RING 结构间的一段序列,仅少数物种 IAP 包括此结构。

4. 其他结构域

除了上述三个结构域以外,个别 IAP 分子还包含其他结构域。如 Bruce 含有一个功能上完整的羧基端 UBG(ubiquitin-conjugating enzyme)结构,在蛋白降解中能使凋亡蛋白与泛素蛋白酶体途径相连;NAIP 蛋白含有一个 P 环共有序列(P-loop),此序列与许多 ATP/GTP 连接蛋白相似。

二、人类 IAPs 的家族成员

目前人类 IAPs 家族有 8 个成员,NAIP、cIAP1、cIAP2、XIAP、ILP2、Livin、Survivin 及 Bruce。关于 IAPs 的结构域如图 15-3 所示。

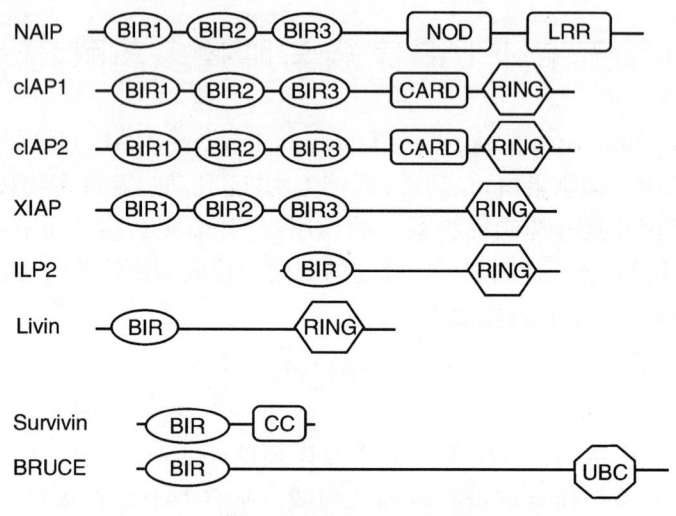

图 15-3 哺乳动物类的 IAP 家族的结构域

1. NAIP

NAIP 基因位于人 5 号染色体 q13.1,mRNA 长 663kb,蛋白质分子量为 150 kD,含有 1 403 个氨基酸。NAIP 有 3 个 BIR 结构,不具有锌指结构。NIAP 的 3 个 BIR 结构中,第三个对细胞凋亡起着重要的作用。有研究认为 NAIP 通过第三个 BIR 结构域与钙结合蛋白结合,从而阻断细胞凋亡。

2. cAIP1 与 cAIP2

cAIP1 较 cAIP2 有更广泛的表达。该基因位于人 11 号染色体 q22~23,两者之间只间隔 12bp。cAIP1 编码相对分子质量为 68 kD,含 604 个氨基酸的蛋白质,cAIP2 编码相对分子质量为 70 kD,含 618 个氨基酸的蛋白质。

3. XAIP

XAIP 基因位于人 X 染色体 q25,mrRNA 全长 9 kb,蛋白质分子量为 57 kD,含有 497 个氨基酸。它在成年人、婴幼儿体内除外周血淋巴细胞以外的所有组织中广泛表达。

4. ILP2

ILP2 含 237 个氨基酸,只含有 1 个 BIR 结构和 1 个锌指结构。它具有高度保守型,只在人类和类人猿中表达。

5. Livin

Livin 基因位于人 20 号染色体 q13.3,全长 4.6kb,包含 7 个外显子,转录基因产物 mRNA 分别命名为 Livin α 和 Livin β,分别编码 298 和 280 个氨基酸组成的蛋白质。两种蛋白均有抗凋亡的功能,但它们的途径和在细胞内的定位不同。Livin 在大多数正常承认组织不表达,在胎盘、胚胎组织及一些肿瘤中表达。

6. Survivin

Survivin 基因定位于人 17 号染色体 q25,基因编码区全长 14.7kb,由 4 个外显子、3 个内含子、1 个缺乏 TATA 盒的近端启动子以及 1 个大约 200 个核苷酸组成的富含 GC 的外显子的上游区域组成。Survivin 的分子大小为 1619bp,其成熟 mRNA 编码产生分子量大约 16,500 的胞浆蛋白,含 142 个氨基酸,以同源二聚体的形式存在,是迄今克隆出的最小的 IAP。Survivin 的组织分布具有明显的细胞选择性和肿瘤特异性,它广泛存在于人类的肿瘤细胞中。

7. Bruce

Bruce 基因定位于人 2 号染色体 p21~22,是一个高度保守的细胞膜外大蛋白,有 4,845 个氨基酸组成,分子量为 528 kD,含有 1 个氨基酸 BIR 结构及 1 个羧基端 UBC 结构。BIR 结构使 Bruce 可以发挥抑制细胞凋亡的功能,而 UBC 结构则能使泛素及其底物共价结合从而发挥作用。Bruce 在一些肿瘤中表达上调,能够拮抗化疗药物所致的 DNA 损伤。

三、IAPs 与肿瘤及多药耐药

IAP 与肿瘤之间存在着密切的联系,IAPs 可通过 NF-κB 发挥抗凋亡作用,cAIP1 与 cAIP2 调控 NF-κB 激活有经典与非经典途径具体如图 15-4 所示。IAP 家族虽然结构功能相似,但组织分布差异很大,在肿瘤组织中长出现其的过度表达,尤其以 Survivin 和 Livin 的分布具有肿瘤组织特异性。

下面——介绍 IAP 家族成员与肿瘤多药耐药的关系。

1. Survivin

Survivin 是迄今为止发现的与肿瘤多药耐药最密切相关的 IAP 家族成员。它在肿瘤的广泛表达提示了其与肿瘤关系密切。对于不同的肿瘤组织,Survivin 的表达水平与放化疗的敏感性有密切的关系,有可能成为评价放化疗的一个指标。Survivin 的高表达能够对抗化疗药物引起的凋亡,在化疗效果好的患者的肿瘤组织中,Survivin 表达水平明显低于化疗效果差的患者。Survivin 的上调有可能是肿瘤多药耐药的一个较新的标志,这在多项研究中均得到证实。

2. Livin

与 Survivin 一样,Livin 在大多数正常成人细胞中不表达,而在一些人的肿瘤细胞中表达。它能抑制由化疗药物引起的肿瘤细胞的凋亡,在一些恶性肿瘤的发生与发展中起着重要的作用。

3. XIAP

XAIP 在肿瘤组织中的高表达可能是导致肿瘤对化疗药物耐药的一个非常重要的原因。XAIP 影响肿瘤耐药表型的机制可能与其可以直接抑制凋亡的机制和效应分子以及可以通过有丝分裂原激活蛋白激酶(mitogen activated protein kinase,MAPK)和细胞的 NF-κB 等途径参与细胞凋亡的抑制有关。

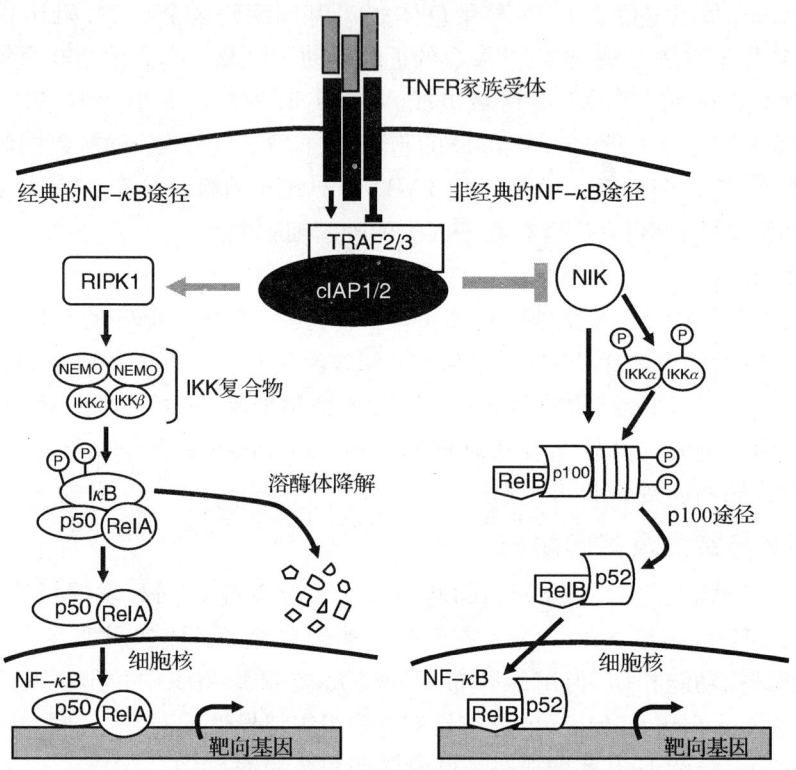

图 15-4　cAIP1 和 cAIP2 调控 NF-κB 激活的经典与非经典途径

四、以 IAPs 为靶点的抗癌治疗

目前,靶向治疗已经成为提高肿瘤放化疗效果的一个重要的途径,针对 IAP 的抑制剂从而促进肿瘤细胞的凋亡已经成为肿瘤靶向治疗的一个热点。近些年来,针对 IAP 的抑制剂取得了很大的进展,并进行了大量的临床研究。表 15-3 主要列出一些以 IAPs 为靶点的抗肿瘤治疗的药物及关于它们的临床研究情况。

第十五章 细胞凋亡通路与肿瘤多药耐药

表 15-3 以 IAPs 为靶点的抗肿瘤药物

靶点	药物	分类	临床试验分期	研发公司
XAIP	AEG35156/GEM640	抗转录疗法	第Ⅱ期	Aegera, Montreal, Quebec, Canada
	Xantags	Caspase 3 抑制剂	临床前	
	TWOX006, TWX024	Caspase 3 抑制剂	临床前	
	恩贝酸及其衍生物	自然产物	临床前	
cAIP1, cAIP2, XIAP, Livin	AEG40826/HGS1029	模仿激活剂	第Ⅰ期	Aegera (Human Genome Sciences, Rockville, MD, USA)
	LBW242	模仿激活剂	临床前	Novartis, Cambridge, MA, USA
	化合物 3	模仿激活剂	临床前	Joyant, Dallas, TX, USA
	化合物 11	模仿激活剂	临床前	Pfizer, New York, NY, USA
	化合物 C, 化合物 8, BV6	模仿激活剂	第Ⅰ期	Genentech, San Francisco, CA, USA
	GT-T, 化合物 A	模仿激活剂	临床前	Tetralogic, Malvern, PA, USA
	SM-164, SM-122	模仿激活剂	临床前	Ascenta, Malvern, PA, USA
cAIP1	贝他定-甲酯	cAIP1 降解促进因子	临床前	Nippon Kayaku Co., Tokyo, Japan
	贝他定-放线酰胺素, HAB-5 (30b)	cAIP1 降解促进因子	临床前	Nippon Kayaku Co., Tokyo, Japan
cAIP2	Ro106-9920	IKK 泛素化抑制剂	临床前	Roche, Palo Alto, CA, USA
Survivin	LY2181308/ISIS23722	抗转录疗法	第Ⅱ期	Eli Lilly, Indianapolis, IN, USA
	YM155	转录抑制剂	第Ⅱ期	Astellas, Tokyo, Japan
	EM-1421, M4N	转录抑制剂	第Ⅱ期	Erimos, Raleigh, NC, USA
	Shepherdin	Hsp90 拮抗剂	临床前	
	AICAR	Hsp90 拮抗剂, AMPK	第Ⅱ期	
		免疫疗法	第Ⅱ期	

第六节 其他凋亡因子与肿瘤多药耐药

在细胞凋亡过程中,有多种凋亡因子介导了细胞的凋亡,也有众多凋亡因子与肿瘤的多药耐药密切相关。除了前面几节提到的一些凋亡相关分子以外,还有许多凋亡因子与肿瘤耐药有一定的相关性。本节主要介绍在前面几节并未提到但与肿瘤多药耐药相关的凋亡因子。

一、FAS 相关死亡结构域蛋白

Fas 死亡相关结构域蛋白(fas-associated death domain protein,FADD)由于包含一个与 Fas 的死亡结构域同源的结构域而得名。FADD 是一个分子量为 23 kD 的胞浆蛋白,编码区长 2.6kb,其基因组 DNA 由两个外显子和一个内含子组成。FADD 基因的外显子 1 内编码 N 端的死亡效应结构域,外显子 2 包含与 Fas 和肿瘤坏死因子受体 1 等因子的死亡结构与同源的结构。

1. FADD 的生物学功能

FADD 在细胞凋亡信号传导通路中起着重要的作用。目前研究得比较透彻的通路是 Fas-FADD-Caspase 8 通路,其中两步重要的反应步骤为:死亡诱导信号复合体的形成和 ICE/CED-3 蛋白酶家族的活化。FADD 还可集合酸性神经鞘磷脂酶而在凋亡中发挥作用。除了在细胞凋亡中的作用外,FADD 在胚胎发生及 T 细胞增殖中也起作用,它能够促进有丝分裂原诱导的 T 淋巴细胞增殖。

2. FADD 与肿瘤的关系

细胞凋亡调控失调是肿瘤组织过度生长的重要原因。鉴于 FADD 基因在细胞凋亡通路中的作用,有关 FADD 基因的异常表达和突变与肿瘤发生发展的关系日益受到人们重视。肝癌是拮抗 Fas 介导凋亡途径的肿瘤之一,研究 Fas 相关基因在肝癌中的表达时发现,在与 HBV 密切相关的肝癌细胞中除出现 Fas 的低表达外,亦出现 FADD 的表达显著下调。多种研究表明 FADD 基因突变可能是肿瘤细胞凋亡发生发展中重要的分子事件。FADD 基因的突变以及异常表达究竟在人类多种恶性肿瘤演变中分别扮演何种角色,以及它在肿瘤多药耐药过程中的具体作用等等一系列问题均尚待进一步研究。

二、p53

1. p53 的结构

人类 p53 基因 TP53 定位于 17 号染色体 p13,全长 16~20 kb,由 11 个外显子和 10 个内含子组成,转录 2.8kb 的 mRNA,编码蛋白质为 p53,是一种核内磷酸化蛋白,由 393 个氨基酸残基构成,在体内以四聚体形式存在。p53 蛋白可分为以下几个功能区:1~100 氨基酸残基为其 N 端,100~300 残基为中央保守区,300~

393 残基为 C 端,其中 C 端又包括一个可弯曲的连接区(linker,300～325 残基)、四聚化结构域(325～356 残基)和基础伸展区(363～393 残基)。

2. p53 的功能

p53 在细胞内的活性作用是介导 DNA 损伤后的细胞应急反应,避免受损 DNA 的堆积,维持遗传的稳定性,这主要体现在对细胞周期的阻滞、促进细胞凋亡和 DNA 修复。此外,p53 还参与细胞分化、衰老的调节,以及抑制血管生成,这些功能的完成均依赖于 p53 与 DNA 的相互作用。作为转录因子,p53 还可以调控下游多种基因的表达。

3. p53 与肿瘤多药耐药

在人类肿瘤细胞中通常会发生 p53 通路的丢失,这种丢失不但可以促进肿瘤的恶性表型,而且可以增强肿瘤细胞的耐药性。目前的研究结果表明使肿瘤恢复野生型 p53 可以改变其恶性表型,使其生长受到抑制,同时能够减弱肿瘤细胞抗凋亡的能力。

p53 的失活可以导致肿瘤细胞对一些化疗药物耐药性的增强,但不是对所有的药物都增强耐药性。最近还发现,紫杉醇能够在 p53 缺乏的情况下成功诱导肿瘤细胞的死亡。

p53 是细胞对于化疗药物 DNA 损伤反应的关键分子,化疗药物可以引起 p53 的突变,这可能与肿瘤的多药耐药性有关。研究发现在慢性淋巴性白血病患者中,p53 的突变与初次化疗有密切的关系,并且可以使肿瘤对化疗药物产生选择性耐药。其中烷化剂的治疗与 p53 的突变关系最紧密,而且其他引起 DNA 损伤的治疗也可能会引起 p53 的突变。研究表明,DNA 损伤的抗癌治疗,有可能引起 p53 的失活,从而导致肿瘤细胞对化疗药物的耐药。

最近研究发现,即使在 p53 功能缺陷的细胞中,p53 家族也可能影响细胞对化疗药物的敏感性。p53 在细胞化疗敏感性中的作用是比较明确的,但 p53 如何介导这些作用的,还需要进一步的研究和探索。

三、ras 基因

正常细胞 ras 原癌基因表达产物蛋白,位于细胞膜内表面,具有与鸟苷酸结合的能力及三磷酸鸟苷酶的活性,参与细胞膜的信号传递系统,维持细胞的正常生长和代谢。不良刺激可能使 ras 癌基因被激活,从而引起细胞功能异常和持续增殖,最终导致细胞癌变。近年来的研究表明,单一基因的突变与激活并不能诱发肿瘤的发生与进展,正常细胞向恶性细胞转化可视为个体细胞在内环境发生改变后,为了自身的生存而发生适应性生存与群体演变,在适存、转化、增殖与进展的过程中,肿瘤群体细胞的多基因病可能起着决定性作用。目前认为 MDR1 表达与调节可能与体内有害化学物质及代谢产物的长期刺激、化疗药物诱导以及多基因调节有关(包括 ras 癌基因及突变 p53 基因的过度表达)。有研究证实,将突变 p53 和 ras 基因导入抗药的 NH3T3 细胞,发现突变 p53 及 ras 基因可明显激活 NDR1 基因的促进因子,这提示 ras 癌基因对肿瘤的多药耐药性具有促进作用,可增加肿瘤组织中 MDR 和 MRP 基因的表达,促进肿瘤多药耐药性的产生。因此,检测癌组织中 ras 基因表达,对于了解肿瘤的发展及预后,判定肿瘤的 MDR 具有一定的指导作用。

(陈润哲　朱　晗　傅　蓉)

主要参考文献

[1] 樊代明. 肿瘤研究前沿(第 6 卷). 陕西:西安交通大学出版社,2006.

[2] 樊代明. 肿瘤研究前沿(第 7 卷). 陕西:西安交通大学出版社,2007.

[3] Miyashita T, Reed JC. Bcl-2 oncoprotein blocks chemotherapy induced apoptosis in a human leukemia cell line. Blood, 1993, 81(1):152-157.

[4] Cory S, Adams JM. The Bcl-2 family: regulators of the cellular life-or-death switch. Nat Rev Cancer, 2002, 2(9):647-656.

[5] LaCasse EC, Mahoney DJ, Cheung HH, et al. IAP-targeted therapies for cancer. Oncogene, 2008, 27(48):6252-6275.

[6] LaCasse EC, Baird S, Korneluk RG, et al. The inhibitors of apoptosis(IAPs) and their emerging role in cancer. Oncogene, 1998, 17(25):3247-3259.

[7] Szakacs G, Paterson JK, Ludwig JA, et al. Targeting multidrug resistance in cancer. Nat Rev Drug Discov, 2006, 5(3):219-234.

[8] Cunningham D, Allum WH, Stenning SP, et al. Perioperative chemotherapy versus surgery alone for resectable gastroesophageal cancer. N Engl J Med, 2006; 355:11-20.

[9] Rivera F, Vega-Villegas ME, López-Brea MF. Chemotherapy of advanced gastric cancer. Cancer Treat Rev, 2007, 33:315-324.

[10] Kojima H, Endo K, Moriyama H, et al. Abrogation of mitochondrial cytochrome C release and caspase-3 activation in acquired multidrug resistance. J Biol Chem, 1998, 273(27):16647-16650.

[11] Oshika Y, Nakamura M, Tokunaga T, et al. Multidrug resistance-associated protein and mutant p53 protein expression in non-small cell lung cancer. Mod Pathol, 1998, 11(11):1059-1063.

[12] Yague E, Arance A, Kubitza L, et al. Ability to acquire drug resistance arises early during the tumorigenesis process. Cancer Res, 2007, 67(3), 1130-1137

[13] Tsuruo T, Naito M, Tomida A, et al. Molecular targeting therapy of cancer: drug resistance, apoptosis and survival signal. Cancer Sci, 2003, 94:15-21.

[14] Szakacs G, Paterson JK, Ludwig JA, et al. Targeting multidrug resistance in cancer. Nat Rev Drug Discov, 2006, 5: 219-234.

[15] Lu L, Katsaros D, Wiley A, et al. Expression of MDR1 in epithelial ovarian cancer and its association with disease progression. Oncol Res, 2007, 16(8): 395-403.

[16] Gillet JP, Gottesman MM. Mechanisms of multidrug resistance in cancer. Methods Mol Biol, 2010, 596: 47-76.

[17] 张巍, 顾岩. 细胞凋亡与肿瘤化疗的研究进展. 医学综述, 2013, 19(3): 451-453.

第十六章 热休克蛋白与肿瘤多药耐药

热休克蛋白(heat shock proteins，HSPs)是一组在进化上高度保守的蛋白质，它广泛存在于生物界，可作为分子伴侣参与蛋白质折叠、亚基的组成、细胞内运输以及蛋白质降解等。当细胞受到应激时，它能够防止蛋白质变性并加速异常蛋白质的降解，维持细胞正常的代谢并提高细胞的存活率。近年的研究发现，热休克蛋白与肿瘤的发生、凋亡以及多药耐药有着密切的关系。本章主要针对热休克蛋白及其与肿瘤多药耐药的关系展开论述。

第一节 热休克蛋白家族组成及结构功能概况

一、热休克蛋白简介

热休克蛋白是一组进化上高度保守的细胞应激蛋白，它存在于细菌到人类的各种生物中，它的适宜生长温度为 50 ℃～90 ℃。早在 1962 年，Ritossa 发现果蝇在温度升高(热休克)时，其唾液腺多染色体发生蓬松现象并有转录活性，推测这一现象是由于与氧化磷酸化的解偶联相关的某些化学修饰引起的，他把这种现象称为"热休克反应"。科学家们发现，在研究过的所有生物中，从原核的细菌到哺乳动物包括人类，对热的反应有共同之处，即温度升高时细胞内的大多数的蛋白质合成停止；而 HSPs 在温度升高时却大量生成，即便在某些嗜热性微生物中。遇到热刺激时，最快的反应也为表达 HSPs。目前的研究表明，除热刺激以外的许多其他理化因素，如缺氧、氧自由基、重金属、乙醇、病毒或细菌感染等，也能诱导 HSPs 的合成增加(大量表达)，因此有人称之为"应激蛋白"。

二、热休克蛋白家族组成

热休克蛋白根据分子量大小，主要可以分为四个家族：HSP90 家族(83～90kD)、HSP70(66～78kD)家族、HSP60 家族及小分子 HSP 家族(15～30kD)。此外还有分子量在 100～110kD 的大分子 HSPs。图 16-1 显示了 HSP90、HSP70 和 HSP27 的结构。

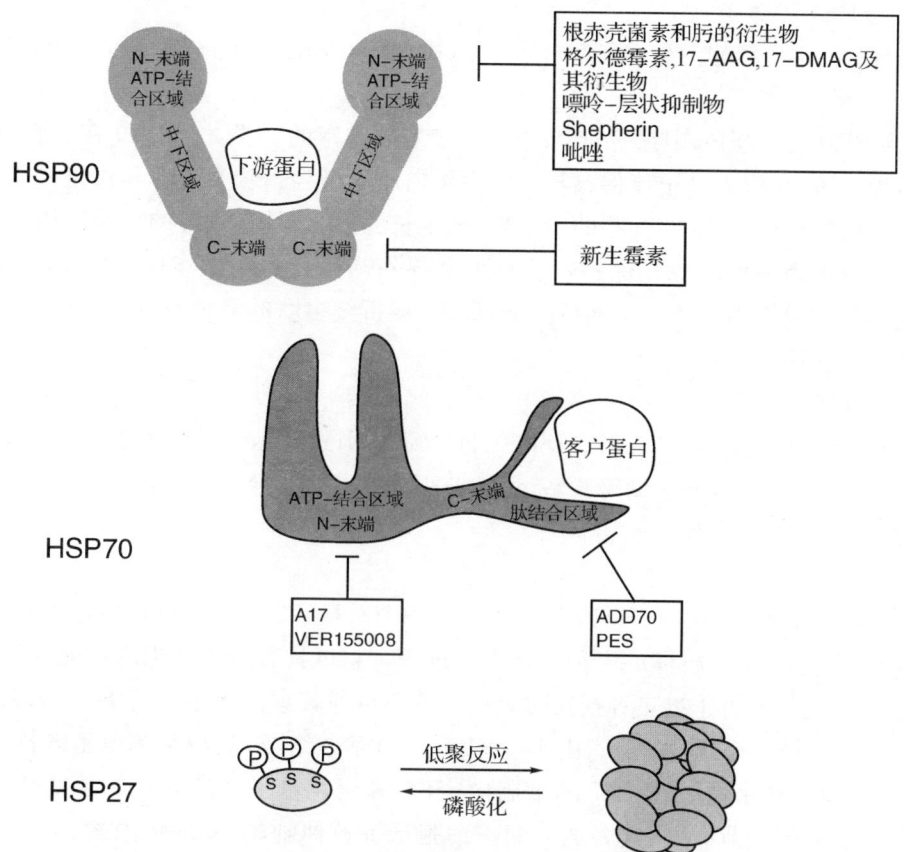

图 16-1 HSP90,HSP70 和 HSP27 的结构

注:图中显示了 HSP90 和 HSP70 抑制剂的结合位点。

1. HSP90 家族

HSP90 是广泛分布于真核细胞的伴侣蛋白。HSP90 家族包括 HSP83、HSP84、HSP87、HSP90 等,其中了解最多的是 HSP90。它是一种甾体激素结合蛋白。与其他热休克蛋白基因不同,HSP90 基因通常在细胞内就有较高水平的组成性表达,并可进一步被热和丝裂原诱导。HSP90 基因有 α 和 β 两个拷贝。HSP90α 和 HSP90β 异构体(现在也被分别称作 HSPC1 和 HSPC3),由两个不同的基因表达,在蛋白序列上有 86% 的相似性,并且其 N 端在晶体结构上非常相似。HSP90 以同源二聚体的形式存在,包含三个相关的结构域:① N 端结构域,包括与蛋白 ATP 酶活性相关的腺嘌呤结合区;② 能与其他分子伴侣(p50CDC37,p23,Aha1)以及其他蛋白发生结合的带电中心连接区域;③ 包含 TRP 基序 EEVD 在内的 C 端二聚化结构域。

2. HSP70 家族

HSP70 家族包括 GR75、GR78、GRP80、Bip、HSP68、HSP72、HSP73、HSC70 等。

HSP70 是 HSPs 中最保守、最主要、含量最丰富的一类。HSP70 在应激后生成最为显著，它作为分子伴侣参与细胞内蛋白质的折叠、装配、降解和修复过程，以维护蛋白的自稳系统，在细胞的信息传递、生长、分化中具有重要的调控作用，同时它又可以作为一种内源性保护物质对脏器损伤产生自身保护作用。HSP70 与多肽之间的可逆作用在蛋白质的折叠、转运、错误折叠多肽的降解及其调控过程中起着重要的作用。

3. HSP60 家族

HSP60 家族包括 HSP58、HSP60、HSP65、MIF-4、GroE1 等，其主要功能是维持肽链的伸展状态，并协助跨膜转运，加速正确的肽链折叠和装配。作为一种自身抗原，它与多种自身免疫疾病有关。

4. 小分子 HSP 家族

该家族包括 HSP22、HSP23、HSP26、HSP27、HSP28、$\alpha\beta$-晶体蛋白等。其分布十分广泛，参与调节机体的多种生理生化过程。它也具有分子伴侣的功能，能伴随其他蛋白质分子防止过热等损伤时蛋白质的不可逆聚集。在小分子 HSP 家族中，研究最为广泛的是 HSP27，它由 132～186 个氨基酸组成，其羧基端氨基酸排列非常相似，具有亲水性。HSP27 的细胞内定位、寡聚化水平和磷酸化状态都与其对生物学反应的调节有关，其表达可保护细胞抵抗各种刺激，如理化因素、细胞因子处理引起的细胞凋亡等。HSP27 是 HSPs 亚家族中的重要一员，主要的生物学功能是保护细胞免受各种应激因素的损伤，参与细胞的增殖分化、在细胞凋亡的多个关键点起作用。

随着研究的深入，HSP 与肿瘤的关系日益受到重视，它与肿瘤的发生、发展，肿瘤免疫以及机体对肿瘤治疗药物耐药的发生和肿瘤预后都有密切关系。

三、热休克蛋白的功能

目前关于热休克蛋白的研究主要从 HSPs 的保护细胞作用、HSPs 与自身免疫疾病的关系、HSPs 与肿瘤、HSPs 作为新型疫苗的载体分子等方面进行的。下面分别针对上述功能展开论述。

1. HSPs 的保护细胞作用

HSPs 是生物体在不良因素作用下所产生的一组特殊作用的蛋白质，它能保护细胞不受或少受伤害。

2. HSPs 与自身免疫疾病的关系

HSPs 主要分布于胞浆或胞核，极少释放入血液，因此血浆中难以检测到

HSPs。但是,在疾病状态下,血浆中可以检测到抗 HSPs 抗体,而且发现这种抗体阳性与某些自身免疫疾病密切相关,说明 HSPs 参与了自身免疫疾病的产生或发展。

3. HSPs 与肿瘤的关系

HSPs 与肿瘤有密切的关系,它与肿瘤的表达、耐药等都有很强的联系,最近几年已经成为研究热点。

4. HSPs 作为新型疫苗的载体分子

来自肿瘤细胞的 HSPs 可诱导抗同种肿瘤和病毒抗原攻击的保护性免疫性反应及特异性细胞毒 T 淋巴细胞(CTL)的产生。HSPs 是良好的佐剂,在肿瘤疫苗治疗中可以发挥重要的作用。

第二节 热休克蛋白与肿瘤的关系

在正常细胞中,HSPs 的合成受细胞周期调控,但对需要大量的 HSPs 作为分子伴侣来调节和稳定其异常增殖的肿瘤细胞,不需要应激条件或异常蛋白的刺激就可合成 HSPs,使其在肿瘤细胞中呈过表达。HSPs 与肿瘤之间有着十分复杂的网络关系(见图 16-2),它在肿瘤的发生发展及耐药过程起多方面的作用,本节将对热休克蛋白与肿瘤的关系展开论述。

一、HSPs 与肿瘤的生物学行为

HSPs 在多种肿瘤细胞中呈过表达,与肿瘤的发生、发展有关。HSP70 在正常外阴组织、不典型增生组织、外阴鳞癌中的表达率各为 0、46.2% 及 62.5%,其表达与外阴鳞癌的发生发展有关;HSP60、HSP70、HSP90 在大肠癌中均呈过表达,与大肠癌的发生发展有关,且监测 HSPs 过表达对直肠癌的预后判断有一定意义;国外报道 HSP10、HSP60 在宫颈癌、结肠癌的癌发生模型呈过表达,HSP60 在人前列腺癌组织中呈过表达,且在癌的越早期、阳性表达率越高,认为 HSP10、HSP60 在癌的发生机制上起重要作用。HSPs 还与肿瘤细胞的转移相关:表达于乳腺癌细胞膜表面的 HSP60 能与 α3β1 整合素结合,提高其活性,而肿瘤细胞的增殖、肿瘤的转移和侵袭力的大小都依赖于 α3β1 整合素的活性,因此,HSPs 在乳腺癌细胞的转移中发挥作用;HSP70 在乳腺癌组织中的表达与肿瘤大小及腋窝淋巴结转移存在相关性,而与月经状况、组织学分级之间均无相关性。在 HSPs 与肿瘤的预后关系方面,有研究报道 HSP27 在食管鳞癌长期生存组中的阳性表达率明显高于短期生存组,认为 HSP27 是食管鳞状细胞癌预后的独立因素,可作为判断食管鳞状细胞癌预后的重要生物指标之一;在子宫内膜癌中 HSP70 的表达明显高于正常内膜和增生过长内膜,且其表达随着肿瘤病理分级的增加而增加;而 HSP90 的表达明显低于正常内膜和增生过长内膜,其表达随着肿瘤病理分级的增加而减弱,认为

HSP70、HSP90可能与子宫内膜癌的发生及预后有关。此外,卵巢癌、乳腺癌和胃癌中HSP60的过表达,还与这些肿瘤的分化程度相关。

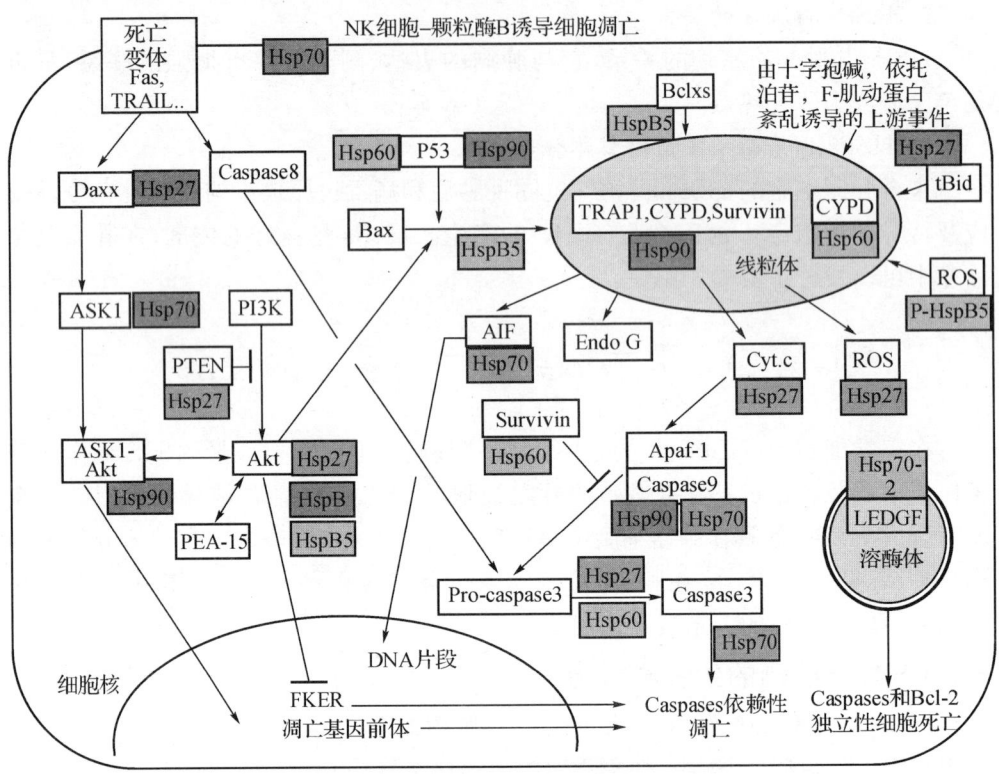

图16-2 HSP与肿瘤之间复杂的网络关系图

二、HSPs与肿瘤细胞凋亡

HSPs通过与抑凋亡基因如Bcl-2和促凋亡基因如Fas、p53作用来调节肿瘤细胞凋亡,这种调节作用具有双向性,即:既有抗凋亡的作用,也有促凋亡的作用。有学者认为,HSP70的过表达能使肿瘤细胞避免大范围的凋亡和坏死。如以腺病毒为载体,将反义HSP70基因转染到肿瘤细胞(乳腺癌、结肠癌、前列腺癌)中,可特异地减少HSP70的表达,引起肿瘤细胞大量凋亡;HSP90能介导Src基因产物对底物的磷酸化,从而促进细胞的代谢和增殖,抑制凋亡。

据现有文献报道,HSPs可以从死亡基因的启动、死亡信息的传递、细胞死亡受体的激活等几乎所有环节参与细胞凋亡过程的调节,但其具体的调控机制及如何利用该机制进行细胞保护或促细胞凋亡,仍有待作进一步深入的研究。

三、HSPs与肿瘤耐药性

肿瘤细胞耐药是化疗失败的重要原因之一,耐药是多种机制共同作用的结果。

HSPs 通过阻碍肿瘤细胞内药物转运、改变肿瘤细胞代谢、多药耐药、再生耐药、加强 DNA 修复等机制造成肿瘤细胞耐药。HSP27 与肿瘤细胞耐药关系密切,过度表达的 HSP27 会诱导肿瘤细胞产生化疗耐药,如柔红霉素需由高尔基体处理,位于此处的 HSP27 使其在细胞内膜转运障碍,导致过表达 HSP27 的细胞耐受该药;研究表明 HSP27 的表达与结肠癌 5-FU 耐药有关,下调 HSP27 可对抗 5-FU 耐药,提示 HSP27 可作为耐 5-FU 结肠癌患者的一个临床治疗靶向。研究发现 HSP27 过度表达会诱导肿瘤细胞产生化疗耐药。目前,研究者认为 HSP27 诱导肿瘤细胞耐药的分子机制可能包括:① 发挥分子伴侣的作用,有效修复化疗药物引起的蛋白损坏,保护细胞;② 抑制肿瘤细胞凋亡;③ 保护肿瘤内的微环境,因为发现细胞内皮存在 HSP27;④ 加强 DNA 修复。但其确切作用机制尚不清楚。Chauhan 在研究耐受地塞米松的骨髓瘤 MM.1R 细胞株中发现,HSP27 的 mRNA 转录子水平和蛋白水平较地塞米松敏感的多发性骨髓瘤细胞株 MM.1S 中明显增加。Yang 等发现 HSP27 在胃癌 SGC7901 细胞株及其长春新碱耐受细胞株 SGC7901/VCR 中的表达存在差异。HSP27 在耐长春新碱胃癌细胞株 SGC7901/VCR 中表达增强,通过反义寡核苷酸抑制 HSP27 表达能增强 SGC7901/VCR 中长春新碱和阿霉素化疗敏感性,提示 HSP27 表达水平与肿瘤细胞耐药性相关。发生耐药的肿瘤细胞中 HSP27 表达水平增加,反之,降低细胞内 HSP27 蛋白表达水平后,可部分恢复肿瘤细胞对原耐受药物的敏感度。Mori-iwamoto 等认为抑制抗健泽的胰腺癌细胞中 HSP27 的表达,可恢复健泽的敏感性。另外发现 HSP27 强表达的肿瘤样本与病人抗健泽有关,提示 HSP27 可能对胰腺癌抗健泽起重要作用,有可能成为预测胰腺癌病人对健泽治疗反应的生物标记。Tsuruta 等发现 HSP27 的表达与结肠癌对 5-FU 耐药有关,下调 HSP27 可对抗 5-FU 耐药,提示 HSP27 可作为耐 5-FU 结肠癌患者的一个临床治疗靶向。

与耐药相关的还有 HSP90β,这是一类可溶性蛋白,人 HSP90β 能特异地与多种细胞功能蛋白(如逆转录蛋白、甾体激素受体等)结合而改变这些蛋白质的功能状态,参与对底物蛋白质的作用,影响信号传递分子的构象变化过程,可能参与了细胞对化疗药物的抗性作用,调节细胞对化疗药物的敏感性,从而与肿瘤细胞的多药耐药相关。

四、HSPs 与肿瘤免疫

HSPs 与肿瘤免疫的关系是近年来的研究热点。由于抗原交叉反应的存在,来自异类肿瘤的 HSP70 可作为肿瘤疫苗,在一些肿瘤患者体内产生抗肿瘤免疫。这种免疫保护作用具有明显的特异性,对无关肿瘤没有排斥作用。用 HSP70 免疫小鼠后引起外周血中 $CD8^+$ T 细胞及 Th1 型细胞因子升高,肿瘤生长受到抑制,2 周内肿瘤全部消退;用适量肿瘤来源的 gp96 免疫小鼠可产生依赖于 $CD4^+$ T 细胞的抗肿瘤免疫，它也可通过诱导树突状细胞（DC）产生细胞因子来调节免疫反应；此外，表达于凋亡肿瘤细胞表面的 HSP60 可向吞噬细胞和 DC 提供必要的信号，使其分泌致炎细胞因子，促进 DC 成熟，诱发机体 T 细胞的抗肿瘤免疫效应。

五、HSPs 在肿瘤治疗的应用

HSPs 在肿瘤组织中的过表达，能促进或抑制肿瘤细胞凋亡，引起肿瘤细胞耐药和抗肿瘤免疫特异性，为肿瘤的治疗提供了新思路。

HSPs 具有促凋亡作用，已有学者设想以 HSP70 为靶向设计药物来促进肿瘤细胞凋亡。另外，反义寡核苷酸治疗是一种通过直接抑制肿瘤生长的有关基因或抑制凋亡调控基因而改变肿瘤中操纵基因表达的治疗方法。HSP 反义 RNA 可阻断肿瘤细胞 HSPs 的表达而抑制肿瘤细胞增生，诱导肿瘤细胞凋亡，可望用于肿瘤的基因治疗。图 16-3 向我们展示了 HSP90 和 HSP70 的抑制剂及它们是否运用于临床等方面的情况。

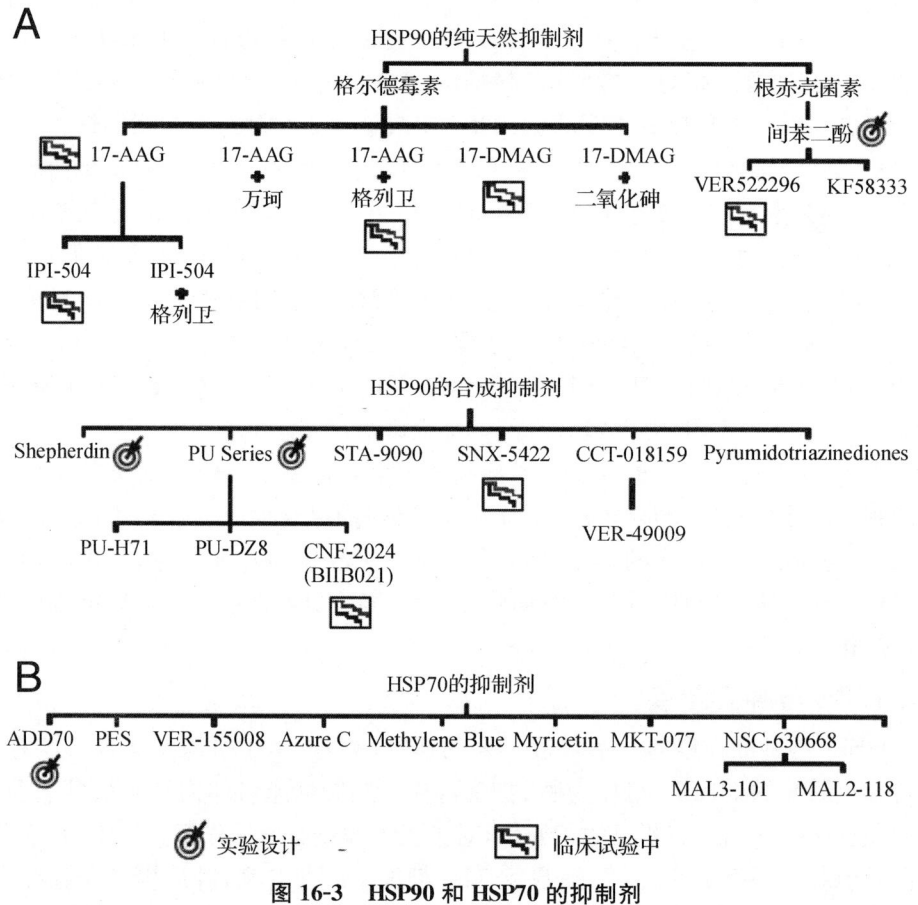

图 16-3　HSP90 和 HSP70 的抑制剂

HSPs 能引起肿瘤细胞产生耐药性。如何调节肿瘤组织中 HSPs 的表达、提高化疗的效果，是临床上逆转肿瘤细胞耐药的一个潜在的新的治疗靶点。槲皮素可以抑制热休克应答因子(heat shock response factor，HSF)的活性，从而下调 HSPs 的表达，解除肿瘤细胞的耐药，同时增强其对化疗药物的敏感性。

第三节 热休克因子与肿瘤耐药

热休克因子(heat shock factor，HSF)在调节热应激反应中也起到了相当大的作用，它不仅能够调节热休克蛋白的表达，而且能够调控多药耐药基因 MDR1 的表达，与肿瘤多药耐药有着极为重要的联系。

一、HSF 的结构与功能

人热休克因子家族主要有三种，HSF1、HSF2 和 HSF3。其中 HSF1 最具有代表性和意义，它可在环境改变或病理生理性应激条件下迅速激活转录，增加 HSP 的表达。

HSF 本质上是一种蛋白质，其结构和功能在进化中较少变异，具有广泛的同源性。在人体内，HSF 为一分子量为 82kD 的转录因子，含有两个开放读码框架(ORF)，分别为 489 和 592 个氨基酸，定位于 9 号染色体 q11-q12。所有 HSF 成员都具有两个在进化上高度保守的结构域，即位于 N 端的 DNA 结合区域和含有数个疏水亮氨酸拉链肽段的三聚区域。DNA 结合区域含有 100 个氨基酸残基，由 3 个 α 螺旋和 4 个反向平行的 β 片层形成螺旋-转角-螺旋结构。该区域内有一松散的环状结构，该环状结构是 HSF1 活性的标志，决定其 DNA 结合特异性和对靶基因的倾向性；另外，该环状结构在正常情况下可抑制 HSF1 三聚体的形成，而在热应激时又可以促进 HSF1 三聚体的形成。三聚区域含有三个亮氨酸拉链结构，这是一种在进化上高度保守的疏水性七氨基酸重复序列，它的存在是蛋白质分子间相互作用或分子内不同肽段间相互作用的分子基础。在应激条件下，HSF 由单体向三聚体的转变，与亮氨酸拉链结构密切相关。人 HSF 的 C 末端含有第四个亮氨酸拉链，此亮氨酸拉链可与其他三个亮氨酸拉链相互作用，形成分子内的局部三股盘曲螺旋，从而使 HSF 稳定在无活性的单体状态。

二、HSF 的活化及其调控

在非应激时，HSF 以无活性的单体形式存在于胞浆内。当细胞处于应激状态时，HSF 由单体向三聚体转换，形成三聚体；三聚体与热休克元件特异性结合，促进热休克基因的转录和表达。热休克反应的调控主要发生于转录和转录后水平，一般以转录水平调控为主。在真核生物细胞中，热休克基因的表达依赖于 HSF，HSF 在热休克基因的启动子位点处结合热休克元件，促进热休克基因的表达。但是HSF和热休克元件简单的结合并不能充分地激活转录,尚且需要对HSF进行修饰,如多聚丝氨酸、苏氨酸残基的磷酸化。HSF在应激反应中发挥作用有三个关键步骤:① 从单体聚合为三聚体;② 三聚体识别热休克元件;③ 转录活化区开放,促进转录。生物体内外的多种调节因素对HSF的调节都是围绕着三个步骤进行的。

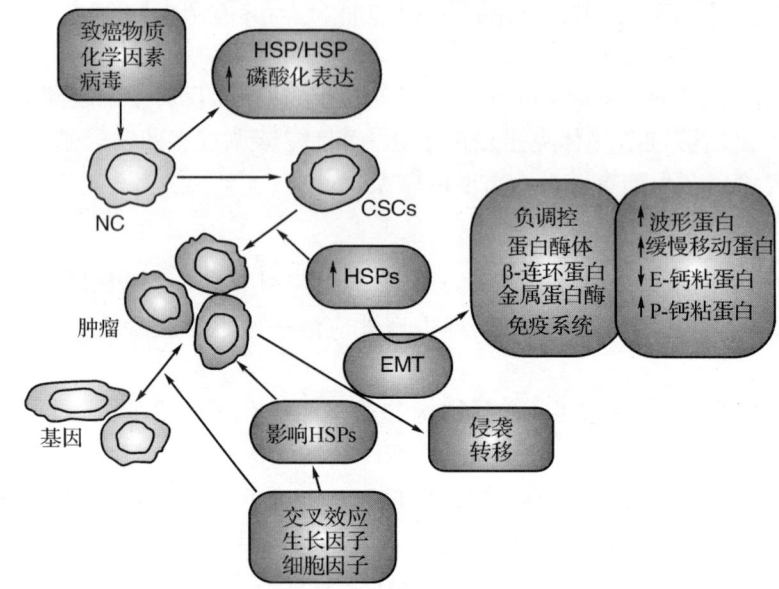

图16-4 HSF1/HSP在恶性肿瘤生物学中的功能

注:活化的HSF1与高表达的HSP在恶性肿瘤的发生与发展中起着极为重要的功能,包括恶性肿瘤的转化、肿瘤干细胞(CSCs)、成瘤以及转移等。

三、HSF1与肿瘤耐药

1. HSF1在肿瘤组织中及其细胞中的表达

目前关于HSF1在肿瘤发生中的作用,文献报道中不算太多见。在对前列腺癌的研究中发现,前列腺癌转移细胞株中HSF1的表达远比未转移的多;同时发现,前列腺癌中HSF1较正常前列腺组织及良性增生组织表达高。研究发现,经热疗或化疗处理后,乳腺癌细胞株MCF-7中HSF1表达增高,并能促进HSP70和P-gp的表达。

2. HSF1介导的HSP参与肿瘤耐药

HSF1是诱导HSP表达最主要的物质。热休克基因不但可被热休克反应激活,而且可被具有细胞毒性的化疗药物等应激因素激活,促进HSP的表达。

目前关于HSP与肿瘤耐药已有很多报道,HSP往往在各种耐药肿瘤及其细胞株中高表达。在人卵巢肿瘤细胞敏感株与耐药细胞株的研究中发现,耐药株中

mtHSP75、HSP70 和 HSP27 高表达导致对顺铂耐药。

3. HSF1 参与 MDR1 的表达

研究发现,人类 MDR1 基因启动子中包含数个热休克元件,其中三个 HSF 位于转录起始点上游,其余的 HSF 位于转录起始点下游在起始点和第一个 AUG 密码子之间。热休克或亚酸钠可以激活 HSF,增加 MDR1 基因表达水平。在非应激的条件下,MDR 细胞表现出组成型 HSF DNA 结合活性,而它们的亲代细胞并不能检测到 HSF DNA 结合活性。研究还表明,转染 HSF1 可使 MDR1 mRNA 水平升高。

总之,热休克蛋白目前已成为研究热点,关于它与肿瘤多药耐药的关系与机制虽然研究得不算太透彻,但是随着研究的深入,热休克蛋白必将成为我们逆转肿瘤多药耐药的一个关键靶点,期待科学家们的进一步研究。

(陈润哲 吴 雪)

主要参考文献

[1] Barazi HO, Zhou L. Identification of heat shock protein 60 as a molecular mediator of alpha 3 beta 1 integrin activation. Cancer Res, 2002, 62(5): 1541-1548.

[2] Garrido C, Gurbuxani S. Heat shock proteins: endogenous modulaters of apoptotic cell death. Biochem Biophys Res Commun, 2001, 286(3): 433-442.

[3] Paduch R, Jakubowicz-Gil J, Niedziela P. Hepatocyte growth factor (HGF), heat shock proteins (HSPs) and multidrug resistance protein (MRP) expression in co-culture of colon tumor spheroids with normal cells after incubation with interleukin-1 β (IL-1β) and/or camptothecin(CPT-11). Indian J Exp Biol, 2012, 48: 354-364.

[4] Young JC, Agashe VR, Siegers K, Hartl FU. Pathways of chaperone-mediated protein folding in the cytosol. Nat Rev Mol Cell Biol, 2004, 5(10): 781-791.

[5] Bruey JM, Ducasse C, Bonniaud P, et al. Hsp27 negatively regulates cell death by interacting with cytochrome C. Nat Cell Biol, 2000, 2(9): 645-652.

[6] Jego G, Hazoume A, Seiqneuric R. Targeting heat shock proteins in cancer. Cancer Lett, 2013, 332(2): 275-285.

[7] Ciocca DR, Arrigo AP, Calderwood SK, et al. Heat shock proteins and heat shock factor 1 in carcinogenesis and tumor development: an update. Arch Toxicol, 2013, 87(1): 19-48.

[8] 王少彬,陈理明,陈俊辉. 热休克蛋白与肿瘤研究进展. 现代肿瘤医学. 2005,13(1):131-133.

[9] 杨吉伟,张孝斌,张杰. 热休克因子与肿瘤耐药的研究进展. 肿瘤防治研究,2003,30(6):522-524.

第十七章

核糖体蛋白与肿瘤多药耐药

核糖体是细胞内合成蛋白质的重要细胞器,由核糖体 RNA 和核糖体蛋白质组成。核糖体蛋白除了参与蛋白质的生物合成,还表现出一些其他生理功能,如参与 DNA 复制、转录和损伤修复,调控细胞生长、增殖、凋亡、发育以及细胞转化等。正是其在生物个体中发挥的作用,保证了生物的繁衍生息。了解核糖体的结构与功能,对于我们理解肿瘤的多药耐药现象至关重要。

第一节 核糖体的结构与功能

上世纪 50 年代,植物与动物细胞中的核糖体相继被发现,1958 年被命名为核糖核蛋白(ribosome),简称核糖体。

一、核糖体的结构

核糖体含有 40% 的蛋白质、60% 的 RNA,蛋白质按照一定的顺序与 RNA 结合,组成核糖体亚单位,其中 RNAs 是骨架结构。部分蛋白质不直接与 RNA 结合,而结合到其他蛋白质组分上。核糖体中的蛋白质、rRNA 以及其他一些辅助因子在一起,提供了翻译过程所需的全部酶活性,这些酶只有在核糖体整体结构存在的情况下才具备。

在原核生物中,50S 大亚基和 30S 小亚基结合在一起形成 70S 核糖体。其中,50S 大亚基由大约 2900 个核苷酸组成的 23S rRNA、120 个核苷酸组成的 5S rRNA 和大约 33 种不同的蛋白质组成;30S 小亚基由 1542 个核苷酸组成的 16S rRNA 和 21 种不同的蛋白质组成。在一个生长旺盛的细菌中,大约有 20 000 个核糖体,其蛋白占细胞总蛋白的 10%,RNA 占细胞总 RNA 的 80%。

在真核生物中,60S 大亚基由大约 120 个核苷酸组成的 5S rRNA,156 个核苷酸组成的 5.8S rRNA 和 49 种蛋白质组成。40S 小亚基由 2300 个核苷酸组成的 18S rRNA 和约 33 种蛋白质组成。

核糖体的三维结构见图 17-1。

第十七章 核糖体蛋白与肿瘤多药耐药

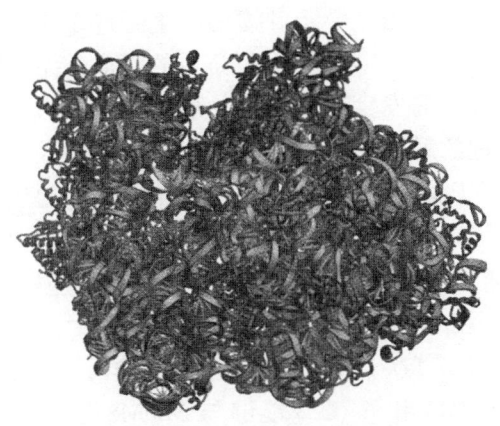

图 17-1 核糖体的三维结构图

二、核糖体的功能

有关核糖体的核糖核酸（rRNA，ribosomal RNA）的研究已较为深入，成千上万种生物的 rRNA 序列已经确定，建立了专业的 rRNA 数据库 European Ribosomal RNA Database。

近年来，关于核糖体蛋白（ribosomal protein，RP）的研究也受到人们的广泛关注。哺乳动物核糖体蛋白基因分布在整个基因组中，每一个核糖体蛋白基因的表达都与其他核糖体蛋白及核糖体 RNA 协同表达。研究发现，人类核糖体蛋白和鼠类等其他哺乳动物的核糖体蛋白存在高度同源性。哺乳动物 80 种核糖体蛋白中已有 75 种的氨基酸序列已经确定，这些核糖体蛋白的氨基酸序列模型主要包括碱性或酸性残基簇，高度重复序列或共享序列，锌指序列，bZIP 元件和核定位信号。这些提示我们，核糖体蛋白可能先是用来结合 DNA 的。

核糖体蛋白多是在胞浆中合成，转运到细胞核，定位于核仁，与其他核糖体成分共同组装成核糖体，再输送到胞浆而发挥作用。核糖体是蛋白质生物合成的场所，在生物体内对细胞的增殖分化以及代谢都起着极其重要的作用。核糖体蛋白除了组成核糖体及参与蛋白质的生物合成以外，还具有其他功能，如参与复制、转录、翻译调控、抚育调控、正常细胞的恶性转化、肿瘤细胞的多药耐药等。

第二节 核糖体蛋白与肿瘤的发生

核糖体蛋白基因的突变或者缺失可阻碍核糖体的合成，最终影响细胞的生长。而当核糖体蛋白基因发生过表达时又会产生什么样的后果呢？早在数十年前就有研究报道，RPS3a 过表达能够诱导 NIH3T3 细胞恶性转化，诱导裸鼠成瘤。还有众多学者对结直肠癌、肝癌、卵巢癌等恶性肿瘤进行研究时发现，这些肿瘤都存在核糖体蛋白基因高表达的现象。鉴于肿瘤的发生是许多基因共同作用的结果,基因表达异常或者突变与肿瘤表型之间不是简单的对应关系,所以究竟是核糖体蛋白的表达异常导致了肿瘤的发生还是肿瘤的形成导致了核糖体蛋白的表达变化? 目前还没有明确而合理的解释。

在肿瘤细胞系中 RPS 上调,其相应的功能性核糖体的生成增多,而核糖体含量较多的细胞,其翻译效率也提高,由此似乎可以解释绝大多数癌细胞系中 RPS 过表达的现象,然而众多学者更倾向于 RPS 通过执行某些核糖体外功能促使细胞癌变这一理论。首先,在 DNA 复制、转录和翻译过程中,RPS 能够调控某些癌基因或者抑癌基因的表达。其次,RPS 能与某些"保护因子"结合产生致癌作用,例如:过表达的 RPL5、RPL11 和 RPL23 能够与 MDM2 形成一种复合物,从而阻止 MDM2 与 p53 结合,致使 MDM2 介导的 p53 泛素化减少,肿瘤易感性增加。RPS3a 过表达诱导 NIH3T3 细胞恶性转化和裸鼠成瘤,其主要原因为它能上调抗凋亡蛋白表达,抑制细胞程序性死亡。

第三节 核糖体蛋白与肿瘤多药耐药

近年来,对细菌耐药机制的研究表明,核糖体是药物作用的主要靶点,如耐药金黄葡萄球菌的 gyrA 基因(编码核糖体蛋白)出现 84 位点突变(丝氨酸-亮氨酸),改变了核糖体的机构,使细菌对喹诺酮类抗生素的耐药。氨基酸糖苷类药物的作用机制是与核糖体 30S 小亚基不可逆地结合,从而抑制蛋白质的合成;大环内酯类抗生素的作用机制是与细菌核糖体 50S 大亚基结合,使得核糖体在 mRNA 上位移受阻,蛋白质合成障碍;另外,四环素类抗生素使作用于核糖体 30S 亚基 A 位,阻碍 tRNA 与核糖体结合,从而影响蛋白质初始阶段合成和释放。既然核糖体在细菌的耐药机制中有着如此重要的作用,那么,在肿瘤的耐药机制中是否也有同样重要的作用呢? 研究表明,核糖体蛋白的异常表达与肿瘤发生多药耐药有着密切的关系。

一、与肿瘤多药耐药相关的核糖体蛋白

研究已发现,RPS13、L23、L6、S27、L26 等多种核糖体蛋白与肿瘤的多药耐药有关。下面就几个研究比较深入并与肿瘤多药耐药相关的核糖体蛋白展开论述。

1. 核糖体蛋白 S13(RPS13)

核糖体蛋白 S13 属于核糖体蛋白 S15P 家族,位于 11 号染色体 q14-q15.1,基因全长约 3.3kb,有 6 个外显子和 5 个内含子,编码 152 个氨基酸,分子量大约为 17 kD。RPS13 位于细胞浆中,广泛分布于脑、甲状腺、肺、心、乳腺、胃、肝脏、肾、结肠、卵巢、胎盘、前列腺、皮肤,在骨髓和胰腺中高表达。RPS13 是核糖体蛋白 40S 的组分之一,在鼠体中可以结合 5.8S rRNA,与大肠杆菌中 RPS15 的蛋白产

物同源，在核糖体装配的早期起作用。同时，它可以与 2 个 U14 核小 RNA 共转录，后两者位于 RPS13 的第三及第五内含子。

2. 核糖体蛋白 L23(RPL23)

核糖体蛋白 L23 属于核糖体蛋白 L14P 家族，位于 17 号染色体长臂，编码区为 422bp，编码 140 个氨基酸，分子量为 148 kD。RPL23 位于细胞核，主要在甲状腺、肺、乳腺、胃、胎盘、前列腺以及骨髓中高表达，在脑、心、胰腺、肝脏、肾、结肠、腹膜、脊髓、肌肉、皮肤、淋巴结和白细胞中均有表达，是核糖体蛋白大亚基中的一员。核糖体蛋白大亚基可与 23S 或 26S rRNA 的特定区域结合，并可与 RPL23 相互作用。研究表明，RPS13 与 RPL23 通过抑制药物所介导的凋亡，可促进胃癌细胞 MDR 的表型，RPL23 还可通过调节 GST 所介导的解读作用来促进肿瘤细胞的耐药表型。

3. 核糖体蛋白 L6(RPL6)

核糖体蛋白 L6 亦称为 TAX-responsive enhancer element-binding protein 107 (Taxreb107)及 Neoplasm-related protein C140。它属于核糖体蛋白 L6e 家族，位于 12 号染色体 q24.1，编码基因全长为 959bp，编码 288 个氨基酸，分子量大约为 32 600。RPL6 定位于核糖体 50S 的大亚基中氨酰-tRNA 结合位点的肽酰转移酶中心区，与已知的 23sRNA 紧密结合。RPL6 在前列腺中高表达，在脑、视网膜、甲状腺、心脏、乳腺、胃、胰腺、肾、结肠、脊髓、骨髓、肌肉以及白细胞中具有中等程度的表达。它可特异性结合于人 T 淋巴细胞白血病病毒 HTLV-1 长末端重复序列的 Tax 敏感性增强元件的 C 区，HTLV-1 病毒蛋白 Tax 蛋白可与 RPL6/Taxreb107 启动子上 NF-κB 识别位点结合，调节 RPL6/Taxreb107 的表达，有利于感染的细胞繁殖和病毒颗粒的复制。研究表明，RPL6 可通过抑制药物所介导的凋亡从而调节肿瘤细胞的多药耐药。

4. 核糖体蛋白 RPL27

1994 年，科学家用差异筛选法从人胎肾 cDNA 文库中克隆出一个新基因，与鼠、鸡等核糖体蛋白 27(RPL27)高度同源，被命名为人 RPL27。该基因位于 17 号染色体 q21.1-q21.2，编码区全长为 410bp，编码 135 个氨基酸，分子量约为 15 700。RPL27 是核糖体蛋白 60S 的组分之一，RPL27 属于 L27e 家族，包含 1 个 KOW 结构域。它在骨髓中高表达，在脑、甲状腺、肺、心、乳腺、胃、胰腺、肝脏、肾、脊髓、胎盘、前列腺、肌肉、皮肤及白细胞中呈中等程度的表达。

5. 核糖体蛋白 S27(RPS27)

核糖体蛋白 S27 位于 1 号染色体 q21，编码区全长为 254bp，编码 84 个氨基酸，分子量约为 9 500。它在甲状腺、肺、心、乳腺、胎盘、前列腺、骨髓、肌肉、皮肤以及白细胞中均有高表达，在脑、视网膜、胃、胰腺、肝脏、肾、结肠、腹膜、脊髓、淋巴结有中等程度的表达。该蛋白属于 S27e 家族,它包括含一个 C4 类型的锌指结构,可以与锌结合。它编码的蛋白质能与核酸结合。主要位于细胞质中,但是在细胞核中也能检测到。在肝癌、恶性黑色素瘤、结肠癌及前列腺癌中 RPS27 表达均增高,并与肿瘤的恶性程度有关。在鼻咽癌的研究中发现,RPL27 与 RPS27 在耐药细胞中低表达,提示核糖核蛋白体基因等可能共同参与了鼻咽癌耐药性的产生。

二、核糖体蛋白与多药耐药

近年来许多报道显示核糖体蛋白与肿瘤多药耐药有关,抗阿霉素结肠癌细胞系 LoVoDXR 与正常母细胞相比,核糖体蛋白 L4 和 L5 等表达上调;人头颈部癌细胞系 UMSCC10b 和其抗顺铂细胞系 UMS CC10b/pt-S15 之间差异表达基因分析显示,核糖体蛋白 S2 基因和延长因子 1α 表达上调。RPS3 在原核细胞和真核细胞中均存在,它位于核糖体 40S 亚单位表面,参与细胞内蛋白质的形成。它是一种多功能蛋白,具有多种 DNA 损伤修复酶的活性,在 DNA 损伤修复中起重要作用。DNA 修复本是正常细胞维持自身稳定的一种重要手段,但在肿瘤细胞内,DNA 修复却成为 MDR 形成的一个重要机制。细胞的损伤修复能力异常与肿瘤耐药的形成有密切的关系,而对丝裂霉素、博来霉素及顺铂等抗癌药产生耐药性的肿瘤细胞相对敏感细胞存在更强、更有效的修复系统。已有报道显示,RPS3 基因在 MDR 白血病细胞株中呈高水平表达,而且进一步的研究表明,转染正义 RPS3c DNA 真核表达质粒使 RPS3 基因过表达后,K562 细胞对阿霉素的敏感性明显降低,即增强了对阿霉素的耐药性;而转染反义的 RPS3c DNA 真核表达质粒阻断 RPS3 基因表达后,具有 MDR 表型的白血病细胞对阿霉素敏感性增强,即耐药性降低,提示 RPS3 可能在白血病 MDR 中发挥重要作用。实验发现,RPL6 过表达对胃癌细胞多药耐药的表型有促进作用。RPS13 和 RPL23 在 SGC7901 细胞中过表达,增加了细胞对长春新碱、阿霉素、5-氟尿嘧啶的耐药性,也增加了 SGC7901 细胞对顺铂的耐药性。另外,RPL23 的过表达增加了谷胱甘肽转移酶的活性和细胞内谷胱甘肽的含量,这些都证明了 RPS13 和 RPL23 通过抑制药物诱导的凋亡促进胃癌细胞的多药耐药。

综上所述,研究表明某些核糖体蛋白除了参与核糖体的构成进行蛋白合成外,很可能还参与了肿瘤的多药耐药的形成。对核糖体蛋白的研究有助于我们理解肿瘤的多药耐药,具体机制还有待于进一步的研究。

(刘 平)

第十七章 核糖体蛋白与肿瘤多药耐药

主要参考文献

[1] 樊代明. 肿瘤研究前沿(第七卷). 西安:第四军医大学出版社,2007.

[2] Yang F, Liu WP. Advance in ribosomal protein gene with human disease. J Clin Exp Pathol, 2005, 20: 354-356.

[3] Miliani de Marval PL, Zhang Y. The RP-Mdm2-p53 pathway and tumorigenesis. Oncotarget, 2011, 2(3): 234-238.

[4] Kenmochi N, Yoshihama M, Higa S, et al. The human ribosomal protein L6 gene in a critical region for Noonan syndrome. J Hum Genet, 2000, 45(5): 290-293.

[5] Auerbach T, Bashan A, Harms J, et al. Antibiotics targeting ribosomes: crystallographic studies. Curr Drug Targets Infect Disord, 2002, 2(2): 169-186.

[6] Du J, Shi Y, Pan Y, et al. Regulation of multidrug resistance by ribosomal protein 16 in gastric cancer cells. Cancer Bio Ther, 2005, 4(2): 242-247.

[7] Myokai F, Oyama M, Nishimura F, et al. Unique genes induced by mechanical stress in periodontal ligament cells. J Periodontal Res, 2003, 38(3): 255-261.

[8] Guo X, Shi Y, Gou Y, et al. Human ribosomal protein S13 promotes gastric cancer growth through down-regulating p27(Kip1). J Cell Mol Med, 2011, 15(2): 296-306.

[9] Wang T, Hou Y, Ding X, et al. Overexpression, purification, molecular characterization and pharmacological evaluation for anticancer activity of ribosomal protein S23 from the giant panda (Ailuropoda melanoleuca). Mol Med Rep, 2013, 7(6): 1875-1882.

第十八章
肿瘤干细胞与肿瘤多药耐药

传统的观点认为,肿瘤耐药的发生与肿瘤细胞群中少数细胞获得性遗传学的改变有关,这些有遗传学改变的细胞在药物处理的情况下有选择优势,这种选择性扩增导致了肿瘤耐药细胞的产生。然而,新近发展起来的肿瘤干细胞理论认为:肿瘤的耐药与肿瘤细胞中存在的少量肿瘤干细胞(cancer stem cells,CSCs)密切相关。实体瘤中肿瘤干细胞的发现是肿瘤研究中的重要事件,它改变了我们对化疗的观念。肿瘤的多药耐药是导致肿瘤难以根治、化疗失败和疾病复发的主要原因之一,而肿瘤干细胞则是驱动肿瘤发生、演进、转移和复发的根源,是造成肿瘤耐药的根本原因。本章主要就肿瘤干细胞与肿瘤多药耐药的关系展开论述。

第一节 干细胞与肿瘤干细胞

一、干细胞概述

干细胞(stem cell)是指具有自我更新能力和多向分化潜能的一类未分化的细胞群体。干细胞根据自我更新能力可以分为三种:① 能够长期自我更新的干细胞;② 仅能短期自我更新的干细胞;③ 只能分化而不能自我更新的多能前体细胞。按其分化阶段不同,干细胞大致可分为胚胎干细胞和成体干细胞。胚胎干细胞指受精卵发育到桑葚胚的最原始的干细胞,可以在体外长期培养,无限增生,并保持全能的特性。在合适的条件下可以分化为胎儿或者体内所有组织类型的细胞,包括生殖细胞。成体干细胞指存在于胎儿和出生后个体的不同组织中的具有自我更新、多向分化潜能和增殖特性的细胞。对其所在的组织器官有着重建和修复的功能。

干细胞的自我更新和分化能力是通过不对称分裂来保持的。所谓不对称分裂是指一个干细胞可以产生两个不同的子代细胞,一个子细胞保存有亲本细胞的完全特性,而另一个子细胞则不断分化形成功能性的终末细胞。任何影响不对称分裂的因素都可引起干细胞的自我更新能力的变化。

除了自我更新和分化外,干细胞有以下几个特点:① 寿命较长,处于相对的静息状态,分裂较少;② 表达多种 ABC 转运蛋白,能够抵抗射线、药物和毒素的作用;③ DNA 损伤修复能力活跃;④ 凋亡抵抗。

在致癌物作用的情况下,干细胞内的 DNA 突变会被蓄积,干细胞蓄积的多个 DNA 突变可能是我们通常所谓多阶段癌变过程。临床上观察到,在肿瘤患者放化疗后,骨髓的造血干细胞和胃肠道的黏膜干细胞对射线和药物有天然的耐受作用。

二、肿瘤干细胞

1. 肿瘤干细胞的概念

肿瘤干细胞(cancer stem cells,CSCs)的概念并不是近年才提出的,早在 20 世纪 50 年代,研究者在实验中就观察到只有 1‰ 的白血病细胞可以在培养皿中生长形成克隆。若不加以干预,这个混合体可以进一步生长并在远处部位形成与原发肿瘤类似的继发性肿瘤。这一特性提示在白血病和实体肿瘤内存在着具有干细胞性质的细胞群,是肿瘤生长和转移的原动力,因此把这群细胞命名为肿瘤干细胞。70 年代,在骨髓瘤、肺癌、卵巢癌、神经母细胞瘤的研究中亦发现了相同的现象。至 90 年代,Sell 等在对皮肤癌的研究后指出,成熟细胞的半寿期短、更新快,其突变不会形成肿瘤;恶性肿瘤的发生是干细胞分化受阻的结果,干细胞是致瘤起始事件或突变的标靶。近年来更多的研究资料显示不仅仅在白血病,在某些实体瘤中,绝大部分肿瘤细胞没有克隆增殖的能力,只有一小部分细胞,又称为侧群细胞(side population,SP),具有无限增殖的能力,它们数量虽少,但具有干细胞的特征,可能是唯一保持增殖的肿瘤细胞。

2. 肿瘤干细胞的起源

肿瘤干细胞的来源可能有两个方面,它可以起源于正常的干细胞,也可以起源于重新获得自我更新能力的、已分化的细胞。事实上肿瘤干细胞可以来自突变的干细胞或相应组织内的定向祖细胞,甚至成熟细胞也可以通过去分化而形成肿瘤干细胞。与肿瘤干细胞形成密切相关的因素如下:

(1) 干细胞自我更新途径中的突变是肿瘤干细胞形成的重要因素。干细胞内外环境均可引起自我更新途径的突变,而导致肿瘤干细胞的形成。

(2) 参与正常干细胞自我更新途径的信号通路的突变与肿瘤干细胞的形成密切相关。

(3) 干细胞生存的外部环境——干细胞池(stem cell niche)(图 18-1)参与了肿瘤干细胞的形成。在对果蝇的研究中,研究人员发现果蝇生殖细

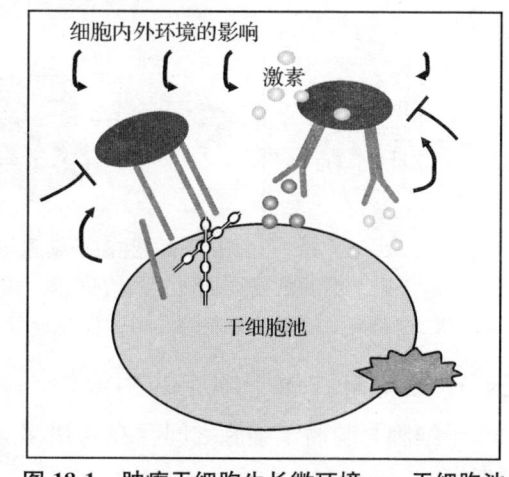

图 18-1 肿瘤干细胞生长微环境——干细胞池

胞的分化方向是通过干细胞池中的信号来控制的,并且生殖干细胞的数量与顶体细胞的数量成正相关,而顶体细胞是果蝇生殖干细胞池的重要成分之一。虽然干细胞池或特殊的肿瘤干细胞池在肿瘤干细胞形成中的作用还不清楚,但已有间接证据表明了它们的重要性。例如,果蝇生殖细胞中由热休克蛋白诱导的 dpp 过表达可以产生干细胞样的生殖细胞肿瘤。

3. 肿瘤干细胞与肿瘤的发生与发展

肿瘤组织中存在着肿瘤干细胞,肿瘤干细胞是肿瘤生长、侵袭、转移和复发的根源,而肿瘤干细胞则是机体的正常干细胞或者其前体细胞在一系列内外因素的作用下增殖分化失常形成的,因此,肿瘤是一种干细胞疾病,是干细胞在长期的自我更新过程中,由于多基因突变导致干细胞生长失去调控,而停止在分化的某一阶段无限增殖所形成的异常的组织或器官。肿瘤的转移也是肿瘤干细胞选择相宜的组织器官迁移的过程,肿瘤治疗后的复发同样也是由于肿瘤干细胞没有被完全消灭而导致的结果。从理论上来说,只要剩余一个肿瘤干细胞就足可以导致肿瘤的复发,因此,肿瘤干细胞是肿瘤发生发展的源泉,只有杀死肿瘤干细胞才可以成功的治愈癌症。肿瘤干细胞与肿瘤发展的关系如图 18-2 所示。

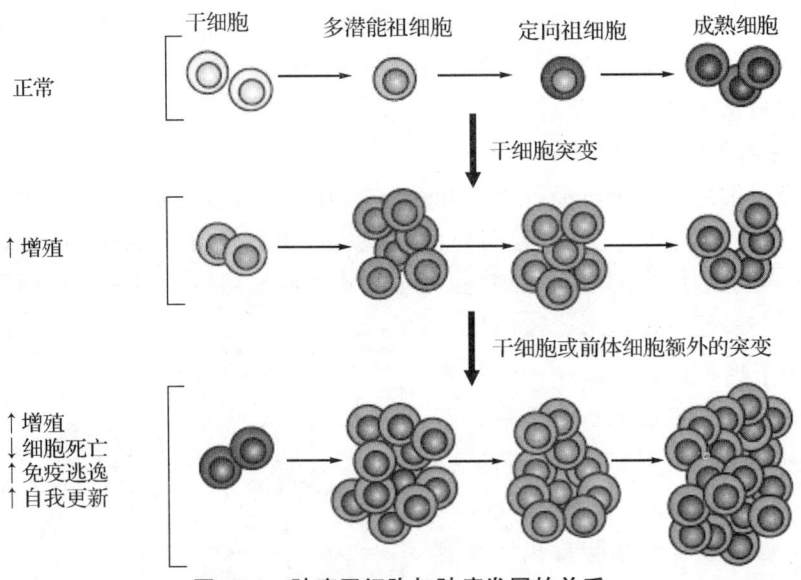

图 18-2 肿瘤干细胞与肿瘤发展的关系

注:正常干细胞的变异导致无限增殖、凋亡的减少、免疫逃逸以及干细胞空间的扩大,这是典型的恶性肿瘤的发生过程。

三、干细胞与肿瘤干细胞的相似性

干细胞与肿瘤干细胞之间存在着诸多相似的特性,下面举出几个有代表性的相似点:

1. 干细胞与肿瘤干细胞都有较高的端粒酶活性

端粒酶是含有一段 RNA 模板的逆转录酶,研究发现,干细胞和大多数恶性肿瘤细胞中都有很高的端粒酶活性以及扩增的端粒重复序列,而人类终末分化的体细胞不具有或具有极低的端粒酶活性。在人类干细胞的恶性转化实验中发现,端粒酶活性和附加的基因突变是正常干细胞恶性转化的两个重要条件。

2. 干细胞与肿瘤干细胞均有自我更新和无限增殖能力

研究证实,干细胞与肿瘤干细胞都具有自我更新与无限增殖的能力,但是又存在着一定的差异。干细胞的增殖具有相对稳定性,其数目保持相对恒定,而肿瘤细胞群体虽可以无限增殖,却失去了自稳定性的特点。其机制可能是由于基因突变或基因表达异常或干细胞所处的微环境异常导致干细胞增殖分化机制失调造成的。

3. 干细胞与肿瘤干细胞具有许多共同的标志物

一些特异性的标志物,如 nestin,CD133,Sox2,musashi-1,Survivin,磷酸丝氨酸磷酸激酶等既存在于干细胞中,也存在于肿瘤干细胞中。

4. 干细胞与肿瘤干细胞具有许多相似的生长调控机制

大量实验表明,一些参与干细胞自我更新的基因,也参与了肿瘤的发生。目前研究较为深入的、与细胞生长分化有关的信号转导途径,如 Wnt、Notch 途径等,均参与了肿瘤的发生过程。

5. 干细胞与肿瘤干细胞有相似的重力密度

正是由于肿瘤干细胞与正常干细胞有极大的相似性,使得我们猜想,如果肿瘤干细胞和正常干细胞有类似的功能,肿瘤干细胞将具有天然药物耐受能力。肿瘤干细胞处于静息状态,能够有效地修复 DNA、抵抗凋亡并且表达 ABC 转运蛋白。肿瘤干细胞上的 ABC 转运蛋白如 ABCG2 等,能将药物排出细胞外。在静息状态下,药物难以进入代谢不活跃的肿瘤干细胞,很多化疗药物的作用与损伤 DNA 的诱导细胞凋亡有关,而肿瘤干细胞能抵抗凋亡和修复凋亡,这些存活细胞的选择性扩增构成了耐药的肿瘤。由此可见,肿瘤干细胞可能赋予了肿瘤细胞天然耐药的能力。

第二节 肿瘤干细胞在肿瘤多药耐药中的作用

近来,越来越多的研究结果表明肿瘤干细胞是肿瘤发生的始动细胞,并且可能是肿瘤耐药的主要原因。有关肿瘤干细胞的研究已经取得了很大的进展。目前已在白血病及实体肿瘤如乳腺、大脑、肺、前列腺及肝脏中分离出肿瘤干细胞。这些研究表明,肿瘤干细胞与正常干细胞类似,数目极少,通常处于静止状态,具有异质性及自我更新能力,对肿瘤的进展起重要作用;肿瘤的复发和转移是肿瘤干细胞逃脱药物杀伤作用的结果,肿瘤的多药耐药性可能是干细胞赋予肿瘤的能力。肿瘤的多药耐药机制有多种,目前认为由内在性 ABC 转运蛋白家族介导的多药耐药是最重要、最关键的途径。随着干细胞研究的深入,肿瘤干细胞在肿瘤耐药中的作用日益突现。

一、四种肿瘤多药耐药细胞模型

肿瘤多药耐药模型主要有四种(见图 18-3)。① 传统的 MDR 模型,是体细胞突变 MDR 模型,内在细胞 MDR 模型。体细胞突变模型指出,在肿瘤发生过程中,由于一系列的体细胞突变以及表观遗传学的改变导致了 MDR 的发生。通过激活各种分子机制,多药耐药表型的改变使得一个或多个细胞克隆的改变。这些遗传物质发生改变了的细胞可以耐受住化疗药物的攻击。② 在内在细胞 MDR 模型中,恶性的肿瘤组织含有不同的多药耐药细胞类型,这些内在耐药的肿瘤细胞已经表达出一个或多个耐药蛋白或通路。肿瘤细胞大多处于 G_0 期。因此,化疗对于肿瘤没有效果,细胞可以随时增殖。③ 干细胞 MDR 模型补充了内在细胞 MDR 模型。它提出,肿瘤组织中存在着一小群的肿瘤干细胞。通过 DNA 修复以及 ABC 转运体的介导它们获得了多药耐药性。因此,化疗药物并不能杀死肿瘤干细胞,肿瘤干细胞使肿瘤得以继续生长。④ MDR 模型,即静止细胞模型。该模型指出,当化疗药物去攻击正在增殖的肿瘤细胞时,很大一部分肿瘤细胞处于静止状态。与正在增殖的肿瘤细胞相比,G_0 期的细胞能够忍受大剂量化疗药物,因此,肿瘤可以复发。这个模型是基于对肿瘤病人经过一线的化疗后肿瘤由复发而提出的。

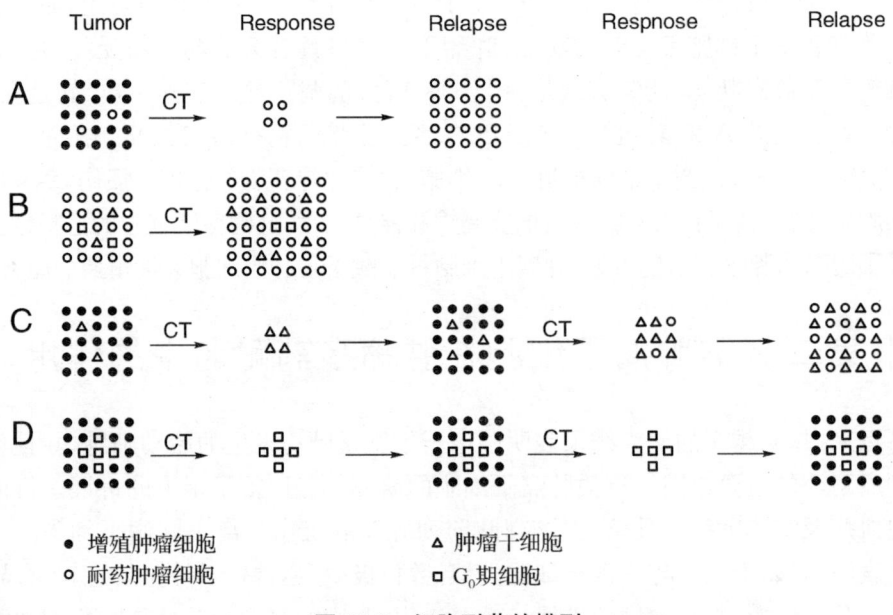

图 18-3 细胞耐药的模型

注:CT 即化疗(chemotherapy)。

图中,A:传统的体细胞突变模型猜想遗传物质改变的肿瘤细胞的一种耐药表型(○)可以使增殖的、对药物敏感的肿瘤细胞(●)凋亡或者在随后的化疗过程中凋亡。B:在内在细胞耐药模型中,肿瘤组织由不同的耐药细胞类型组成,包括正在增殖的固有耐药肿瘤细胞(○)、肿瘤干细胞(△)和处于 G_0 期的细胞(□)。C:在干细胞耐药模型中,含有肿瘤干细胞(△)的肿瘤组织基于其 ABC 转运体、DNA 修复能力、处于 G_0 期细胞的数量以及传统的对药物敏感的肿瘤细胞(●)的情况而表达出一种耐药表型。D:静止细胞模型猜想处于 G_0 期的肿瘤细胞(□)能显示一种耐药表型是由于细胞毒性的抗肿瘤药物通常会攻击正在增殖的细胞(●)。在肿瘤耐药过程中,这四种模型可能同时存在,但是各自所占的比例会基于肿瘤的不同而有所不同。

二、ABC 转运蛋白与肿瘤多药耐药

ABCB1、ABCC1 和 ABCG2 是从肿瘤组织中分离出来的最基本的肿瘤多药耐药基因,其中 ABCB1 最先被发现,并引起人们研究肿瘤多药耐药的极大热情。然而逆转 ABCB1 的药物在临床应用中并未取得预期效果,即便是后来开发的第二代抑制剂也未能有效逆转肿瘤的多药耐药,直到 ABCG2 的发现才有所改变。ABCG2 是最晚被发现的 ABC 转运蛋白,作为一个具有广泛底物作用的特异性外排泵,可识别带正负电荷的分子、有机离子和硫酸盐络合物。它主要存在于干细胞、某些肿瘤细胞和上皮细胞的顶膜。在原始的造血干细胞中,ABCG2 的 mRNA 呈水平表达,细胞分化时表达水平下降。ABCG2 也是肿瘤干细胞主要的 ABC 转运蛋白,且 ABCG2 在不同来源的肿瘤干细胞中均呈高表达,其功能被认为是参与肿瘤细胞的多药耐药性。ABCB1、ABCC1 及 ABCG2 是 ABC 家族中在耐药中起主要作用的三种转运分子,有相对特定的转运底物及不同的组织分布类型。但上述三种转运分子在恶性黑色素瘤中并未起主要作用,ABCG2 在恶性黑色素瘤中的表达甚至为阴性。

三、肿瘤干细胞的微环境与肿瘤多药耐药

肿瘤转移是多步骤的复杂过程,包括原位浸润和肿瘤细胞在多因素相互作用下从原发部位通过血液、淋巴管和体腔转移至远处组织器官内,继续生长为与原肿瘤相同的肿瘤。

30 年前,研究人员研究了造血干细胞与骨髓周围微环境的关系,指出骨髓造血微环境通过细胞-细胞及细胞-基质之间的相互作用,对造血干细胞的生存及功能产生重要作用,并由此提出了"干细胞池"的概念。

肿瘤干细胞的微环境可能也参与了肿瘤的多药耐药。微环境决定肿瘤干细胞的存活与成熟,使肿瘤干细胞趋近于有利于自我更新的信号因子,远离分化刺激因子。更有学者提出,在组织器官中可能还存在一种"转移微环境",更适宜肿瘤细胞

定居并形成转移灶,使原发肿瘤易于转移。肿瘤细胞和基质细胞之间的相互作用在转移微环境的形成中非常重要,肿瘤微环境的细胞外分子如S100钙连蛋白家族等可介导这种作用的发生。缺氧诱导因子在转移微环境的形成中也非常重要,其通过增加赖氨酸氧化酶和赖氨酸氧化酶样蛋白的表达、胶原蛋白的重塑和补充骨髓衍生细胞等,在转移微环境的形成中发挥作用。

近年来Williams等发现,骨髓造血微环境在急性淋巴细胞白血病的治疗中有重要作用。他们指出白血病干细胞与造血干细胞类似,可以与骨髓造血微环境中的非造血细胞通过包括CD44在内的多种表面分子相互作用,而CD44在正常造血干细胞中起黏附作用,通过阻断CD44,取消细胞间的相互作用,可以延缓小鼠白血病的进展。我们知道,门冬酰氨酶可以分解细胞内的门冬酰氨,它在临床上用于治疗儿童急性淋巴细胞白血病并已取得较好的效果。然而,部分患者对门冬酰氨酶耐药,其机制还不明确。Lwamoto等发现骨髓造血微环境的间充质细胞可以合成和分泌大量的门冬酰氨酶合成酶,因此他假定白血病母细胞与骨髓造血微环境的间充质细胞间的相互作用,在门冬酰氨酶耐药中起保护白血病母细胞的作用。基因芯片和生化分析表明,间充质细胞产生的门冬酰氨的量远比白血病母细胞产生的要多。进一步的研究发现,白血病细胞耐药株及临床原发的白血病患者对门冬酰氨酶的耐药均与间充质细胞表达门冬酰氨酶合成酶有关。通过控制门冬酰氨酶合成酶的活性,可以提高白血病细胞对门冬酰氨酶的敏感性。然而作者没有证实在体内这种关系是否也同样起重要的作用,也没有指出这种关系与白血病治疗后病灶残留有何关联。

四、DNA修复与肿瘤多药耐药

在自我更新或者DNA修复过程中,干细胞可能通过减少细胞凋亡或者产生基因突变对化疗产生耐药性,因此导致化疗耐药和化疗失败。肿瘤干细胞具有更强的DNA修复能力。

五、肿瘤干细胞多药耐药的其他机制

此外,肿瘤干细胞还可以通过凋亡逃逸或拮抗凋亡获得生存,产生多药耐药。近年研究发现。一些与细胞凋亡抑制有关的癌基因(如Bcl-2、突变p53)等的表达产物可阻断或阻碍多种因素诱导的细胞凋亡,使细胞耐受凋亡刺激。还有由酶类异常表达介导的多药耐药,如Topo Ⅱ发生活性改变,使抗癌药物的靶点减少或过表达,达到多药耐药。蛋白激酶C参与多药耐药机制的调节,可使ABCB1、LRP和Topo Ⅱ磷酸化,分别增强它们的活性。谷胱甘肽转移酶通过催化谷胱甘肽与药物结合,形成复合物而解毒,从而介导多药耐药。

第三节 靶向肿瘤干细胞逆转肿瘤多药耐药的治疗策略

现有治疗肿瘤的方法主要是针对肿瘤组织内的大多数细胞,而不是肿瘤干细胞,从而使肿瘤治疗的生存率得不到显著的提高。肿瘤干细胞假说的证实在临床上具有深远的意义,包括罹患肿瘤的风险评估、预防、早期诊断及治疗。如果肿瘤起源于干细胞和/或祖细胞,那么影响干细胞数量的环境和遗传因素就是肿瘤发展中重要的风险因子,靶向肿瘤干细胞就能逆转肿瘤多药耐药的发生。

一、靶向 CSCs 与正常干细胞不同的表面标记

大多数 CSCs 是通过寻找相对应正常干细胞的特异表面标记被发现的。正常干细胞与分化的祖细胞基因表达有明显区别,同样可以通过基因表达分析寻找肿瘤干细胞特异表达抗原,这项研究首先在血液系统疾病中取得突破性进展。急性髓性白血病(acute myelocytic leukemia,AML)的 CSCs 与造血干细胞(hematopoietic stem cells,HSCs)都有 $CD34^+$ $CD38^-$ 表面标志,但 CD123 表达却有差异。大多数 AML 的 CSCs 上表达白细胞介素-3 受体 α 链 CDl23(IL-3-α),而 HSC 中的表达水平却很低。因此,利用 IL-3 与白喉毒素(diphtheria toxin,DT)制备成的融合蛋白(DT38IL3)进行靶向治疗取得了良好的临床前效果。

二、针对 CSCs 自我更新及静止状态

阐明细胞自我更新机制是干细胞研究的热点之一。自我更新是 CSC 和正常干细胞的共同特征,但人们对 CSCs 自我更新调节机制了解甚少。研究发现,在正常干细胞中维持自我更新的信号通路,如 HOX 基因、WNT/β-catenin、Notch、PTEN、Hedgehog 和 BMI-1 等,在 CSCs 中常出现突变或异常激活,因此这些通路可能成为去除 CSCs 的靶点。

三、促进 CSCs 的凋亡

NF-κB 通路在先天性和获得性免疫、神经保护与退化、学习、记忆形成、肿瘤发生等许多生理过程都具有重要作用,激活后能够介导肿瘤的生长、增殖、逃逸凋亡以及肿瘤的浸润和转移。研究发现,NF-κB 可通过调节 c-IAP、Bcl-2 和 Bcl-xL 等抗凋亡基因抑制凋亡,或者通过上调 Cyclin D1 和 c-myc 来促进肿瘤细胞增殖。因此,在某些肿瘤细胞中,抑制 NF-κB 通路可诱导凋亡发生。

四、促进 CSCs 分化

肿瘤分化疗法是采用诱导肿瘤细胞分化的同时阻止肿瘤细胞进一步增殖的治疗方法。现在已有一种成功的分化疗法,即反义视黄醛(ATRA),通过诱导前髓细胞分化缓解急性前髓细胞白血病(APL)。尽管其作用靶细胞还不清楚,但 ATRA

结合化疗能增加白血病治愈率,说明至少部分肿瘤干细胞能受到 ATRA 的抑制而不分化。更多新的分化诱导药物也正在开发过程中。

在实体瘤上也有可能应用分化诱导治疗的方法。骨形成蛋白(bone morphogenic protein,BMP)在成体脑干细胞微环境中起重要作用,主导星形胶质细胞的分化。人们首先发现人胶质肉瘤干细胞 CD133$^+$ 细胞表达 BMP 受体 1A、1B 和 2B。在体外,BMP4 虽然不能杀死肿瘤细胞,但可以降低丝裂原的增殖作用,减少 CD133$^+$ 细胞数量,诱导星形细胞、神经性及寡突胶质细胞标志。此外,BMP4 体外短时间处理可使 CD133$^+$ 细胞丧失体内形成肿瘤的能力,并且体内应用 BMP4 可缩小接种瘤体积,延长生存期。这些结果提示,BMP4 可以通过诱导 CSCs 分化发挥抑制肿瘤的作用。

五、靶向 CSCs 生存所需的微环境

微环境对于正常干细胞和肿瘤干细胞的自我更新与分化都有调节功能。骨髓微环境为造血细胞的生长、分化和生存提供了良好的环境。CSCs 的存活依赖于其微环境,因此,靶向 CSCs 生存所需的微环境成为肿瘤治疗的又一种选择。已经有研究发现,以脑肿瘤起始细胞的血管微环境为靶点的治疗可以减少肿瘤起始细胞的数量,终止肿瘤生长。乏氧作为肿瘤治疗的主要问题之一,同样存在于肿瘤干细胞的微环境中,因此可以利用这点进行治疗。Huang 等创建了一种新的基因治疗载体,能在缺氧环境下特异表达,使针对缺氧的特异靶向治疗成为可能。

总之,肿瘤干细胞的存在已是不争的事实,其在肿瘤发展和转移中的重要作用正日益得到揭示。实体肿瘤治疗效果不佳的原因与肿瘤干细胞耐药有关,同时也与目前常规的肿瘤治疗方法并非针对肿瘤干细胞自我更新途径中的关键点有关。探寻高效的特异性针对肿瘤干细胞的治疗方法,将是肿瘤治疗的重要方向。

(陈润哲 李 丽)

主要参考文献

[1] Lage H. An overview of cancer multidrug resistance: a still unsolved problem. Cell, Mol Life Sci, 2008, 65(20): 3145-3167.

[2] Reya, T, Morrison SJ, Clarke MF, et al. Stem cells, cancer, and cancer stem cells. Nature, 2001, 414: 105-111.

[3] Al-Hajj M, Becker MW, Wicha M, et al. Therapeutic implications of cancer stem cells. Curr Opin Genet Dev, 2004, 14: 43-47.

[4] Campbell LL, Polyak K. Breast tumor heterogeneity: cancer stem cells or clonal evolution. Cell Cycle, 2007, 6(19): 2332-2338.

[5] Clarke MF, Dick JE, Dirks PB, et al. Cancer stem cells-perspective on current status and future directions: AACR Workshop on cancer stem cells. Cancer Research, 2006, 66(19): 9339-9344.

[6] Iwasaki H, Suda T. Cancer stem cells and their niche. Cancer Sci, 2009, 100(7): 1166-1172.

[7] Milane L, Duan Z, Amiji M. Role of hypoxia and glycolysis in the development of multidrug resistance in human tumor cells and the establishment of an orthotopic multidrug resistant tumor model in nude mice using hypoxic pre-conditioning, Cancer Cell Int, 2011, 14: 11-13.

[8] Szakacs G, Paterson JK, Ludwig JA, et al. Targeting multidrug resistance in cancer. Nat Rev Drug Discov, 2006, 5(3): 219-234.

[9] Donnenberg VS, Donnenberg AD. Multiple resistance in cancer revised: the cancer stem cell hypothesis. J Clin Pharmacol, 2005, 45(8): 872-877.

[10] Gottesman MM, Fojo T, Bates SE. Multidrug resistance in cancer: role of ATP-dependent transporters. Nat Rev Cancer, 2002, 2(1): 48-58.

[11] Marques DS, Sandrini JZ, Boyle RT, et al. Relationships between multidrug resistance (MDR) and stem cell markers in human chronic myeloid leukemia cell lines. Leuk Res, 2012, 34(6): 757-762.

[12] Elliott A, Adams J, AI-Hajj M. The ABCs of cancer stem cell drug resistance. IDrugs, 2010, 13(9): 632-635.

[13] Moitra K, Lou H, Dean M. Multidrug efflux pumps and cancer stem cells: insights into multidrug resistance and therapeutic development. Clin Pharmcol Ther, 2011, 89(4): 491-502.

[14] 吕阳. 肿瘤干细胞与肿瘤转移的关系. 中国普通外科杂志, 2013, 22(3): 359-362.

[15] 邵世宏, 姚运红. 干细胞、肿瘤干细胞与肿瘤的关系. 现代肿瘤医学, 2005, 13(3): 430-432.

[16] 赵小琴, 符立梧. 肿瘤干细胞耐药机制研究进展. 中国药理学通报, 2012, 28(12): 1637-1642.

[17] 王敏. 肿瘤干细胞的研究进展. 医学综述, 2012, 18(1): 59-61.

[18] 胡林. 肿瘤干细胞与肿瘤转移和治疗抗性及靶向治疗. 医学综述, 2012, 18(12): 1841-1845.

第十九章

肿瘤微环境与肿瘤多药耐药

由于肿瘤多药耐药机制的复杂性,到目前为止,在肿瘤细胞膜、细胞核及细胞质中发现的多种与 MDR 相关的分子及基因都不能完整地解释肿瘤的 MDR 现象。主要原因如下:

1. 已经发现的耐药相关分子,特别是 ABC 转运蛋白具有明显的组织特异性,并不是所有的肿瘤耐药细胞都表达这些分子,因此针对这些耐药分子提出的肿瘤多药耐药机制并不能解释全部的肿瘤耐药现象。

2. 在临床上,针对耐药分子及其耐药机制所设计的逆转并没有达到令人满意的效果。

3. 与肿瘤多药耐药相关的实验绝大多数还仅仅是停留在细胞模型上,而忽略了肿瘤细胞在肿瘤微环境中耐药发生与发展的作用,因此,肿瘤微环境(tumor micro-environment)对阐释肿瘤的多药耐药性显得尤为重要。

黏附于细胞外基质的肿瘤细胞对于多种化疗药物的敏感性明显减弱,这种耐药现象称为细胞黏附介导的耐药(cell adhesion mediated drug resistance, CAMDR)。肿瘤细胞能够在如此复杂的肿瘤微环境中与其细胞外基质相互作用而产生耐药现象,与细胞黏附密不可分,因此研究 CAMDR 发生的机制也将成为研究肿瘤多药耐药及其逆转必不可少的新思路。

| 第一节 | 肿瘤微环境概述

肿瘤微环境与肿瘤的耐药密不可分,由于对肿瘤细胞与肿瘤微环境相互作用的研究是从整体角度出发来研究肿瘤的多药耐药机制,因此这对于深入理解肿瘤的多药耐药具有重要的意义。

一、肿瘤细胞及其微环境

肿瘤细胞不是独立存在的。肿瘤细胞在相应的时空条件下具有相应的特定表型,表现为特殊的结构和生长行为,正是肿瘤微环境为肿瘤细胞的发生和发展提供了特定的时空条件。在体内,肿瘤的发生与发展是肿瘤细胞与其微环境相互作用的动态过程。肿瘤细胞的失控性存活与生长需要微环境相应的改变才能维持,因此,肿瘤细胞不应仅仅被看作是由于基因突变造成的一种自主性单纯的细胞增殖群体,而应是肿瘤细胞在与其微环境乃至机体之间不断的相互作用的细胞群体。肿瘤细胞之间及细胞与微环境之间存在密切的关系,共同构成了复杂的信号传递网络。肿瘤细胞的生物学行为直接影响周围微环境的变化,而微环境也必然影响肿瘤细胞的生物学行为,肿瘤微环境对肿瘤表型的维持发挥着重要的作用。所以,探讨肿瘤细胞生物学行为不仅要阐明单个细胞的生物学行为,更要考虑肿瘤细胞与肿瘤微环境之间的相互作用。

肿瘤不仅仅是一群突变细胞的克隆性增殖,它的结构更类似器官,表现为肿瘤内部的细胞之间存在着紧密联系,而且肿瘤与周围环境之间也联系密切。因此,可大胆设想肿瘤及其微环境共同构成一个持续变化着的生态系统,其变化动力学为肿瘤细胞内发生突变的基因发挥其生物效应,提供了额外的但至关重要的信息,同时该生态系统可以自行调控对抗肿瘤药物的总体敏感性。

肿瘤微环境是高度异质性的,它包含了不同数量、不同类型的正常细胞,不同分布密度的血管和淋巴管以及不同信号通路的细胞外基质。肿瘤内部的细胞经历一系列微环境的影响,可能会表现出不同的表型,其中包括耐药表型。

有学者提出微环境可以削弱肿瘤的形成和进展的假设,通过这一假设可以合理解释为什么大多数人即使其体内存在长时间累积形成的有害的突变基因,但他们仍可无瘤生存几十年。

二、细胞外基质在肿瘤耐药中的作用

1. 细胞外基质在肿瘤耐药中起着极其重要的作用

细胞外基质(extracellular matrix,ECM)是肿瘤微环境重要的组成部分。ECM通常由胶原(collagen)、层粘蛋白(laminin,LN)、纤维粘连蛋白(fibronectin,FN)和细胞黏合素(tenascin)等组成。细胞膜表面存在着能与ECM成分结合的受体,其中分布和作用较为广泛的是整合素家族、选择素家族、钙黏着素家族和CD44家族等分子。新近研究表明,肿瘤细胞表面的上述分子与ECM的相互作用,影响着细胞对化疗药物的敏感性。

由于目前对肿瘤多药耐药的研究多以血液肿瘤或体外单层培养的实体瘤细胞为模型,所以针对这些机制选择的化疗增敏剂的效果不尽如人意,其主要原因之一可能是忽视了肿瘤细胞在化疗药物作用下细胞外基质在此过程中的作用。肿瘤作为一个相互作用的细胞群体,肿瘤细胞之间及细胞与微环境之间存在密切的联系,共同构成复杂的信号传递网络,所以肿瘤的多药耐药并非是肿瘤细胞对抗化疗药物的独立反应,而是肿瘤细胞与肿瘤微环境共同作用的结果。细胞与基质之间的相互作用对于细胞的表型特征具有非常重要的意义,如细胞的基因调控、细胞骨架结构的维持、细胞的分化以及细胞生长调节等。

2. 细胞与 ECM 黏附是介导实体瘤耐药的重要因素

细胞外基质作为肿瘤微环境的重要组成部分与肿瘤细胞黏附分子（cell adhesion molecule，CAM）的相互作用对于维持肿瘤的恶性表型不可或缺。细胞黏附分子是由细胞产生，介导细胞与细胞间或细胞与基质间相互接触和结合的众多分子的总称。CAM 大多为糖蛋白，分布于细胞表面。CAM 通过 CAM-配体-受体相对应的形式发挥作用，导致细胞间、细胞与细胞基质间或细胞-基质-细胞之间的黏附，参与细胞的信号传导与活化、细胞的伸展和移动、细胞的生长及分化等一系列重要生理过程。研究表明，肿瘤耐药的发生过程中均存在细胞黏附分子及其介导的黏附行为的改变。

体外培养的肿瘤细胞经化疗药物诱导获得耐药表型后，细胞黏附特性有所改变，且与细胞的生存能力密切相关。CAMDR 不仅存在于造血系统肿瘤细胞，也存在于某些实体肿瘤细胞系。

3. 细胞黏附介导的耐药分子机制

肿瘤细胞与基质黏附可能通过以下几种机制诱导肿瘤细胞形成 CAMDR：① 影响细胞周期。黏附于基质的细胞常滞留于某一细胞周期，导致一些细胞特异性药物失效。细胞处于相对静止状态，有利于毒性药物作用下的生存。② 提供生存信号。CAMDR 现象的实质是黏附分子介导肿瘤细胞与细胞外基质黏附后，细胞与基质之间的相互作用激活了细胞内某些信号途径，导致下游效应分子的表达改变，从而导致肿瘤细胞耐药表型的增强。

4. 其他

细胞外基质和间质成分的构成以及结构能显著影响药物浓度的分布梯度，同时组织液压力的增加以及代谢环境的改变均能明显地增强肿瘤细胞对化疗药物的耐受性。早在 20 世纪 70 年代，就有研究发现组织的三维结构也会影响肿瘤对放疗和化疗的敏感性。实验发现，耐药细胞经体外二维培养并给予特殊处理后，耐药细胞可逆转为非耐药细胞，但是将上述非耐药细胞种植到小鼠体内或种植到三维生长环境中时，非耐药细胞很快重新变为耐药细胞。目前，有研究发现肝癌细胞外基质的压力升高能够增强肝癌对化疗的耐受性。

第二节 整合素与肿瘤多药耐药

整合素家族分子及其受体和 CAM 及其配体通过影响及凋亡细胞调控细胞周期、细胞凋亡及信号传导通路等多种途径可以介导黏附状态下的肿瘤出现耐药表型。因此，研究整合素与肿瘤多药耐药的关系十分必要。

一、整合素家族分子结构

整合素家族分子大多为细胞黏附分子,介导细胞与细胞间的相互作用及细胞与细胞外基质间的相互作用。整合素是由 α(分子量为 120 000～185 000)和 β(分子量为 90 000～110 000)两个亚单位形成的异源二聚体。迄今已发现 18 种 α 亚单位和 8 种 β 亚单位。它们按不同的组合构成 20 余种整合素。α 亚单位的 N 端有结合二价阳离子的结构域,胞质区近膜处有一个非常保守的 KXGFFKR 序列,与整合素活性的调节有关。含 β1 亚单位的整合素主要介导细胞与细胞外基质成分之间的黏附。含 β2 亚单位的整合素主要存在于血小板的表面,介导细胞与细胞间间的相互作用。含 β3 亚单位的整合素主要存在于血小板表面,介导血小板的聚集,并参加血栓的形成。除 β4 外,其余亚单位整合素可与肌动蛋白及其相关蛋白质结合。整合素分子家族中不同亚单位组成的异源二聚体保证了整合素的多样性,使得整合素可以介导细胞与多种细胞外基质成分黏附。整合素分子的基本结构如图 19-1 所示。

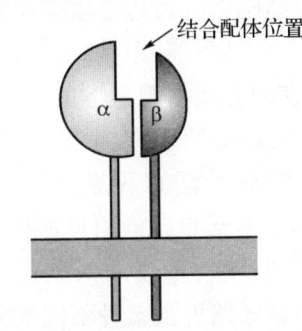

图 19-1　整合素分子的基本结构示意图

二、整合素介导的黏附参与肿瘤 CAMDR 的分子机制

当肿瘤细胞膜表面整合素与相应的基质成分识别并结合后,其 β 亚基胞内段与相应的非活化的信号分子结合,并通过某些特定的激酶活化该信号分子的表达或活性的改变,从而实现肿瘤细胞对于多种化疗药物的耐受。多种研究表明,整合素参与了多种肿瘤细胞的 CAMDR。表 19-1 显示了在不同肿瘤中整合素分子参与肿瘤耐药的情况。

表 19-1　整合素参与不同肿瘤的耐药机制

肿瘤类型	耐受药物	整合素类型	耐受机制
多发性骨髓瘤	阿霉素,马法兰	α5β1,α4β1	P27 上调
慢性髓系白血病	丝裂霉素,马法兰	α5β1	AKT 过度活化
组织细胞性淋巴瘤	丝裂霉素,阿霉素	α5β1	Topo Ⅱ 活性改变
小细胞肺癌	阿霉素,顺铂	α3β1,α6β1	
乳腺癌	长春新碱,紫杉醇	α5β1,α2β1	AKT 过度活化
神经胶质瘤	托泊替康	αvβ1,αvβ5	

整合素介导肿瘤细胞 CAMDR 可通过两种机制传递信号:一种称为内向信号传递(outside-in signaling),另一种称外向信号传递(inside-out signaling)。内向信号传递的机制是整合素与配体结合后向细胞内传递信号,最后影响基因的表达;而

外向信号传递的机制是通过细胞本身功能状态的改变来调节整合素与配体的结合。

1. 肿瘤细胞通过整合素分子与 ECM 黏附后启动的重要细胞内信号途径

黏附分子受体主要通过相应非受体型酪氨酸激酶刺激细胞内信号途径,这些激酶包括黏着斑激酶(focus adhesion kinase,FAK)、v-Src 肉瘤致癌因子(v-Src avian sarcoma viral oncogene homolog,Src)、c-Jun N-末端激酶(Jun N-terminal kinases,JNK)等,然后最终激活胞浆内特定的信号通路,继续传递信号。

(1) FAK 是 CAMDR 相关的重要信号传递分子:FAK 是一种非受体型酪氨酸激酶,FAK 蛋白表达量增高在多种组织起源的肿瘤中有报道。在上皮组织起源的肿瘤中,如结肠癌、甲状腺癌、口腔癌、前列腺癌、肝癌、胃癌和卵巢癌中,FAK 均过表达;在间充质组织起源的肿瘤中,如肌瘤、胶质瘤中,FAK 表达上调。研究表明,FAK 对肿瘤的增殖、生存、迁移、侵袭和血管形成等行为起着重要的调控作用。

(2) FAK 激活的下游信号途径在 CAMDR 中的作用:肿瘤细胞与基质黏附后,由 FAK 激活启动的信号途径在维持肿瘤细胞生存与增殖的过程中发挥着至关重要的作用,比较重要的两条通路是 MAPK/ERK 以及 PI3K-AKT 信号传导通路。这两条通路可被多种不同的胞外刺激信号激活,在肿瘤细胞对抗化疗药物杀伤过程中起着重要的作用。

① MAPK/ERK 途径:MAPK 是一类丝氨酸、苏氨酸磷酸化激酶,在有丝分裂原等刺激下引起细胞增殖发生磷酸化并活化。细胞外信号调节激酶(extracellular signal-regulated kinase,ERK)是 MAPK 的其中一种形式,细胞黏附导致 FAK 激活,FAK 的活化会引起 MAPK 的磷酸化。将原代培养的细胞黏附于固定的纤连蛋白上,细胞 DNA 合成增加,增殖速度加快。

② PI3K-AKT 途径:PI3K 是由脂类激酶组成的能够磷酸化磷脂酰肌醇的一类分子。胞外信号可以通过激活黏附分子跨膜受体,将 PI3K 富集到细胞膜附近,发生系列磷酸化,使 AKT 激活。AKT 在调节细胞凋亡、生长和增殖中发挥着重要的作用。将活化形式的 PI3K 的 p110 亚基或 PDK、AKT 引入上皮细胞,则可避免细胞发生失巢凋亡,并能够抑制细胞色素 C 的释放以及 Caspases 的活化,提示 PI3K 信号通路在正常上皮细胞中介导来自 ECM 的存活信号。肿瘤细胞可能因 PI3K 信号通路活性增强,介导了来自 ECM 的存活信号,从而降低对化疗药物的敏感性,继而产生耐药性。

2. 整合素分子介导的黏附状态下的外向调节信号通路

整合素分子介导的黏附状态下的外向信号传递的机制包括以下两种方式:

(1) FAK-MAPK 激活后,导致一些可调节细胞与 ECM 间相互作用的基因的转录,主要有整合素、ECM 蛋白以及 ECM 降解蛋白酶如尿激酶型纤溶酶原激活剂

(uPA)和基质金属蛋白酶(MMP);

(2) FAK-MAPK 激活导致整合素与 ECM 的结合受抑,该方式不需要新的基因转录。

上述两种方式在外向信号传递中起着十分重要的作用,因此 FAK-MAPK 通路是外向与内向信号传导的共同通路。研究表明,LN 可以诱导 37LRP 的表达显著增强,那么这种现象的分子机制是否同整合素类似,仍需进一步的证实。

第三节 细胞黏附通路相关分子与肿瘤多药耐药

细胞黏附通路中有多个分子与肿瘤耐药有关,包括 Caveolin-1、Caveolin-2、Src、FAK 等。下面对它们及其与肿瘤多药耐药的关系进行介绍。

一、Caveolin

Caveolae 词义为"小凹陷",是最早由 Yarmada 于 1995 年提出的用于描述其在上皮细胞上观察到的质膜烧瓶样凹陷。1992 年,一种分子量为 22 kD~24 kD 的、被称为 VIP21 的蛋白被克隆和鉴定。在随后的研究中人们认识到,该分子不但是介导 Caveolae 形成的重要组织者,也是 Caveolae 结构中关键性的功能蛋白。由于它与特殊的脂质共同形成 Caveolae 结构,因此被命名为 Caveolin。Caveolin 家族目前已发现三种分子,分别被命名为 Caveolin-1、Caveolin-2 和 Caveolin-3。随着研究的不断深入,近几年中人们发现 Caveolae 的结构和 Caveolin 蛋白在多种细胞生理过程中发挥着重要的作用,特别是认为它们与细胞信号转导、胆固醇转运、内吞和肿瘤抑制等相关。

1. Caveolin-1

(1) Caveolin-1 分子的基因定位:人类的 Caveolin-1 基因 CAV 位于 7 号染色体上的肿瘤抑制位点 D7S522(7q31.1)。在多种恶性肿瘤中 D7S522 位点均可发生缺失,包括头颈部的鳞癌、前列腺癌、肾细胞癌、卵巢腺癌、结肠癌和乳腺癌等。

(2) Caveolin-1 的分布及结构特点:Caveolin-1 广泛表达于细胞表面,是 Caveolin 家族中最先得到克隆鉴定的分子,即最早被称为 VIP21(vesicular itergral membrane protein of 21000)和 Caveolin 的蛋白,也是许多细胞类型中主要的 Caveolae 成分。在 Ⅰ 型肺泡上皮细胞、血管内皮细胞、成纤维细胞和脂肪细胞中表达最为丰富。

Caveolin-1 是一个整合膜蛋白,分子中段具有一个 33 个氨基酸长度的疏水区域。这一区域形成发夹样结构,插入细胞膜内,分子的 N 端和 C 端均位于胞浆中。除了特殊的膜拓扑学结构,Caveolin-1 还具有一些特殊的结构特性,包括:脂酰化修饰;与脂质相互作用;形成同寡聚体或与 Caveolin-2 形成异寡聚体;在膜上与许多分子有广泛的相互作用。在Caveolin寡聚化结构域内的Caveolin脚手架区,目前认为是介导Caveolin-1与其他分子,包括与Caveolin-1自身和其他不同分子,特别是与多种信号传导分子相互作用的区域。

(3) Caveolin-1与信号传导:Caveolin-1是介导Caveolae形成的重要分子。而Caveolae是信号传导中心,与信号传导有关的受体、激酶和连接蛋白质聚集在Caveolae区,包括酪氨酸激酶类膜受体及其下游靶分子、非受体类酪氨酸激酶、丝/苏氨酸激酶类膜受体、G蛋白耦联受体及下游信号分子等。Caveolae成为这些信号分子作用的平台,使各信号通路的交融成为可能。Caveolin-1处于该平台中各个信号通路的中心位置。一般情况下,Caveolin-1对Caveolae内的信号分子主要起抑制作用,其"脚手架"区域突变分析提示此区域有五个关键的残基部位与它抑制信号分子的活性有关,从而导致Caveolin能够抑制细胞增殖,促进细胞成熟、分化以及维持细胞稳定。

(4) Caveolin-1与肿瘤:肿瘤发生与发展是一个多基因改变的过程。其中的重要因素是细胞增殖、分化失控、细胞凋亡障碍及血管生成通路异常,肿瘤的发生与发展大致可分为两个阶段:恶性转化和恶性演进。恶性转化是由于细胞在化学性或物理性致癌因子作用后发生癌基因激活及肿瘤抑制基因的失活招致细胞,或因致瘤性病毒基因组在宿主细胞中整合或病毒癌基因在细胞中表达所致;恶性演进是由于肿瘤细胞发生遗传性或表型改变,使得原位癌获得转移、浸润。Caveolin-1参与了这些因素的调节,影响了肿瘤的发生与发展。研究表明,几乎所有正常细胞均有Caveolin-1的表达,而在大多数肿瘤、癌细胞或受癌基因转化的癌细胞中,则失去Caveolin-1的表达或其水平明显下降。Caveolin-1可以在多个环节抑制Jim、Fos和VEGF等的活性,阻止肿瘤转移。

(5) Caveolin-1与肿瘤多药耐药:Caveolin-1除了是一种结构蛋白质外,最近研究发现其还具有重要的生物学功能,尤其在细胞周期调控以及老化诱导等方面。一般而言,Caveolin-1的表达在各种癌细胞系中是下调的,但是在几种耐药肿瘤细胞系中Caveolin-1是高表达的,这表明Caveolin-1在细胞多药耐药中发挥了作用。在药物敏感肺癌细胞系中暴露于化疗药物可以显著上调Caveolin-1和Caveolin-2的水平,并且这种上调在撤去药物一周后仍然存在。

Caveolin-1与肿瘤MDR的关系是多方面的。P-gp作为MDR的运载体,在肿瘤多药耐药细胞中常常过表达,并且通常伴随着其他的影响药物代谢和药物反应的变化。P-gp和Caveolin-1两者之间的关系可能是通过在P-gp的N末端的Caveolin-1结合膜序所介导的。在这些数据的基础上,Kwong和他的研究小组假设Caveolin-1和MDR1基因在功能上是相关的,因此两者是协同调节的。通过实时定量PCR,他们发现mRNA水平上在所有组织样本里Caveolin-1和P-gp呈显著的正相关关系,间接支持了 P-gp 和 Caveolin-1 功能相关这一观点。

2. Caveolin-2

Caveolin-2 和 Caveolin-1 基因定位于 7 号染色体 q31.1-31.2,两基因紧密连锁,Caveolin-1 位于 Caveolin-2 上游 17kb 处。Caveolin-2 广泛分布于多种细胞表面,与 Caveolin-1 表现出同样的组织分布,并且两种分子通常共表达于同一细胞中。

Caveolin-2 分子的生理功能除了与 Caveolin-1 形成异寡聚体参与介导 Caveolae 的形成以外,其还具有其他个性化的功能。Caveolin-2 表达水平异常可导致细胞生物学行为异常,但我们对 Caveolin-2 与其他分子的直接相互作用还缺乏了解。

二、Src

1911 年 Peyton Rous 用鸡肉瘤组织匀浆的无细胞滤液注射健康鸡,诱发出肉瘤,并在无细胞滤液中分离出病毒,称为 Rous 肉瘤病毒(Rous sarcoma virus, RSV)。以后的实验又发现 Rous 肉瘤逆转录病毒具有致癌性,其结构基因有 gag、pol、env 和 Src,其中诱导细胞转化的是由 RSV 基因组中的病毒癌基因 v-Src 编码的蛋白。Src 肉瘤病毒基因是前癌基因家族,其蛋白质产物能刺激位于细胞表面或胞质内的蛋白质酪氨酸激酶,是第一个被鉴定的病毒性癌基因。与 v-Src 基因同源的原癌基因 c-Src 共存于细胞中。c-Src 基因是人或动物细胞中固有的正常基因,在调控细胞的生长、发育、分化和其他生物学功能方面具有重要的作用。

1. Src 的结构

病毒癌基因 v-Src 全长 1 581 bp,蛋白编码序列 527 个氨基酸,编码 p60src 蛋白,具有酪氨酸蛋白激酶活性。与其同源的人 c-Src 基因(hc-Src)全长 1 608 bp,蛋白编码序列 536 个氨基酸,位于 20 号染色体 q12-q13,由 14 个外显子组成。c-Src 蛋白由 N 端豆蔻酰化序列(M)、单一序列(U)、SH2 域、SH3 域、激酶域、C 端调节域(R)六部分组成。其通过 N 端豆蔻酰基锚定在质膜内侧;SH2 域由约 100 个氨基酸残基组成,专一性识别并结合含有磷酸酪氨酸的一段短肽;SH3 域由约 60 个氨基酸残基组成,通过脯氨酸及疏水氨基酸残基与靶蛋白结合;激酶域含正调节自磷酸化位点 Y416;C 端调节域含负调节磷酸化位点 Y527。SH2 域和激酶域在信号传导中扮演重要的角色,而 SH3 域在细胞骨架的重组装及 Src 蛋白的转运方面具有重要意义。c-Src 蛋白和 v-Src 蛋白的最大区别在于 v-Src 蛋白不存在 C 端负调节区。在正常细胞中,由于羧基末端 Src 激酶(carboxy terminal Src kinase, CSK)的存在,Y527 发生磷酸化,磷酸 Y527 和 SH2 域结合,使 c-Src 蛋白头尾卷曲而处于抑制状态;但发生癌变或处于有丝分裂期的细胞,Y527 解磷酸化和 Y416 自身磷酸化,使得 c-Src 蛋白处于开放构象而被激活。

Src 的癌基因蛋白产物主要以两种形式存在：病毒癌基因表达蛋白 v-Src 和细胞原癌基因表达蛋白 c-Src。c-Src 蛋白的表达和活性异常是某些肿瘤发生、发展的原因之一，人类许多肿瘤都存在 Src 蛋白的过度表达和活化。v-Src 蛋白本身就能诱导细胞的转化和肿瘤的发生。它们能专一性磷酸化靶蛋白中的酪氨酸残基，从而参与到细胞信号传导通路中，与其他肿瘤相关因子共作用，通过改变正常细胞的信号传导，诱发细胞癌变，并通过减弱胞间黏附，诱导细胞骨架重组装和细胞迁移而导致肿瘤的转移扩散。

2. Src 蛋白的生理功能

Src 在调控细胞的生长、运动和胞内信号传导等方面扮演着重要的角色。

（1）细胞运动：用温敏 RSV 突变体转化成纤维细胞，发现在特定温度范围以外，tSv-Src 蛋白能解除自身抑制，借助 SH3 域与肌动蛋白应力纤维的结合，从核周区运至黏着斑。

（2）细胞增殖：Src 蛋白主要以两种方式调控细胞周期：①偶联胞外信号（胞外基质、IL-3 等）与 Ras/MEK/ERK 通路；②偶联胞外信号与 STATs/c-myc 通路，激活 c-myc 基因的转录，促进 DNA 的合成。

（3）细胞存活：在 VEGF 的诱导下，Src 蛋白能激活 PI3K/PKB 通路。PKB 活化并分别磷酸化凋亡促进基因 Bad、转录因子 FKHR1 和蛋白水解酶 Caspase-9，从而阻止 Bad 与早期凋亡蛋白（Bcl-2 和 Bcl-xL）的相互作用，并抑制凋亡诱导基因的表达和蛋白水解酶的活性，最终引起内皮细胞的存活及血管生成。

（4）胞内运输：在 A431 癌细胞系中发现 Src 蛋白与质膜共同作用，将 EGFR 摄入细胞，除影响胞吞作用外，Src 蛋白还磷酸化突触蛋白、发动蛋白等多种参与小泡运输的蛋白质，影响胞吐作用。在多种癌细胞中均发现 Src 蛋白的高度活化和（或）过量表达。但是，c-Src 蛋白的激活和（或）高表达并不总诱导癌细胞的增殖，有时仅起减弱胞间粘连的作用。

3. c-Src 蛋白与肿瘤

原癌基因 c-Src 的表达在时空上的紊乱使其蛋白产物发生质和量的改变，是肿瘤（尤其是结肠癌）发生的重要原因。在某些结肠癌和乳癌细胞系中，c-Src 蛋白激活的结果仅是减弱胞间粘连，并不引起细胞的增殖。高活力 c-Src 蛋白促进肿瘤细胞的增殖是否与肿瘤的不同阶段有关，还需进一步研究。高活力 c-Src 蛋白与其他激酶共作用，通过改变正常细胞的信号传导，诱发细胞的癌变。在肿瘤转移期，FAK 与 c-Src 蛋白关系密切。FAK 是 Src 蛋白的下游靶分子，能将来自整合蛋白受体、生长因子受体和 Src 蛋白的信号传给下游介体。

另外，肿瘤的发生与转移是多因素相互作用的结果，高活力的 c-Src 蛋白能激活许多肿瘤相关基因的转录表达。

4. c-Src 蛋白与肿瘤耐药

多药耐药的发生是一个多因素的过程,可能包括了生长因子信号传导级联反应的激活。Src 酪氨酸激酶是一种非受体型酪氨酸激酶。c-Src 在各种类型的细胞中表达,包括卵巢癌细胞,近来在卵巢癌的检测中发现其过表达和激活。c-Src 参与许多信号传导,调节细胞的增殖和分化。抑制 Src 与减弱细胞生长(Ras-Raf-MEK-ERK)和存活通路(PI3K-Akt-F0X01)的激活相关。通过药物或 Src 显性负相融合物的构建抑制了 Src,在鼠和人的卵巢细胞中发现增加了紫杉醇和顺铂两种不同类型化疗药物的细胞毒性。抑制 Src 可恢复卵巢癌细胞的药物耐受的敏感性。Src 抑制剂增加了细胞的毒性,可能和 Caspase 3 的激活和处理作用的增强有关。Caspase 3 的激活似乎不依赖于细胞色素 C 的释放和 Caspase 9 的激活。目前的研究表明,Src 酪氨酸激酶在卵巢癌可能是一个重要的小分子靶标。FAK 和 Src 在结肠癌中过表达,诱导型 Ad-FAK-CD 的凋亡作用通过 PP2 显著增强,PP2 是 Src 激酶家族的抑制剂。Caspase 3 的激活、FAK 的下调及 Src 和 FAK 的激活表明,经 PP2 处理过的 Ad-FAK-CD 结肠癌细胞耐受凋亡。结果证实,FAK 和 Src 是两种重要的细胞存活因子,在保护结肠癌细胞逃离 Ad-FAK-CD 诱导的凋亡中起作用。这些激酶的双重抑制可能会增强结肠癌细胞的凋亡,从而起到治疗的作用。

三、FAK

FAK 是 1992 年 Schaller 等鉴定出的一种分子量为 125 kD 的非受体酪氨酸蛋白激酶(NRPIK),细胞外基质的下游信号激酶,它在细胞膜中没有固定的位点,是胞浆内的游离信号因子,主要参与细胞和 ECM 的局部黏附,是整合素介导的细胞外基质分子向细胞内传递的重要信号蛋白,所以命名为黏着斑激酶(focal adhesion kinase, FAK)。

1. FAK 的结构

人 FAK 基因位于 8 号染色体 q24,其 DNA 全长 4 285 bp,编码 1 028 个氨基酸,相对分子质量 125 kD。FAK 结构高度保守,鸡、鼠、人和非洲爪蟾的 FAK 的氨基酸序列同源性大于 90%,其蛋白结构由三个功能域组成,即氨基端功能域、羧基端功能域和介于两者之间的催化功能域。① 氨基端功能域包括 1～389 位氨基酸,含有同整合素 G 亚单位、细胞骨架蛋白和信号传导蛋白结合的位点;② 催化功能域是指 390～650 位氨基酸区域,其氨基酸序列高度保守,用以使相应蛋白的酪氨酸残基如 SRC、PI3K、CAS 和 GRB2 等蛋白磷酸化;③ 其余 651～1028 位氨基酸组成羧基端功能域,它含有两个富含脯氨酸的区域,可与目标蛋白的 SH3 结合用以介导蛋白质之间的信号传导,并含有 150 个氨基酸的黏着斑定位序列,能将黏着斑和 FAK 结合起来。无催化活性的羧基端(FAK related nonki-nase,被称为

FRNK)可在多种细胞中自主表达,因此它作为 FAK 的阴性突变被应用于 FAK 功能的阐释。FAK 被激活时表现为磷酸化,FAK 中磷酸化的氨基酸是与含 SH2 结构域蛋白相结合的位点,其中 Tyr397 位点磷酸化,即 P-FAK(tyr397)最为重要,Tyr397 磷酸化后可以与 Src、PI3K 亚基 P85、CAS、GRB7、SHC、NCK-2 和 PLc-V 的 SH2 结构域结合。此外,FAK 还有两个脯氨酸富集区,可与含 SH3 结构域的蛋白相结合。FAK 通过这两种方式与许多调节细胞活动的信号分子有相互作用。

FAK 在不同的组织中有表达,在恶性转移肿瘤中的表达特别高。FAK 在不同肿瘤组织中的表达是不同的,在前列腺癌、乳腺癌、结肠癌、卵巢癌、口腔癌和甲状腺癌的发生过程中,FAK 的表达均有提高。尤其是在乳腺癌和结肠癌组织中,FAK 表达极高。FAK 不具有经典的癌蛋白功能,但它在整合素信号传导和整合素所参与肿瘤发展过程及转移进程中都起着重要作用,这意味着 FAK 可能成为针对恶性细胞多元发展过程中的一个 IE 点。

2. FAK 的功能

FAK 在正常脑、睾丸和破骨细胞中高表达,其发挥的生理作用主要有以下几方面:

(1)调节细胞发育。FAK 基因敲除的小鼠可出现早期胚胎致死性突变。

(2)调节细胞与细胞外基质的黏附及细胞骨架重组。

(3)促进细胞转化、扩散和迁移。可导致肿瘤细胞凋亡,调节细胞的增殖和存活。

FAK 的高表达也是许多上皮、间皮肿瘤获得侵袭、转移的共同途径。在癌组织中,FAK 的过度表达可以有效地抑制抑癌基因 PTEN 的功能,从而有利于肿瘤的不断生长。在正常组织中,FAK 对细胞的锚着依赖(anchorage-dependent)性生长起调控作用,肿瘤细胞中 FAK 的过度表达可以使细胞生长失控,转变为锚着非依赖生长,FAK 可以在无锚基的情况下保持细胞的活性,抑制细胞凋亡,这也是实体癌细胞完成脱落转移的基本条件。

3. FAK 与肿瘤的关系

FAK 的过表达或活性增强与肿瘤多种生物学行为密切相关,如肿瘤的发生、增殖、抗凋亡、侵袭和转移等。FAK 的过表达可能是肿瘤异常信号传导系统的交汇点,或者说可能是各种不同肿瘤或癌细胞发生和进展的共同通路。

(1)与肿瘤细胞增殖的关系:许多研究表明其具有调控肿瘤细胞增殖的作用。促进肿瘤细胞增殖的机制可能为 FAK 增加细胞 DNA 合成和加快 G_1/S 期的转换,是通过增加 Cyclin D1 的表达与抑制的协同作用来促进合成的,应用抑制剂可以阻断这些过程。

(2)与肿瘤细胞抗凋亡的关系:正常的上皮和内皮细胞从细胞外基质上脱离

时，会以一种脱落凋亡的形式发生凋亡，这一过程表明正常细胞只有黏附到细胞外基质上才能生存和增殖，而肿瘤细胞则不会发生脱落凋亡。一般认为整合素和调控脱落凋亡的激活与否对于肿瘤细胞抑制脱落凋亡是必需的。有研究表明，在抑制表皮细胞脱落凋亡的过程中，膜靶点被激活，这明确了FAK在肿瘤细胞生存中的作用；而通过反义寡核苷酸抑制表达或者应用微注射的单克隆抗体方法来抑制过表达，均可以诱导细胞凋亡。

（3）与肿瘤细胞侵袭和转移的关系：细胞迁移在许多生理过程诸如胚胎发生、炎症和伤口愈合中发挥作用，整合素受体介导的细胞迁移占细胞迁移的很大一部分。实验证明，FAK是整合素介导细胞运动中的关键调节因子，大多数关于在转移肿瘤内的功能研究都集中在对癌细胞迁移能力增强方面。迁移能力增强，就表明癌细胞具有较强的侵袭与转移潜能。肿瘤具有侵袭和转移能力可能与FAK的表达和活性的异常增高有关。对一些肿瘤细胞系的随机转移和趋向转移的研究表明，它们均与FAK的表达水平相关。对于具有转移能力的肿瘤而言，开始阶段肿瘤细胞对周围组织的侵袭能力对肿瘤的进展非常重要。具有侵袭能力的癌细胞在侵袭过程中降解周围组织，以利于它们的扩散与转移。在这方面的研究表明，FAK可能控制降解周围基质的蛋白水解通路，还可能调控生长因子与整合素受体依赖的肿瘤细胞的侵袭与转移。

4. FAK与肿瘤耐药

有研究表明，FAK降解的缺失可以导致紫杉烷耐药细胞的存活。在对紫杉烷敏感而不是对紫杉烷耐药的卵巢癌细胞中，多奇他西诱导FAK的裂解是通过Caspase 3介导的激活作用来实现的。以上研究表明，FAK在肿瘤的耐药过程中起到了一定的作用，但具体机制还有待于进一步的研究。

第四节 靶向肿瘤微环境逆转肿瘤的多药耐药

传统的治疗肿瘤的方式是以直接杀死肿瘤细胞为基础的。近年来由于肿瘤微环境越来越受到重视，它在肿瘤的形成、发展、转移以及耐药等方面发挥着重要的作用，由此我们猜想，如果靶向肿瘤微环境是否可以逆转肿瘤的多药耐药呢？虽然当前的研究未有多少突破性的进展，但至少使我们看到了希望的曙光。

一、以新生血管为靶标的肿瘤治疗

传统的抗新生血管形成治疗肿瘤方法认为，破坏肿瘤已有的血管或阻止新血管生成可以剥夺肿瘤的营养物质供应，以杀灭肿瘤。其中较为成功的例子是表皮生长因子受体抑制剂吉非替尼和VEGF抑制剂贝伐单抗已被批准用于某些肿瘤的一线治疗。然而贝伐单抗在临床治疗中并未达到人们预想的治疗效果。另有一些抗肿瘤血管生成的治疗药物,不仅对正常机体毒性较大,而且促进肿瘤发展。总结抗肿瘤新生血管成功与失败的原因发现,能重塑肿瘤血管使之正常化的抗血管治疗,可以增加化疗药物向肿瘤组织的输送改善肿瘤化疗效果;而破坏肿瘤血管的治疗加重肿瘤内部缺氧,使肿瘤恶化并降低化疗药物向肿瘤组织的输送,促进肿瘤耐药;加上肿瘤细胞可以通过自噬从微环境中获取营养和能量补充,最终使抗血管治疗仅表现出对正常组织损伤修复能力的降低作用。因此,抗血管形成治疗肿瘤开始由过去破坏肿瘤血管或抑制肿瘤新生血管形成,向目前使肿瘤血管正常化的理念转变。遗憾的是,最近的研究发现,肿瘤血管正常化窗口为靶点的抗血管生成中是一个很短暂的时期,随着抗血管生成制剂的应用,肿瘤血管会重新回到原来的紊乱状态,随血管正常化降低的肿瘤细胞间液压也相应恢复到以往的高压状态,从而阻止化疗药物在肿瘤组织中的渗透,降低了化疗效果。因此,怎样获得持久的肿瘤血管正常化窗口,将是未来抗血管生成治疗肿瘤发展的方向。

二、克服免疫耐受的肿瘤免疫疗法

肿瘤免疫治疗已经成为阻止肿瘤复发和转移的重要手段。免疫治疗的原理是通过给肿瘤患者补充免疫细胞、免疫细胞因子或阻断肿瘤微环境中的免疫抑制因子及免疫抑制受体等,提高患者自身对肿瘤细胞的识别能力,从而达到控制和清除肿瘤的目的。主要方法包括直接细胞因子输注、免疫活性细胞继承性输注、免疫抑制因子及免疫抑制受体抗体输注、肿瘤疫苗等。研究表明,肿瘤微环境中肿瘤和其间质细胞分泌的大量免疫抑制因子是免疫耐受发生的最关键原因,因此改变肿瘤细胞所处的微环境可逆转肿瘤免疫逃逸,使其增殖、侵袭及转移能力降低或向细胞分化、成熟方向发展。

但目前使用的肿瘤免疫疗法多数只显示了较好的体外肿瘤杀伤效果,而在体内达不到很好的效果。采用多种方式持久激活机体自身的抗肿瘤免疫反应,将是肿瘤免疫疗法发展的新方向。

三、逆转耐药的肿瘤增敏治疗

传统的肿瘤化疗抵抗研究主要集中于肿瘤基因改变的内源因素方面,如多药耐药基因相关蛋白表达增加、细胞损伤修复相关基因激活等。大量研究表明,肿瘤微环境在介导肿瘤获得性耐药的外源因素中发挥了重要作用。肿瘤化疗耐药表现为肿瘤细胞有效地逃离了化疗药物诱导的细胞凋亡,肿瘤微环境多种因素共同参与了这个过程。如激活的肌成纤维细胞和细胞外基质蛋白有助于肿瘤细胞抗凋亡,细胞黏附分子直接或通过肿瘤炎性微环境间接参与化疗耐药等。一些调节血管正常化的小分子可以增加肿瘤细胞对化疗的敏感性。最近研究表明,细胞外酸化微环境是逆转肿瘤化疗耐药的关键。通过诱导无氧酵解制造肿瘤酸化环境可致瘤内氧分压降低,同时显著增加P-糖蛋白等多药耐药蛋白的表达。质子泵抑制剂也可以增加肿瘤对化疗药物的敏感性、逆转肿瘤细胞的化疗耐药,这些研究为肿瘤化疗耐药的微环境酸化假设提供了证据,也为逆转肿瘤化疗耐药的研究探索了新的方向。

四、其他

临床上应用非甾体类抗炎药抑制炎性细胞和细胞因子,从而达到降低肠癌和乳腺癌的发生率,并且可能有助于预防肺癌、食管癌和胃癌。

由于 MMPs 在肿瘤微环境中的具体作用存在许多争议,因此 MMP 抑制剂的抗肿瘤效果仍需深入探讨。

(戴　璐　陈润哲)

主要参考文献

[1] 樊代明. 肿瘤研究前沿(第 6 卷). 陕西:西安交通大学出版社,2006.

[2] Xiong JP, Stehle T, Diefenbach B, et al. Crystal structure of the extracellular segment of integrin alpha Vbeta3. Science,294(5541):339-345.

[3] Sauer FG, Futterer K, Pinkner JS, et al. Structural basis of chaperone function and pilus biogenesis. Science,285(5430):1058-1061.

[4] Allen M, Louise Jones J. Jekyll and hyde:the role of the microenvironment on the progression of cancer. J Pathol,2011,223(2):162-176.

[5] Albini A, Magnani E, Noonan DM. The tumor microenvironment:biology of a complex cellular and tissue society. Q J Nucl Med Mol Imaging,2010,54(3):244-248.

[6] Mukhtar RA, Nseyo O, Campbell MJ, et al. Tumor-associated macrophages in breast cancer as potential biomarkers for new treatments and diagnostics. Expert Rev Mol Diagn,2011,11(1):91-100.

[7] Diao J, Zhao J, Winter E, et al. Tumors suppress in situ proliferation of cytotoxic T cells by promoting differentiation of Gr-1(+) conventional dendritic cells through IL-6. J Immunol,2011,186(9):5058-5067.

[8] Spugnini EP, Citro C, Fais S. Proton pump inhibitors as antivacuolar-ATPases drugs:a novel anticancer strategy. J Exp Clin Cancer Res,2010,29:44.

[9] Correia AL, Bissell MJ. The tumor microenvironment is a dominant force in multidrug resistance. Drug Resist Updat,2012,15(1-2):39-49.

[10] Di Paolo A, Bocci G. Drug distribution in tumors:mechanisms, role in drug resistance, and methods for modification. Curr Oncol Rep,2007,9(2):109-114.

[11] Bissell MJ, Hines WC. Why don't we get more cancer? A proposed role of the microenvironment in restraining cancer progression. Nat Med,2011,17:320-329.

[12] Schrader J, Gordon-Walker TT, Aucott RT, et al. Matrix stiffness modulates proliferation, chemotherapeutic response, and dormancy in hepatocellular carcinoma cells. Hepatology, 2011, 53: 1192-1205.

[13] Ricchi P, Zarrilli R, Di Palma A, et al. Nonsteroidal anti-inflammatory drugs in colorectal cancer: from prevention to therapy. Br J Cancer, 2003, 88: 803-807.

[14] Morrison CJ, Butler GS, Rodriguez D, et al. Matrix metalloproteinase proteonmics: substrates, targets, and therapy. Curr Opin Cell Biol, 2009, 21: 645-653.

[15] 李华根,李远. 肿瘤物理微环境介导肿瘤耐药性研究进展. 国际生物医学工程杂志,2012,35(1):53-56.

[16] 杜钢军,时小燕. 治疗癌症新途径:靶向肿瘤微环境. 国际药学研究杂志,2011,38(5):336-340.

第二十章

miRNA 与肿瘤多药耐药

非编码小 RNA(micro RNA，miRNA)又称微小 RNA,它是一类长 19~25 个核苷酸的非编码小分子单链 RNA。Lee 等自从 1993 年在秀丽新小杆线虫中发现了第一个定时调控胚胎后期发育基因 Lin-4,已在多种生物物种中鉴别出上千种 miRNA。目前,人类基因组中确认的 miRNA 中约 500 个,至少有 200 多种与肿瘤的发生有关,不少的 miRNA 可能扮演着癌基因和抑癌基因的角色。微小 RNA 的转录后调节是肿瘤产生耐药性的机制之一,是目前肿瘤治疗研究的热点领域。研究表明,miRNA 除了可以作为肿瘤预测和诊断的生物学指标外,更重要的是它的异常表达与肿瘤的多药耐药性有特征性联系,一些特定 miRNA 的抑制和重新表达都可以提高抗肿瘤药物的疗效。本章主要针对 miRNA 与肿瘤多药耐药性及相关逆转展开论述。

第一节 miRNA 概述

一、miRNA 的特点

miRNA 有三个明显的特征:

1. 广泛存在于真核生物中,是一组不编码蛋白质的短序列 RNA,它本身不具有阅读框架(ORF);

2. 通常的长度为 19~25 bp,但在 3' 端可以有 1~2 个碱基的长度变化;

3. 成熟的 miRNA,5' 端有一磷酸基团,3' 端为羟基,这一特点使它与大多数寡核苷酸和功能 RNA 的降解片段区别开来。除此之外,多数 miRNA 还具有高度保守性、时序性和组织特异性。细胞特异性和组织特异性是 miRNA 表达的主要特点。

二、miRNA 的产生

miRNA 的产生过程并不复杂(见图 20-1)。首先,基因通过 RNA 聚合酶Ⅱ转录为初产物 pri-miRNA(具有帽子结构和多聚核苷酸尾巴),有一部分也可能来自于 mRNA 剪切加工后的内含子 pri-miRNA。接着,在细胞核中,pri-miRNA 经核酸酶 RNAe Ⅱ Drosha 和其辅助因子 Pasha 作用,被处理成约 70 个核苷酸组成的一种不完全茎环结构,被称为 pre-miRNA 的前体产物,然后由 Ran-GTP 依赖的转运蛋白 Exportin-5 转移至胞质内。Dicer 酶将其茎环结构剪切成约 22 个核苷酸的双链 RNA 片段,随后被整合至 RNA 诱导沉默复合体中,其中一条链降解,另一条生成成熟的 miRNA 保留在复合体中。依据 miRNA 与其靶基因序列的互补性高低,miRNA 通过诱导沉默复合体或是抑制蛋白质翻译延伸,或是引发 mRNA 降解,可以达到对靶基因表达反向调控的功能。最近有研究发现,25% 的人类已知 miRNA 位于蛋白质编码基因的基因内区域,这其中大约又有 50% 定位于内含子中,这些 miRNA 都具有独立的转录单元,可以作用于其主基因的非翻译区,下调其蛋白质编码基因的表达水平,并且还可以作为重要的负反馈调节因子。

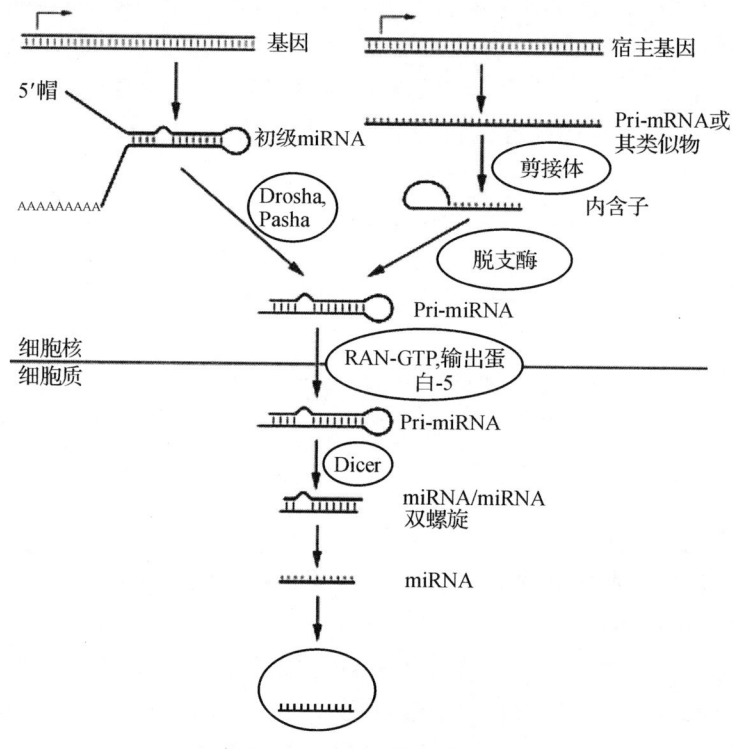

图 20-1　miRNA 的生成过程

三、miRNA 的作用机制

miRNA 是广泛存在于动植物中的一种具有高度保守序列的非编码小 RNA,长度在 19～25 bp 之间,它可以调控基因的表达,细胞的增生、分化以及凋亡。miRNA 通过两种机制反向调控靶基因的表达,引起靶 mRNA 的降解或者翻译抑制,从而改变靶蛋白的表达水平。一种机制是 miRNA 和编码蛋白质的 mRNA 完全配对时,miRNA 诱导 RNA 介导的干扰(RNAi)途径导致靶 mRNA 降解;另一种机制是这些 miRNA 通过碱基配对的方式与靶 mRNA 3'端非编码区(3'-UTRs)结合,在转录后抑制基因翻译,仅降低靶基因的表达水平,而 mRNA 几乎不受影响。哺乳动物体内主要以第二种方式反向调控靶基因。目前人类基因组中已经鉴定出的 miRNA 有 866 个,据估计可调节约 30%的基因的表达和翻译,并且研究人员发现这些 miRNA 的异常表达与肿瘤的耐药性有着密切的联系。

四、miRNA 的功能

miRNA 可参与生命过程中的一系列重要进程,包括早期胚胎发育、细胞周期、细胞凋亡、细胞分化调控、伤口愈合和免疫系统等。miRNA 序列结构和表达方式的多样性,在基因表达调控领域中起着非常重要的作用。随着近年来对 miRNA 研究的越来越多,人们已经意识到 miRNA 与肿瘤有着极为密切的联系。

五、miRNA 与肿瘤的关系

近年研究不断发现具有致癌或抑癌作用的 miRNA 的表达谱在不同类型的肿瘤中存在显著差异。Let-7 miRNA 家族是目前研究最为详细的 miRNA 之一,Johnson 等发现,肺癌中 Let-7 的表达水平降低,而其靶点癌基因 Ras 表达增加,从而导致肿瘤细胞增殖,患者预后差;Lawrie 等研究发现,弥漫性 B 细胞淋巴瘤患者血清中的 miR-21、miR-155 的表达水平升高并且与无病生存期相关;Iorio 和 Michael 等发现,miR-143、miR-145 在结、直肠癌中表达下调,miR-141 在前列腺癌患者血浆中表达水平很高;Ciafre 和 Chan 等研究发现,具有致癌活性的 miR-21 在恶性胶质瘤和乳腺癌中的表达上调,而 miR-145 在乳腺癌中表达下调;He 等研究发现,miR-221/222/146 在乳头状甲状腺癌中显著上调。

第二节 miRNA 与肿瘤多药耐药的关系

一、miRNA 介导的肿瘤细胞耐药

现将 miRNA 介导的肿瘤细胞耐药机制表述如下:

1. miRNA 间接参与肿瘤细胞耐药机制

多数肿瘤细胞的耐药属于获得性耐药,即在化学治疗过程中逐渐产生。miRNA 可以通过参与细胞膜蛋白、细胞内酶和凋亡基因等多种途径综合作用来介导肿瘤耐药。

(1) miRNA 参与细胞膜蛋白介导的肿瘤耐药:细胞膜蛋白如 P-糖蛋白(P-gp)、多药耐药相关蛋白(MRP)等属于典型的 ABC(ATP-binding cassette)转运蛋白超家族成员,是 ATP 依赖性的药物外排泵,可将肿瘤细胞内的药物泵出细胞外。

P-gp、MRP 的过度表达,使细胞对化疗药物的外排能力增加,药物积聚浓度下降甚至消失,降低了对肿瘤细胞的毒性,是经典的耐药机制。乳腺癌耐药蛋白(BCRP)、肺耐药相关蛋白(LRP)也具有类似的功能。曹翊雄等发现,慢性粒细胞白血病急变细胞系阿霉素耐药株 K562/A02 所需的阿霉素浓度是其亲本细胞株 K562 的 180 倍,通过检测两者的 miRNA 差异,发现耐药株中 miR-451、miR-155 和 miR-221 表达显著上调,而 let-7f、miR-424 则显著下调,且 K562 细胞膜蛋白 P-gp 的表达率仅为 0.2%,而 K562/A02 细胞的 P-gp 表达率高达 86%。由此提示,这些差异 miRNA 可能通过调控 P-gp 的表达参与白血病耐药性的形成,具体作用机制尚不明确。

(2) miRNA 参与细胞内酶介导的肿瘤耐药:miRNA 可以通过调节细胞内酶如拓扑异构酶Ⅱ、蛋白激酶 C、谷胱甘肽-S-转移酶等各种酶的表达和活性来影响肿瘤的耐药性。

2. miRNA 与肿瘤干细胞

近年来,miRNA 在肿瘤干细胞中的作用受到密切关注,而肿瘤耐药性可能与 miRNA 对肿瘤干细胞的调控作用有关。在分离出的乳腺癌干细胞中发现,这些干细胞对化疗药物耐药。实验证实 let-7 通过以 H-RAS 和 HMGA2 为靶基因调控了乳腺癌干细胞的干细胞样特性,其表达减少可能有助于维持肿瘤干细胞的自我更新能力。以上研究表明 miRNA 与肿瘤干细胞一样,与肿瘤的耐药性有着密切的关系。

二、miRNA 与肿瘤的多药耐药性

1. 基于 ATP 结合盒的 MDR

ABC 转运蛋白是通过依赖 ATP 的药物外排泵、介导 MDR 的一类膜转运蛋白,ABC 转运蛋白的异常表达导致 MDR。人类 49 种 ABC 转运蛋白广泛涉及各种生理过程,其中至少有 15 种 ABC 转运蛋白被证实与 MDR 相关。

(1) 调控 P-gp 的表达:P-gp 又称 ABCB1,是一种相对分子质量为 170kDa 的磷酸糖蛋白,属于 ABC 跨膜转运蛋白超家族一员,它是一种多特异性的转运蛋白,主要通过调节各类药物的药代动力学参数达到转运,可以转运包括药物、多肽、类脂等在内的数百种结构各异的复合物,从而影响药物的摄取和分布,是 MDR 经典机制之一。而 miRNA 则可以影响这种转运蛋白的转录后调控。Zhu 等首次报道了 miRNA 通过调控 MDR1/P-gp 的表达调节耐药性。作者发现,肿瘤 MDR 细胞株 A2780DX5 和 KB-V 中 miR-27a 和 miR-451 的表达量相对于其亲本 A2780 和 KB-3-1 显著上调。用 miR-27a 和 miR-451 反义核苷酸转染 A2780DX5 细胞后,P-gp 和 MDR1 mRNA 的表达均降低。相反,以 miR-27a 和 miR-451 寡核苷酸处理后却使 A2870 中 MDR1 的表达量增加。细胞对 P-gp 转运药物的敏感性和细胞内

药物蓄积量在转染反义 miR-27a 和 miR-451 后均增加,从而证明 miRNA 通过 MDR1/P-gp 调节 MDR。

(2) 调控 ABCC1 的表达:ABCC1 又称多药耐药相关蛋白 1(multidrug resistance-associated protein 1,MRP-1),是 ABC 跨膜转运蛋白超家族一员,相对分子质量为 190kDa,在 MRP 蛋白家族中发现最早、研究最为深入。Liang 等在探索 miRNA 是否参与对 MRP-1 的调节与影响肿瘤细胞对化疗药物的敏感性时,使用 miRNA 微阵列分析了 miRNA 在 VP-16 耐药细胞 MCF-7/VP 及其亲本 MCF-7 中的表达水平,结果发现 MCF-7/VP 中 MRP-1 mRNA 和蛋白表达量增高,而 MCF-7/VP 细胞 miR-326 的表达量低于其亲本 MCF-7。MiR-326 在一些晚期乳腺癌组织中也呈现低表达,且与 MRP-1 的表达量呈负相关。此外,提高 miR-326 的水平可使 MCF-7/VP 细胞 MRP-1 的表达量降低,同时使细胞对 VP-16 和阿霉素的敏感性提高。这些发现证实 miRNA 可通过 MRP-1 介导肿瘤细胞耐药性。

(3) 调控 ABCC2 的表达:ABCC2 又称多药耐药相关蛋白 2(multidrug resistance-associated protein 2,MRP-2),是 ABC 跨膜转运蛋白超家族一员,含 1545 个氨基酸,其结构与 ABCC1 相同。Xu 等研究了 miRNA 在结肠癌细胞 MDR 形成过程中的作用。作者使用 miRNA 微阵列分析了结肠癌 MDR 细胞株 HCT116/L-OHP 及其亲本 HCT116 miRNA 的表达水平。miR-297 在 HCT116/L-OHP 中的表达相对于其亲本 HCT116 显著降低。MRP-2 在铂类耐药细胞中是一种重要的 MDR 蛋白,同时 MRP-2 可能是 miR-297 作用的潜在靶点。miR-297 在一些结肠癌组织中表达下调且与 MRP-2 的表达水平呈负相关。miR-297 的异常表达降低了 MRP-2 蛋白表达水平,且使细胞对药物敏感性均增加。综上所述,miR-297 可能通过调控 MRP-2 的表达,从而产生耐药性。

(4) 调控 ABCG2 的表达:ABCG2 又称乳腺癌耐药蛋白(breast cancer resistance protein,BCRP),是 ABCG 亚家族的第二大成员,相对分子质量为 75kDa,最初发现于乳腺癌 MDR 细胞。Li 等基于对以下研究的分析,建立了 miR-328 通过调节 ABCG2 造成胶质母细胞瘤干细胞的化疗耐药性的假设:①Malzkorn 等发现高分级胶质瘤细胞 miR-328 表达量呈低水平;②ABCG2 减少细胞内化疗药物的蓄积,与胶质瘤分期和耐药正相关;③ABCG2 的表达水平越高,胶质瘤的分期越高。ABCG2 的过表达在多种肿瘤耐药形成过程中起重要作用。ABCG2 的表达量在肿瘤干细胞中尤其增高;④Jin 等证明 100% 的胶质瘤干细胞(即 CD133[+] 细胞)ABCG2 呈阳性,然而与其对应的 CD133[-] 细胞呈 ABCG2 阴性。更进一步的研究显示,用竞争性抑制剂尼卡地平抑制 ABCG2 表达可使 CD133[+] 细胞对米托蒽醌敏感,从而提出合理的假设,即 ABCG2[+] 干细胞在胶质瘤化疗耐药中起重要作用,

ABCG2 可能是 miR-328 的作用靶点。

2. 调控细胞对凋亡的耐受

凋亡是细胞内在的程序性死亡,对维持组织内稳定十分重要。越来越多的研究发现肿瘤细胞对凋亡的耐受可能与 MDR 有关。miRNA 通过众多途径使得细胞对凋亡产生耐受,从而促成了 MDR。

(1) Bcl-2 和 XIAP:Bcl-2 是细胞凋亡的抑制基因,在大多数人类肿瘤中都表现为过度表达。Bcl-2 的异常表达是 MDR 的重要机制之一。而 XIAP 是人类凋亡抑制蛋白家族的重要成员,是一种具有细胞凋亡抑制作用的蛋白。Zhu 等在探索 miRNAs 在人类胃癌和肺癌细胞株 MDR 形成过程中的作用时,发现 miR-200bc/429 簇下调,而 Bcl-2 和 XIAP 在 MDR SGC7901/VCR 和 A549/CDDP 细胞中相对于其亲本 SGC7901、A549 均上调。miR-200bc/429 簇的高表达可使 SGC7901/VCR 和 A549/CDDP 对抗癌药敏感。Bcl-2 和 XIAP 3'UTR 又都与 MDR 密切相关,从而表明 Bcl-2 和 XIAP 是 miR-200bc/429 簇的共同靶基因。miR-200bc/429 簇的强化表达导致 Bcl-2 和 XIAP 蛋白水平降低,同时使这两种耐药细胞对 VCR 和 CDDP 引起的凋亡敏感,从而证明 miR-200bc/429 在 MDR 形成过程中起着重要的作用,其可能机制是通过以 Bcl-2 和 XIAP 为靶点对细胞凋亡产生调节作用。

(2) PTEN:PTEN 作为一个重要的肿瘤抑制基因,可通过 PIP3 途径、FAK 途径、MAPK 途径等发挥其脂质磷酸酶和蛋白磷酸酶活性,诱导细胞凋亡。Liang 等在探究 miR-19 是否参与调节细胞 MDR 和癌细胞对化疗药物的敏感性时发现,miR-19 在三种 MDR 细胞 MCF-7/TX200、MCF-7/VP-16、MCF-7/MX100 中的表达均高于其亲本 MCF-7,miR-19a 的表达与 PTEN 呈负相关。应用 miR-19a 抑制剂可使 MDR 细胞对化疗药物敏感。体内应用化学修饰的 MiR-19a 抑制剂 LNA-antimiR-19a 可使细胞对化疗药物敏感,说明 miR-19a 可通过调节 PTEN 从而调节 MDR。

(3) 上皮性钙黏附蛋白(E-cadherin):是黏附分子中钙离子依赖的细胞黏附素家族中的一员,对维持正常上皮细胞形态和结构完整性起着重要作用。Chen 等研究了 miRNA-200c 对胃癌细胞 SGC7901/DDP 的生物学特点的影响及钙黏蛋白在 miRNA-200c 调节路径中的作用。将 SGC7901/DDP 细胞及其亲本 SGC7901 分别转染 pre-200c 和 E-cadherin siRNA,RT-PCR 检测 SGC7901/DDP 转染 Pre-200c 后 miRNA-200c 的表达,显示 miRNA-200c 在 SGC7901、DDP 细胞的表达量相对于其亲本 SGC7901 显著提高。MTT 法检测细胞对顺铂、5-FU、紫杉醇和阿霉素的药物敏感性,发现转染 pre-200c 组显著低于阴性对照组。同时检测转染后 SCC7901/DDP 细胞增殖情况,发现细胞增殖相对于阴性对照组显著降低。Western Blot 法检测钙黏蛋白、Bax、Bcl-2 的表达,发现 E-cadherin 和 Bax 的表达量在 pre-200c 转染组显著高于阴性对照组,而 Bcl-2 显著低于对照组。此外,钙黏蛋白在 SGC7901 转染钙黏蛋白 siRNA 后明显地被抑制。E-cadherin siRNA 显著下调了 Bax 的表达量而显著上调 Bcl-2 的表达量。以上结果证明 miRNA-200c 可直接通过钙黏蛋白调节细胞凋亡,这可能是逆转耐药的机制。

(4) 去整合素-金属蛋白酶 17(ADAM-17):是一种锌依赖的多结构域 N 型跨膜蛋白,在肿瘤的病理过程中起重要作用。Xu 等在探究了 ADAM-17 和 miR-222 在 MDR 大肠癌中的作用时发现,ADAM-17 呈高表达,miR-222 的表达水平与 ADAM-17 的表达水平呈负相关。提高 HCT116/L-OHP 和 HCT-8/VCR 细胞 miR-222 量,可降低 ADAM-17 蛋白量水平,使细胞凋亡增加,从而说明 miR-222 对调节 ADAM-17 在 MDR 形成过程中起到重要作用。

三、miRNA 与各个系统的肿瘤耐药的关系

1. miRNA 与结肠癌耐药

最近几年,结肠癌对抗癌药物逐渐产生耐药性,直接导致结肠癌根治术后患者 5 年生存率下降,miRNA 概念的提出为逆转结肠癌耐药开辟了新途径。

在对两株对化疗药物敏感度不同的结肠腺癌细胞系 SW620 和 SW480 的研究中发现,miRNA-20 能改变着两株细胞系对 5-FU、奥沙利铂和替尼泊苷的敏感性,并且 miRNA-20 的过表达诱导了结肠癌细胞耐药性的产生。这可能与 miRNA 过表达干扰 5-FU 诱导的结直肠癌细胞 G/M 破坏性停滞和凋亡,并与突变基因有关。除了 miRNA-20 与结肠癌细胞的耐药有关外,目前还发现多种 miRNA 与肿瘤多药耐药性有关。在抑制 miRNA-10b、miRNA-141 以及 miRNA-200a 的活性以后发现,结肠癌对抗癌药物 5-FU 的敏感性增强了许多,这间接证明了有多种 miRNA 参与了结肠癌耐药的形成。但目前的研究发现,由于各种 miRNA 参与耐药的机制不同,如 miRNA222 通过调控 ADAM-17 使结肠癌细胞产生 MDR,而 miRNA297 又可以通过下调 MRP-2 达到这一目的,所以不能对所有 miRNA 一概而论。

2. miRNA 与血液系统肿瘤的耐药

因血液系统肿瘤恶性程度高,治疗手段局限,病人的有效治疗受到很大程度上的限制。由于血液系统肿瘤的高度恶性及其治疗手段的局限,化疗是目前治疗此类肿瘤的重要手段,肿瘤多药耐药性将直接影响整个抗癌治疗的进程疗效。尤其对于白血病来说,MDR 与复发难治白血病已成为极具有挑战性的临床问题。解决此问题的关键即在于要识别白血病细胞产生耐药性的机制和途径。

研究表明,miRNA 与血液系统肿瘤的耐药性密切相关。比如,在替尼泊苷耐药性人淋巴细胞型白血病 CEM/VM15 和亲本 CEM 细胞中,miRNA-485-3p 抑制靶基因 NF-Yb 转录水平,可以提高药物对 CEM 细胞的敏感性。在小儿急性淋巴

细胞白血病中,发现在对耐长春新碱和柔红霉素的患者中miRNA-100在患者B淋巴细胞内过表达。在白血病细胞中,miRNA-138、miRNA-21等均与P-gp的表达相关。在白血病K562/A02细胞中,miR-331-5p和miR-27a通过调控耐药因子P-gp而使白血病细胞产生耐药。陈宝安教授课题组的研究表明,磁性四氧化三铁联合5-溴汉防己甲素可靶向下调P-gp的生成,对于其是否作用于微小RNA及探索微小RNA的靶向药物将成为今后研究的热点。在白血病的治疗中,miRNA-21能够通过各种途径改变肿瘤的药物敏感性,异常表达的miRNA-21直接导致化疗失败。因此,miRNA-21的表达调控机制能够为白血病治疗提供重要的药物靶标。

3. miRNA与女性生殖系统肿瘤的耐药

转移性乳腺癌在手术后辅以化疗,可以减少复发及转移,由于肿瘤耐药性的限制,其预后效果常不佳。研究发现,miRNA-34A、miRNA-141表达增加和miRNA-7、miRNA-16、miRNA-30A、miRNA-125A-5P、miRNA-126表达下降与乳腺癌细胞对多西紫杉醇耐药密切相关,miRNA-487a、miRNA-181a可通过调节BCRP/ABCG2使乳腺癌MCF-7/MX细胞产生耐药,miRNA-19则是通过PTEN途径调节乳腺癌细胞耐药。在卵巢癌紫杉醇耐药细胞中,miRNA-27a高表达,其可能通过调控靶基因HIPK2,间接调节MDR1及P-gp的表达而参与耐药。在子宫内膜癌细胞中,miRNA-200c抑制β-微管蛋白3(TUBB 3)表达可以恢复肿瘤对化疗药物的敏感性。

4. miRNA与胃癌耐药

最近的一项体外药物敏感试验显示,miRNA-497、miRNA-15b、miRNA-16抑制靶基因Bcl-2的表达,可以增加胃癌SGC7901/VCR的敏感性。miR-508-5p则是通过调节ABCB1和ZNRD1达到使细胞产生耐药的目的。miRNA-19a/b是通过PTEN途径逆转胃癌细胞耐药,而miRNA-200c也可以通过多种手段如上调Bax蛋白等的表达而逆转胃癌SGC7901/DDP的耐药。

5. miRNA与肺癌耐药

在非小细胞肺癌(NSCLC)中,miRNA-200c过表达能恢复NCI-H1299细胞对顺铂和西妥昔单抗的敏感性。在NSCLC组织中,miRNA-451的表达水平显著高于相应的癌旁组织,异常过表达的miRNA-451能显著抑制A549细胞生长,诱导其凋亡。

第三节 miRNA介导肿瘤细胞耐药的逆转策略

miRNA靶位是癌症治疗的新兴领域,目标是加强对癌细胞增殖的抑制和提高常规化疗敏感性。它通过调节癌症中miRNA的表达发挥作用,抑制增强耐药的

miRNA，表达抑制耐药的 miRNA，恢复肿瘤细胞对药物的敏感性。

一、抑制特定耐药作用 miRNA 的表达

反义寡核苷酸技术（antisense oligodeoxynucleotides，ASODN）是指用一段人工合成、能与 RNA 或 DNA 互补结合的寡核苷酸链来抑制基因的表达。在某些肿瘤细胞中 miRNA 过度表达引起化疗耐药，通过反义寡核苷酸技术抑制特定 miRNA 的表达可以调节肿瘤的耐药性，提供一种治疗癌症的新策略。实验研究表明，向细胞内导入反义寡核苷酸可以阻断 miRNA 的功能，提高 miRNA 作用的靶基因的表达。更重要的是，目前已研究出 miRNA 抑制剂 antagomir，若向静脉内注射 antagomir 制剂，可使相应 miRNA 在不同组织的表达水平显著降低，表明反义寡核苷酸在体内传递的可能性。

Zhu 等发现在人卵巢癌耐药细胞株 A2780DX5 与非耐药细胞株 A2780 相比 miR-27a 和 miR-451 表达上调，在 A2780DX5 细胞内通过 antagomir miR-27a 和 miR-451 下调相应的 miRNA，可抑制 P-gp 蛋白的表达，降低化疗耐药性，由此表明 miRNA 可通过调节 P-gp 等膜蛋白表达逆转肿瘤耐药性。除了反义寡核苷酸外，还可通过基因的相互作用影响耐药相关 miRNA 的表达。Garofalo 等发现在肝癌细胞和肺癌细胞中 miR-221 和 miR-222 过度表达，通过抑制肿瘤 PTEN 和 TIMP3 的表达，激活 AKT 通路，诱导肿瘤坏死因子相关诱导凋亡配体抵抗，减弱化疗药物的作用，并增强肿瘤细胞的侵袭性。而最新研究发现 miR-130a 通过作用于 MET 原癌基因经 c-Jun 介导，可以使 miR-221 和 miR-222 的表达被抑制，让非小细胞肺癌重新获得 TRATL 的敏感性，减弱癌细胞的迁移能力。

二、重新表达抑制肿瘤耐药的 miRNA

在 miRNA 下调的肿瘤细胞中，重新表达抑制肿瘤耐药的 miRNA 同样也是一种逆转肿瘤耐药重要策略。Chen 等检测 39 名乳腺癌患者的肿瘤标本，发现与化疗敏感患者相比存在 miR-200c 表达下降，而人乳腺癌细胞耐药株 MCF-7/ADR 也有同样的现象。向乳腺癌耐药株中转染 miR-200c，上调 miR-200c 水平可减少 MDR1 和 P-pg 的表达，通过流式细胞仪可检测到耐药细胞内阿霉素的积累增加，提高阿霉素化疗的敏感性。

第四节 关于 miRNA 与肿瘤多药耐药的总结与展望

自从 2002 年著名杂志《Science》将"Small RNA & RNAi"评为该年度十大科技进展以来，有关 miRNA 的研究每年都成为医学及生命科学领域的热点。而肿瘤的多药耐药是这几十年来科学界一直未突破的难题，因此，关于 miRNA 与肿瘤多药耐药的关系引起了无数科学家的兴趣。但我们不得不承认，关于 miRNA 与

肿瘤的多药耐药,目前还有如下问题尚未得到解决:

一、关于 miRNA 参与肿瘤多药耐药的机制

目前有关 miRNA 在肿瘤 MDR 形成过程中的作用研究主要集中在对 ABC 转运蛋白及凋亡的调控上,但 miRNA 参与肿瘤 MDR 形成的机制不是单一的,而是多种机制共同作用下的结果。miRNA 参与肿瘤耐药的机制复杂,还需要更深入更广泛地去鉴别和验证 miRNA 的新靶点,确立肿瘤相关分子途径和 miRNA 介导耐药的联系。进一步揭示 miRNA 对 MDR 性的调节机制,将有助于我们逆转耐药性,提高肿瘤临床治疗疗效。

二、关于研究 miRNA 逆转肿瘤多药耐药

通过找到某些特定的 miRNA 靶位,可以克服和逆转肿瘤细胞的多药耐药,提高肿瘤的治愈率和降低复发率。但是,目前还未在临床使用 miRNA 调节肿瘤细胞对药物的敏感性来治疗癌症,不过已有相关的 II 期临床试验报道。由于 miRNA 易于降解,现在面临的主要局限是选择最佳合成的寡核苷酸以及缺乏适当的体内输送系统。

随着越来越多关键 miRNA 在相关疾病中的作用机制明确和分子合成技术的发展,相信在不久的将来 miRNA 必然可以应用于临床治疗,用来提高肿瘤化疗的敏感性,并为患者提供个性化的治疗方案。

(陈润哲 吴 雪 傅 蓉)

主要参考文献

[1] Baguley BC. Multiple drug resistance mechanisms in cancer. Mol Biotechnol, 2010, 46(3): 308 - 316.

[2] Loo TW, Clarke DM. Mutational analysis of ABC proteins. Arch Biochem Biophys, 2008, 476(1): 51 - 64.

[3] Wu CP, Hsieh CH, Wu YS. The emergence of drug transporter-mediated multidrug resistance to cancer chemotherapy. Mol Pharm, 2011, 8(6): 1996 - 2011.

[4] Munoz M, Henderson M, Haber M, et al. Role of the MRP1/ABCC1 multidrug transporter protein in cancer. IUBMB Life, 2007, 59(12): 752 - 757.

[5] Sharom FJ. The P-glycoprotein multidrug transporter. Essays Biochem, 2011, 50(1): 161 - 178.

[6] Lippert TH, Ruoff HJ, Volm M. Resistance in malignant tumors: can resistance assays op-

timize cytostatic chemotherapy? Pharmacology, 2008, 81(3): 196-203.

[7] Sarkar FH, Li Y, Wang Z, et al. Implication of microRNAs in drug resistance for designing novel cancer therapy. Drug Resist Updat, 2010, 13(3): 57-66.

[8] Zheng T, Wang J, Chen X, et al. Role of microRNA in anticancer drug resistance. Int J Cancer, 2010, 126(1): 2-10.

[9] Vasudevan S, Tong Y, Steitz JA. Switching from repression to activation: microRNAs can up-regulate translation. Science, 2007, 318(5858):1931-1934.

[10] Griffiths-Jones S, Saini HK, van Dongen S, et al. miRBase: tools for microRNA genomics. Nucleic Acids Res, 2008, 36: 154-158.

[11] Bushati N, Cohen SM. MicroRNA function. Annu Rev Cell Dev Biol, 2007, 23: 175-205.

[12] Bartel DP. MicroRNA: genomics, biogenesis, mechanism, and function. Cell, 2004, 116: 281-297.

[13] Lund E, Guttinger S, Calado A, et al. Nuclear export of microRNA precursors. Science, 2004, 303: 95-98.

[14] Jing Q, Huallg S, Guth S. Involement of microRNA in AU-rich element-mediated mRNA instability. Cell, 2005, 120: 623-634.

[15] Cho WC, Chow AS, Au JS. Restoration of tumor suppressor hsa-miR145 inhibits cancer cell growth in lung adenocarcinoma patients with epidermal growth factor receptor mutation. Eur J Cancer, 2009, 45: 2197-2206.

[16] Berezikov E, Guryev V, van de Belt J, et al. Phylogenetic shadowing and computational identification of human microRNA genes. Cell, 2005, 120(1): 21-24.

[17] Schotte D, De Menzes RX, Moqadam FA, et al. MicroRNA characterize genetic diversity and drug resistance in pediatrics acute lymphoblastic leukemia. Haematologica, 2011, 96(5): 703-711.

[18] Kastl L, Brown I, Schofield AC. MiRNA-34a is associated with docetaxel resistance in human breast cancer cells. Breast Cancer Res Treat, 2011, 131(2): 445-454.

[19] Wu X, Chen BA. Influence of miRNA-155 on lymphoma. Zhongguo Shi Yan Xue Ye Xue Za Zhi, 2013, 21(3): 806-809.

[20] Xu K, Liang X, Shen K, et al. MiR-222 modulates multidrug resistance in human colorectal carcinoma by down-regulating ADAM-17. Exp Cell Res, 2012, 318(17): 2168-2177.

[21] Xu K, Liang X, Shen K, et al. miR-297 modulates multidrug resistance in human colorectal carcinoma by down-regulating MRP-2. Biochem J, 2012 ,446(2): 291-300.

[22] Feng DD, Zhang H, Zhang P, et al. Down-regulated miR-331-5p and miR-27a are associated with chemotherapy resistance and relapse in leukaemia. J Cell Mol Med, 2011, 15(10): 2164-2175.

[23] Cheng J, Wu W, Chen BA, et al. Effect of magnetic nanoparticles of Fe_3O_4 and 5-bromotetrandrine on reversal of multidrug resistance in K562/A02 leukemic cells. Int J Nanomedi-

cine, 2009, 4: 209-216.

[24] Klein U, Lia M, Crespo M, et al. The DLEU2/miR-15a/16-1 cluster controls B cell proliferation and its deletion leads to chronic lymphocytic leukemia. Cancer Cell, 2010, 17(1): 28-40.

[25] Zhao X, Yang L, Hu J, et al. miR-138 might reverse multidrug resistance of leukemia cells. Leuk Res, 2010, 34(8): 1078-1082.

[26] Ma MT, He M, Wang Y, et al. MiR-487a resensitizes mitoxantrone (MX)-resistant breast cancer cells (MCF-7/MX) to MX by targeting breast cancer resistance protein (BCRP/ABCG2). Cancer Lett, 2013, 339(1): 107-115.

[27] Jiao X, Zhao L, Ma M, et al. MiR-181a enhances drug sensitivity in mitoxantone-resistant breast cancer cells by targeting breast cancer resistance protein (BCRP/ABCG2). Breast Cancer Res Treat, 2013, 139(3): 717-730.

[28] Liang Z, Li Y, Huang K, et al. Regulation of miR-19 to breast cancer chemoresistance through targeting PTEN. Pharm Res, 2011, 28(12): 3091-3100.

[29] Xia L, Zhang D, Du R, et al. miR-15b and miR-16 modulate multidrug resistance by targeting BCL2 in human gastric cancer cells. Int J Cancer, 2008, 123(2): 372-379.

[30] Shang Y, Zhang Z, Liu Z, et al. miR-508-5p regulates multidrug resistance of gastric cancer by targeting ABCB1 and ZNRD1. Oncogene, 2013, Jul 29 [Epub ahead of print].

[31] Wang F, Li T, Zhang B, et al. MicroRNA-19a/b regulates multidrug resistance in human gastric cancer cells by targeting PTEN. Biochem Biophys Res Commun, 2013, 434(3): 688-694.

[32] 赵隽,韩宇. micro RNA 与肿瘤细胞耐药的研究进展. 中国医学创新,2012,29:155-157.

[33] 王作鹏. miRNA 与肿瘤耐药性及逆转耐药策略. 中华小儿外科杂志,2013,34(2):140-143.

[34] 马维娜. miRNA 与肿瘤耐药关系的研究性进展. 医学综述,2011,17(22):3401-3404.

[35] 陈建,王朝霞. 微小 RNA:肿瘤耐药治疗新靶点. 现代肿瘤医学,2012,20(1):191-196.

[36] 张副兴,潘磊,陈培丰等. 微小 RNA 在肿瘤多药耐药形成过程中的作用. 医学研究杂志,2013,42(2):200-203.

[37] 贺蛟龙,廖爱军. miRNA 与肿瘤研究的新进展. 肿瘤药学,2012,02(3):162-165.

[38] 韩琪,李斌,王克芳等. 肿瘤干细胞与 microRNA 的研究进展. 中国肿瘤临床,2013,5:293-296.

第二十一章 其他因素与肿瘤多药耐药

在前面的第六至第二十章中,目前已知的肿瘤多药耐药相关的主要因素都已经向读者详细论述。我们不得不承认,肿瘤多药耐药本身非常复杂,各个因素之间相互影响,这导致目前对肿瘤多药耐药的认识还不够深入。我们所知的与肿瘤多药耐药相关的诸多因素仍只是冰山一角,不能从整体上把握肿瘤多药耐药机制,还有许多未知因素值得我们挖掘与研究。本章主要针对与肿瘤多药耐药机制有一定相关性但在前面的章节未涉及的因素展开论述,以期帮助读者更好地了解肿瘤多药耐药及其逆转策略。

第一节 缺氧与肿瘤多药耐药

缺氧与肿瘤多药耐药密切相关,缺氧诱导因子(hypoxia-inducible factor, HIF)在缺氧诱导的哺乳动物细胞中广泛表达,它是缺氧应答的全局性调控因子。HIF 由 HIF-1α 和 HIF-2β 两种亚基组成,为异源二聚体转录因子。其中,HIF-1α 与肿瘤的多药耐药相关性最为密切。

一、关于缺氧诱导因子

Semenza 等于 1992 年首先分离克隆出 HIF-1 二聚体。HIF-1 是缺氧应答中起重要作用的异源二聚体转录因子,由 HIF-1α 和 HIF-1β 两种亚基聚合而成,两亚基均属于碱性环-螺旋-环结构家族。HIF-1α 基因位于 14 号染色体 q21-q24,含有 15 个外显子,14 个内含子,编码产生不同的 HIF-1α 变体多肽链,即 HIF-1α826、HIF-1αFL、HIF-1α736、HIF-1αZ、HIF-1α516 和 HIF-1α785;HIF-1β 基因位于 1q21,cDNA 序列和芳香烃受体核转位蛋白相同,编码 789aa、328aa 和 774aa。HIF-1α 容易受氧浓度的影响,高浓度氧时易被降解,缺氧时降解被抑制,而 HIF-1β 无此功能,因此 HIF-1α 决定 HIF-1 的活性。常氧下,HIF-1α 通过泛素-蛋白酶体途径很快降解;缺氧时,HIF-1α 的泛素化急剧减少,在核内聚集并与从胞浆转移到核内的 HIF-1β 结合形成二聚体,成为有活性的 HIF-1 复合物,通过 HIF-1α C末端的入核信号诱导入核,与缺氧诱导基因的缺氧反应元件上的 HIF-1α 结合位点结合,启动靶基因转录表达,引起一系列细胞对缺氧的反应。缺氧也可通过磷酰肌醇-3 激酶和丝裂原活化蛋白激酶途径将 HIF-1α 磷酸化,增加其稳定性,从而可以增加 HIF-1α 蛋白的合成。目前发现的 HIF-1 调控基因有 70 多个。HIF-1 具有很多细胞生物学效应,包括血管生成、细胞生长、细胞凋亡、红细胞生成、转录调控、药物抵抗、能量代谢等,其在肿瘤的发生、转移、组织缺氧等过程中发生着重要的作用,在许多肿瘤组织中都高表达。

二、HIF-1 与肿瘤多药耐药的关系

1. HIF-1 与 MDR 相关蛋白表达

药泵蛋白介导的药物外排机制是 MDR 形成已知的一个最主要原因。MDR 中以 ATP 结合盒蛋白超家族为代表,它的特点是具有泵功能的跨膜蛋白的过度表达,使进入肿瘤细胞内的药物被泵出胞外,从而减少细胞内的有效药物浓度,以达到肿瘤耐药的目的。目前已经发现的药泵蛋白有许多,如 P-gp、MRP 和 BCRP 等。其中由 MDR1 基因编码的 P-gp 与 MDR 的关系最为密切。缺氧的条件下,人肺腺癌细胞株(A549)细胞对阿霉素的耐药性明显增强。Warrenberg 等发现,缺氧环境下 P-gp 和 HIF-1 均上调,提示 HIF-1 与肿瘤抗放、化疗机制有关。进一步研究发现,MDR1 是 HIF-1 调控的靶基因,在 MDR1 启动子-49-45 上存在功能性的 HIF-1 结合位点(缺氧反应元件),缺氧时,HIF-1 可诱导 MDR1/P-gp 的表达增加,增强肿瘤耐药性。利用反义寡核苷酸封闭 HIF-1 表达时,可明显抑制缺氧诱导的 MDR1 表达,甚至几乎完全丧失,当 HIF-1 结合位点缺失或突变时,亦可出现类似现象。在缺氧环境下,A549 耐药性增加,HIF-1、P-gp 及 MRP 在缺氧下比常氧下表达更高,且三者的表达呈明显相关性。

2. HIF-1 与其靶基因表达

在缺氧条件下,肿瘤细胞通过高表达 HIF-1α,促进下游靶基因的转录,以适应肿瘤微环境的改变,提高肿瘤细胞放、化疗耐受性。血管内皮生长因子(vascular endothelial growth factor,VEGF)是 HIF-1 的调控靶基因之一。HIF-1 与 VEGF 基因 3' 和 5' 端的缺氧反应元件结合,上调 VEGF mRNA 的表达。此外,HIF-1α 还可通过参与胰岛素样生长因子 I、胰岛素样生长因子 II 和胰岛素样生长因子受体的自分泌环,促进肿瘤细胞 VEGF 的表达。VEGF 和缺氧可进一步上调其受体的表达,从而通过 VEGF-VEGFR 信号转导通路诱导血管生成。在许多恶性肿瘤组织中,包括胃癌、结直肠癌、胰腺癌、肺癌、鼻咽癌、前列腺癌、乳腺癌、卵巢癌、肾癌等,HIF-1α 过度表达与 VEGF 表达、肿瘤微血管计数呈正相关。Fantappie 等研究报道,在人肝癌细胞株,MDR 表型与血管形成表型密切相关。VEGFR-2 酪氨酸激酶抑制剂 YM-231146 在 100 mg/kg 剂量时,可完全抑制耐紫杉醇的肿瘤生长。

3. HIF-1 与肿瘤细胞凋亡

在化疗药物抑制肿瘤过程中,细胞凋亡扮演了重要的角色。细胞的凋亡分为 p53 依赖性和非 p53 依赖性两条途径。p53 可分为野生型 p53(wt p53)和突变型 p53(mt p53),与肿瘤 MDR 密切相关。用 NIH3T3 细胞转染基因,发现 mt p53 能激活 MDR1 基因的启动子,促进 MDR1 基因水平,wt p53 则具有抑制作用。低氧环境中,p53 是引起 C_0/G_1 期阻滞的重要调节因子之一,野生型 p53 缺失可使缺氧诱导的凋亡显著减少。研究证实,HIF-1α 可通过提高野生型 p53 蛋白的稳定性,从而增强 p53 诱导肿瘤细胞凋亡的作用。肿瘤微环境乏氧时,HIF-1 表达增加,引起 wt p53 表达升高,使该类肿瘤细胞凋亡增加,而 HIF-1 对 mt p53 无作用,从而使 mt p53 成为肿瘤细胞的主要表型。这种选择的结果导致肿瘤细胞的凋亡潜能下降,引起肿瘤细胞对化疗药物的耐受性提高,因而 HIF-1α 与肿瘤细胞凋亡密切相关。

4. 其他途径

HIF-1 还可以通过其他途径来引起 MDR 的发生,如缺氧可以降低拓扑异构酶 II 的表达以及上调 GST-π 的表达,而 Topo II 的表达下降和 GST-π 的表达上调都可以引起 MDR。另外,缺氧时,糖酵解是肿瘤细胞获得能量的一个重要手段,HIF-1 通过与靶基因(如 GLUT-1,GLUT-3,GAPDH,PCK1 等)上的 DNA 结合位点结合,诱导糖酵解酶类基因的表达,增加糖酵解,促进无氧代谢,故有利于肿瘤细胞在缺氧下的生存。由于恶性肿瘤经常处于缺氧环境,导致不能有效地进行糖的有氧分解,所以只能通过糖酵解途径提供能量。曾有研究证实,抑制糖酵解可以恢复它对药物的敏感性,更有效地杀灭在缺氧微环境中存在的耐药肿瘤细胞。此外,HIF-1 可以诱导促红细胞生长因子(如 EPO,转铁蛋白等)、扩血管因子(如 iNOS)等的表达,增加氧的运输和利用,有利于肿瘤细胞对细胞毒药物的抵抗。

三、HIF-1 与肿瘤的增敏治疗

随着 HIF-1 与 MDR 研究的日益深入,以 HIF-1 为靶点的肿瘤治疗为克服肿瘤放、化疗抵抗提供了新思路。在多种恶性肿瘤及癌前病变中检测到 HIF-1α 蛋白的过表达,正常组织及良性病变中则无表达。因此,通过各种方法抑制 HIF-1 的表达,从而可以达到逆转 MDR、抑制肿瘤生长的目的。

第二节 高热与肿瘤多药耐药

通过升高体温或局部加温,使肿瘤组织的温度上升至 41 ℃~43 ℃ 并维持一定的时间,可以破坏肿瘤细胞所处的环境,从而杀死肿瘤细胞,这就是我们所谓的肿瘤热疗(hyperthermia),又被称为高热治癌、温热治癌等。由于热疗采用的主要是物理疗法,如微波、超声波、高频电磁波等,对正常细胞无损伤、副作用小,因而被认为是继手术、化疗、免疫疗法、放疗之后的比较有前景的肿瘤治疗方法。下面主要简单介绍下高热与肿瘤多药耐药的关系。

一、高热导致肿瘤细胞损伤的机制

1. 细胞膜的损害

大量实验表明,高温导致肿瘤细胞损伤的最初靶点在细胞膜,包括细胞外膜及各种细胞器(如线粒体、溶酶体)的膜。在正常温度下细胞膜呈液晶相,细胞膜的各种主要功能(物质运送、能量转换、信息传递)都与膜的流动性密切相关。高热使得膜的脂质分子活动加快,细胞膜的流动性加速,分子间距加大,从而增加了膜的通透性。即高热杀灭肿瘤细胞是通过改变细胞膜的通透性,引起低分子蛋白外溢、核蛋白含量升高、染色质结构改变,继而引起肿瘤细胞的损伤。

2. 肿瘤血管损伤

肿瘤组织内的毛细血管主要由单层内皮细胞构成,缺乏弹性基底膜,内皮之间缺陷的部分由肿瘤细胞组成,因此瘤细胞可以直接与血流相接触。肿瘤细胞生长、增殖时可阻塞血管,影响血流,引起肿瘤血管发生改变,呈迂曲、反折及扩张的形态。另一方面,肿瘤血管具有丰富的血窦状结构,与正常组织不同的是,即使在正常温度,大部分瘤内血管也呈功能状态而非开放状态,因此,瘤内血流量较少,血流缓慢。加热可使肿瘤组织血管内发生淤滞,使得肿瘤区域血流更加少,致使肿瘤组织的温度高于临近正常组织,一般温差可达 5 ℃~8 ℃。由于温差的存在,使得高热能在杀灭肿瘤细胞的同时又不损伤正常细胞。

3. 抑制 DNA、RNA 和蛋白质的合成

高温抑制了 RNA、DNA 和蛋白质的合成,特别是 DNA 的合成,这一抑制效应即使在热疗停止后仍能维持较长时间。其对 DNA 的影响主要为抑制 DNA 合成的启动以及链的延伸。癌组织中的 DNA 合成受到抑制而发生断裂,而正常组织中的 DNA 合成未受明显抑制。

4. 诱导细胞凋亡

细胞凋亡(apoptosis)即细胞程序化死亡,是一种由各种生理或病理性因素诱发或抑制并受各种基因调控的编程化的主动的死亡过程。高温诱导的细胞凋亡,无论是在强度上,还是在持续时间上,在肿瘤细胞和正常组织细胞均有明显差异。而高温诱导的热休克蛋白(heat shock protein,HSP)在高温抗肿瘤中起着双重作用。它既可以诱导肿瘤凋亡,又具有抗细胞凋亡的作用。

5. 其他

此外,有研究表明,热疗可以通过抑制血管内皮细胞生长因子(VEGF)及其产物的表达,阻碍肿瘤血管内皮增生及细胞外基质的再塑型,从而抑制肿瘤的生长及

转移。高温还可以增强免疫细胞如巨噬细胞、NK 细胞和 T 淋巴细胞的活性,提高巨噬细胞等的抗肿瘤作用,促进细胞因子的合成,增强免疫效应,使得机体对肿瘤细胞的免疫作用增强。

二、高热与肿瘤细胞多药耐药逆转的研究

对于高热在肿瘤细胞 MDR 中的作用,各研究者持不同的观点。部分研究者认为热疗抑制了耐药蛋白的表达,使药物的代谢外排下降,增加了化疗药物在细胞内的浓度。Stein 等的研究发现,对于直肠癌,热化疗效果明显优于单纯化疗效果,但是热疗前后 MDR1 等的表达并无明显改变。还有研究者认为,高热能使转录因子 YB-1 从细胞质转入细胞核内,与 MDR1 基因的启动子结合,使其表达上调,但这不足以导致耐药,因而高热增强了肿瘤细胞对化疗的敏感性。此外,还有研究表明热疗对 MDR 细胞的作用可能与组织类型及分化程度等有关。尽管对于高热作用于 MDR 细胞的机制目前仍不明确,但可以肯定的是,高热在一定程度上逆转了肿瘤多药耐药。

三、肿瘤热疗的临床应用前景

近年来,由于电子技术的迅速发展以及生物医学人员的努力,使得热疗技术有了很大改进。大量的临床研究及基础研究也使得人们对热疗的认识进一步深入,热疗作为一种治癌新手段,正逐步引起医学界的重视与认可,有望发挥更大的作用。

第三节 Sorcin 基因与肿瘤耐药的关系

可溶性钙结合蛋白(Sorcin)基因在多种肿瘤耐药细胞株中高表达,但其耐药机制目前尚无定论,所以在本节中仅作简要介绍。

一、Sorcin 的生物学特性

Sorcin 是 Meyers 等首次从由长春新碱诱导的中国仓鼠 MDR 细胞株 DC-3F/VCRd-5 中发现的一种高表达的胞浆蛋白。其分子质量为 21 600,广泛分布于正常组织中,如心脏、肝、肺等,其中心肌细胞中含量最丰富,且在哺乳动物中具有高度的保守性。后来发现,在诸多耐药细胞株中,Sorcin 都呈现高表达。

Sorcin 在肿瘤耐药细胞中高表达,可以与细胞中 Ca^{2+} 结合,引起细胞内游离 Ca^{2+} 的浓度下降,并导致 Ca^{2+} 所介导的磷酸酶活性降低,使得具有排药功能的 P-gp 磷酸化水平下降,最终导致多药耐药。

二、Sorcin 在肿瘤中的表达

Sorcin 在多种 MDR 细胞株中高表达,如白血病、胃癌及乳腺癌等,有文献报

道 Sorcin 基因在耐药细胞株中往往与 MDR1 共表达。

1. Sorcin 与白血病耐药的关系

研究表明，Sorcin 高表达是影响白血病预后的重要因素，并且与肿瘤多药耐药有关。同时还发现，多发性骨髓瘤患者临床耐药与该基因的过度表达密切相关。而该基因的耐药机制可能是通过调节 Sorcin 的表达，从而参与细胞内钙离子的调节。

2. Sorcin 与结直肠耐药的关系

有研究报道，Sorcin 与 Trap1 相互作用，保护细胞抑制其凋亡。在结、直肠癌细胞中敲除 Trap1 的 RNA 发夹结构，可以降低线粒体中 Sorcin 的水平；若敲除 Sorcin，可以提高 Trap1 的降解。以上说明这两者共同作用于肿瘤细胞的 MDR。

3. Sorcin 与宫颈癌的耐药关系

有研究表明，在宫颈癌 Hela 细胞中，Sorcin 基因的敲除可导致 MDR1 的表达上调，Sorcin 是通过抑制半胱天冬酶-3 来抵抗细胞凋亡的。

三、总结

目前关于 Sorcin 对肿瘤耐药的机制不是很清楚，它可能参与了肿瘤耐药表型的形成，并与肿瘤多药耐药相关。相信在不久的将来，Sorcin 可以成为肿瘤耐药诊断和治疗的重要靶点。

（陈润哲　刘　平　傅　蓉）

主要参考文献

[1] Semenza GL. Targeting HIF-1 for cancer therapy. Nat Rev Cancer, 2003, 3(10)：721-732.

[2] Comerford KM, Wallace TJ, Karhausen J, et al. Hypoxia-inducible factor-1-dependent regulation of the multidrug resistance(MDRl) gene. Cancer Res, 2002, 62(12)：3387-3394.

[3] Wang Y, Minko TA. Novel cancer therapy：combined liposomal hypoxia inducible factor 1 alpha antisense oligonucleotides and an anticancer drug. Biochem Pharm, 2004, 68(10)：2031-2042.

[4] Xia S, Yu SY, Yuan XL, et al. Effects of hypoxia on expression of P-glycoprotein and muhidrug resistance protein in human lung adenocarcinoma A549 cell line. Chin Med J, 2004, 84(8)：663-666.

[5] Fantappie O, Masini E, Sardi I, et al. The MDR phenotype is associated with the expression of COX-2 and iNOS in a human hepatocellular carcinoma cell line. Hepatology, 2002, 35(4)：843-852.

[6] Wei HY, Chen LB, Wang CY, et al. Correlation of mRNA expression of hypoxia inducible factor-1 alphato biological features of pancreatic cancer. Chin J Cancer, 2005, 24(2): 184 - 188.

[7] Semonza GL, Nejfelt MK, Chi SM, et al. Hypexia-inducible nuclear factors bind to all enhancer element located 3' to the human erythropoietin gene. Proc Natl Acad Sci USA, 1991, 88(13): 5680 - 5684.

[8] Wartenberg M, Ling FC, Muschen M, et al. Regulation of the multidrug resistance transporter P-glycoprotein in multicellular tumor spheroids by hypoxia-inducible factor (HIF-1) and reactive oxygen species. FASEB J, 2003, 17(3): 503 - 505.

[9] Britz-Cunningham SH, Adelstein SJ. Molecular targeting with radionuclides: state of the science. J Nucl Med, 2003, 44(12): 1945 - 1961.

[10] Hyun JY, Chun YS, Kim TY, et al. Hypoxia-inducible factor 1 alpha-mediated resistance to phenolic anticancer. Chemotherapy, 2004, 50(3): 119 - 126.

[11] Mella M, Colotti G, Zampare C, et al. Information transfer in the PEF protein sorcin does not operate via the canonical structural/functional pairing. J Bio Chem, 1997, 272(40): 25333 - 25338.

[12] Frank KF, Bolock B, Ding Z, et al. Overexpression of sorcin enhances cardiac contractility in vivo and in vitro. J Mol Cell Cardiol, 2005, 38(4): 607 - 615.

[13] Zhou Y, Xu Y, Tan Y, et al. Sorcin, an important gene associated with multidrug-resistance in human leukemia cells. Leu Res, 2006, 30(4): 469 - 476.

[14] Kawakami M, Nakamura. Knock-down of sorcin induces up-regulation of MDR1 in Hela cells. Bio Pharm Bull, 2007, 30(6): 1065 - 1073.

[15] Uchida S, Hotta H, Hanada T, et al. Effects of thermal stimulation, applied to the hindpaw via a hot water bath, upon ovarian blood flow in anesthetized nonpregnant rats. J Physiol Sci. 2007, 57(4): 227 - 233.

[16] Kokura S, Yoshida N, Ueda M, et al. Hyperthermia enhances tumor necrosis factor alpha-induced apotosis of a human gastric cancer line. Cancer Lett, 2003, 201(1): 89 - 92.

[17] Wrzal PK, Bettaieb A, Averill-Bates DA, et al. Molecular mechanisms of apoptosis activation by heat shock in multidrug-resistant Chinese hamster cells. Radial Res, 2008, 170(4): 498 - 511.

[18] Rohwer N, Dame C, Haugstetter A, et al. Hypoxia-inducible factor lalpha determines gastric cancer chemosensltivlty via modulation of p53 and NF-kappaB. PloS One, 2010, 5(8): el2038.

[19] Naldini A, Morena E, Pucci A, et al. Hypnxia affects dendritic cell survival: role of the hypoxia-inducihle factor-1α and lipopolysaccharide. J Cell Physiol, 2012, 227: 587 - 595.

[20] Toh YM, Li TK. Mitoxantrone inhibits HIF-1α expression in a topoisomerase II-independent pathway. Clin Cancer Res, 2011, 17: 5026 - 5037.

[21] 胡甜甜,陈卫星. 缺氧诱导因子与肿瘤的关系. 浙江医学,2007,29(9):1009 - 1011.

[22] 马周瑞,郑世营.缺氧诱导因子1与肿瘤.医学综述,2008,14(5):661-664.

[23] 王敬位,李静,耿美玉等.靶向缺氧诱导因子-1的抗肿瘤药物研究进展.药学学报,2008,43(6):565-569.

[24] 郭静芹,常辉,李莉等.缺氧诱导因子与肿瘤的相关性研究进展.社区医学杂志,2010,08(21):30-31.

[25] 朱小康,韩福生.缺氧诱导因子-1在恶性肿瘤发生、发展和治疗中的作用.蚌埠医学院学报,2010,35(2):211-214.

[26] 徐益文.缺氧诱导因子1与肿瘤的研究进展.医学综述,2012,18(11):1656-1660.

[27] 杜静,孙保存,刘易欣等.缺氧诱导因子-1在肿瘤学中的研究进展.临床与实验病理学杂志,2013,29(5):548-551.

[28] 刘杰文,路喜安,郝丽芬等.缺氧诱导因子-1与肿瘤.中国药物与临床,2013,13(5):624-625.

[29] 蒋东,郑世营,陈锁成等.全身热疗与肿瘤细胞凋亡的研究进展.医学综述,2008,14(1):50-53.

[30] 宋凯镖,王文波,李雪松等.肿瘤热疗机制的研究进展.中国肿瘤,2009,18(1):50-53.

[31] 朱华,孙萍,陈剑等.Sorcin与肿瘤耐药的关系.齐鲁医学杂志,2012,27(3):278-279.

附录1：2013年关于肿瘤耐药研究的国家自然基金资助清单

（按项目负责人姓氏拼音排序）

项目批准号	项目名称	项目负责人	依托单位
81201097	HER2靶向新型纳米载体荷载BCRP-siRNA经UTMD逆转乳腺癌耐药性的实验研究	白 敏	上海交通大学
81210108010	代谢组学中筛选肿瘤多药耐药生物标记物的分析方法研究	蔡天革	辽宁大学
81201721	潜在的Tβ4/ILK/PI3K/Akt信号通路介导肝癌干细胞对索拉非尼的耐受作用及克服方案的探索	曹 璐	中国人民解放军第二军医大学
U1204830	稳态反应氧族介导肿瘤多药耐药的量效关系及机制研究	岑 娟	河南大学
81201732	CPxs对非小细胞肺癌铂类化疗药物耐药影响的研究	陈柏深	南方医科大学
81272859	miR-151表达调控及关键靶基因在浆液性卵巢癌恶性表型中的作用	陈 刚	华中科技大学
81272469	ROS代谢通路相关代谢酶表达及其基因遗传变异与胃癌耐药的关联研究及机制探讨	陈锦飞	南京医科大学
81273539	逆转肿瘤细胞耐药性的潜在新靶标-氧通路在跨细胞膜药物转运中的作用及其与耐药的关系	陈丽新	暨南大学
81272474	HDAC/Sp1复合物负向调控microRNA-200b表达参与人肺腺癌化疗耐药表型形成的分子机制研究	陈龙邦	中国人民解放军南京军区南京总医院
81202005	调控miR-101/VEGF-C通路抑制膀胱癌淋巴道转移与降低化疗耐药的双重作用	陈敏丰	中南大学
81202087	乳腺癌微环境中癌相关成纤维细胞分泌IL-6介导三苯氧胺耐药的研究	陈小松	上海交通大学

续表

项目批准号	项目名称	项目负责人	依托单位
81202064	水通道蛋白在上皮性卵巢癌顺铂敏感性及耐药形成中的作用及机制研究	陈学军	浙江大学
81272893	乳腺癌外周血循环肿瘤细胞化疗耐药的 miR-106b 调控机制	龚 畅	中山大学
81270602	糖酵解在预测和逆转急性淋巴细胞白血病糖皮质激素耐药中的和核心作用	顾 玲	四川大学
81201924	TWIST 在胃癌多药耐药中的机制及分子机制	郭雪艳	西安交通大学
81203838	Caveolin-1 在紫杉醇诱导的肺癌多药耐药及侵袭转移中的分子机制研究	韩 非	上海交通大学
81247148	消癌平注射液通过调控 CYP450 代谢酶克服非小细胞肺癌吉非替尼耐药的作用机制研究	韩淑燕	北京市肿瘤防治研究所
31271070	EGF/PAMAM 自组装纳米载体介导 siRNA 沉默 MDR1 基因逆转肿瘤多药耐药的研究	郝艳丽	清华大学
81201868	B 细胞激活因子(BAFF)在巨噬细胞诱导多发性骨髓瘤耐药过程中的作用及机理研究	何冬花	浙江大学
81201813	异硫氰酸稀丙酯联合靶向治疗对顺铂耐药的卵巢癌抗肿瘤的研究	何 翔	四川大学
81270608	NPM B23 在急性淋巴细胞白血病耐药中作用的研究	胡建达	福建医科大学
81272949	基于 CTNNB1-miRNA cross-talk 提高口腔鳞癌化疗敏感性的机制	黄洪章	中山大学
81272910	糖基因在白血病多药耐药性中的特征性改变及其诊断价值	贾 莉	大连医科大学
81272646	miRNA 在 HER2 阳性胃癌 Trastuzumab 耐药中的作用及其调控机制	贾林涛	中国人民解放军第四军医大学
21274004	可降解的多药载体的设计、合成与性质	贾欣茹	北京大学
81274143	昆布多糖靶向上皮细胞间充质转化增敏减毒及抗肿瘤耐药研究	蒋捍东	上海交通大学
81202068	癌蛋白 iASPP 在卵巢癌耐药机制中的作用及相关通路研究	蒋莉莉	四川大学
81201706	利用高通量 RNAi 技术研究肺鳞癌 ECGR-TKI 原发性耐药机制	鞠立霞	同济大学

附录1:2013年关于肿瘤耐药研究的国家自然基金资助清单

续表

项目批准号	项目名称	项目负责人	依托单位
81271920	多发性骨髓瘤耐药miRNA标志物的筛选及机制研究	聚少卿	南通大学
81270034	染料木黄酮通过促进乳腺癌干细胞分化成熟逆转内分泌治疗耐药	康欣梅	哈尔滨医科大学
81272521	抗CD20治疗性抗体Rituximab的耐药机制研究	李博华	中国人民解放军第二军医大学
81202089	从CRYL1基因甲基化探讨乳腺癌赫赛汀耐药的机制	李 凡	重庆医科大学
81272756	胰腺癌上调因子(PAUF)在胰腺癌SP亚群细胞中的表达及其与吉西他滨耐药机制关系的研究	李 非	首都医科大学
81202040	卵巢癌中microRNA基因多态与化疗耐药关系的研究	李 华	北京大学
81201896	MS-HRM动态定量检测ABC转运蛋白家族启动子甲基化预测胰腺癌多药耐药的实验研究	李 骥	复旦大学
81201804	共载阿霉素和anti-miR-21寡核苷酸的多功能磁-介孔二氧化硅纳米复合粒子在逆转肿瘤多药耐药方面的研究	李 晶	吉林大学
81202560	赤芝酸A乙酯以及其他灵芝中性三萜化合物逆转肿瘤多药耐药及其机制研究	李 鹏	福建医科大学
81272546	酪氨酸磷脂酶SHP-1去磷酸化调控乳腺癌HER家族分子逆转耐药的机制研究	李 荣	南方医科大学
81200367	线粒体ATP酶在慢性粒细胞白血病格列卫耐药中的作用及机制	李瑞娟	中南大学
81201987	恶性胶质瘤对替尼泊苷的敏感性受MCM7-Cyclin D1/CDK4调控的机制研究	李维卿	中国人民解放军第二军医大学
81274057	基于多药耐药性肿瘤细胞线粒体复合酶I的ND2亚基位靶标的四氢呋喃型香荔枝内酯类化合物的研究	李 祥	南京中医药大学
81272448	高选择性的新型二苯并[b,d]吡喃-6-酮类PI3Kα抑制剂的分子构建及克服NSCLC对EGFR-TKIs获得性耐药的研究	李义平	西安交通大学

续表

项目批准号	项目名称	项目负责人	依托单位
81272727	敲除 Pim-3 基因表达逆转人胰腺癌细胞化疗耐药的作用和机制研究	李影奕	复旦大学
81201855	miR-100 靶向 HOXA1 调控小细胞肺癌耐药性的研究	李余发	南方医科大学
81272472	CD133 功能及其介导的自噬在肝肿瘤耐药中的作用	李 忠	中国人民解放军第二军医大学
21275028	纳米电化学生物传感器快速检测消化道肿瘤多药耐药基因的新方法研究	林新华	福建医科大学
81202480	抗肿瘤药物多功能纳米自组装载体逆转肿瘤多药耐药性及其机制研究	凌桂霞	沈阳药科大学
81260657	氧化两面针碱逆转 DNA 拓扑异构酶介导的肿瘤多药耐药作用研究	刘华钢	广西医科大学
81202060	新基因 C20orf108 在卵巢癌顺铂化疗耐药中的机制探究	刘 佳	华中科技大学
81273580	转运体介导乌苯美司发生药物相互作用和抗阿霉素多药耐药的分子药代动力学机制	刘克辛	大连医科大学
81272705	Hippo-YAP 通路在原发性肝癌化疗耐药中的作用及机制研究	刘连新	哈尔滨医科大学
81272894	长非编码 RNA 在乳腺癌 CyclinD1 相关内分泌治疗耐药中的机制研究	刘 强	中山大学
81272627	Pax5 调控的细胞抗原表达在复发耐药性多发性骨髓瘤发病机制中的作用及干预研究	刘尚勤	武汉大学
81272485	姜黄素下调耐药肿瘤细胞高表达 Keap1-Nrf 通路的作用及机制	刘晓平	皖南医学院
81202598	转运体 ABCC4/ABCC5 在叶酸拮抗剂耐药现象中的机制研究	刘 艳	上海交通大学
81202128	EphA2 介导的细胞自噬在鼻咽癌紫杉醇耐药中的作用及分子机制研究	刘 勇	中南大学
81241067	交叉反应物质 197 逆转卵巢癌紫杉醇耐药的作用与机制	卢美松	哈尔滨医科大学
81201795	HER2 受体核转运途径参与乳腺癌细胞曲妥珠单抗耐药及其机制的研究	罗 波	湖北省肿瘤医院
81202085	二甲双胍协同他莫西芬治疗 ER 阳性乳腺癌的作用及分子机制研究	马 骥	中国人民解放军兰州军区兰州总医院
81201576	miR-193a-5p 调控肝细胞肝癌 5-氟尿嘧啶耐药的基础和转化医学研究	马克龙	安徽医科大学

附录1:2013年关于肿瘤耐药研究的国家自然基金资助清单

续表

项目批准号	项目名称	项目负责人	依托单位
81201633	缺氧诱导因子HIF-1alpha在人骨肉瘤多药耐药机制中的作用研究	马琼	中国人民解放军第四军医大学
81272422	白血病干细胞归巢耐药的机制研究及逆转	孟力	华中科技大学
81202094	新型IRE1-XBP1抑制物逆转ER+乳腺癌内分泌治疗耐药机理的研究	明洁	华中科技大学
81272458	Akt-Beclin-1新信号通路介导的自噬在肿瘤耐药中的作用	聂春来	四川大学
81202925	金纳米粒调控的新型细胞内递药系统用于人参皂苷和紫杉醇联合抗肿瘤研究	钮萌萌	上海中医药大学
81273634	温下方干预肺癌微环境整合素β1介导的黏附耐药信号转导通路研究	欧阳兵	山东中医药大学
81272593	EGFR抑制剂诱导肺癌细胞保护性自噬及机制研究	潘宏铭	浙江大学
81270049	Vimentin在LMWH对吉非替尼耐药的NSCLC的治疗增敏作用及其分子调节机制	潘燕	北京大学
81270630	microRNA在白血病DNMT抑制剂耐药中的作用及机制研究	钱军	江苏大学
81272884	TWEAK调控自噬和凋亡逆转上皮性卵巢癌铂类耐药的研究	邱丽华	上海交通大学
31200975	耐奥沙利铂和伊立替康的结肠癌细胞株中多药耐药相关micRNA的筛查和功能鉴定	邱萌	四川大学
81200372	Bcl-2小分子抑制剂ABT-737逆转CD34+急性髓细胞白血病耐药及其机制的体内外研究	饶佳	南昌大学
81201707	Bim在介导非小细胞肺癌ALK抑制剂获得性耐药中的机制研究	任胜祥	同济大学
81201729	PSF易位细胞膜负调控血液肿瘤多药耐药的作用与分子机制	认识楣	卫生部北京医院
81272221	CUL4A在小细胞肺癌发生发展中的作用及其调控机制	任秀宝	天津医科大学
81202430	番石榴叶中三萜类成分通过调控RIP3蛋白磷酸化诱导结肠癌耐药细胞发生necroptosis的作用及机制研究	邵萌	南方医科大学

续表

项目批准号	项目名称	项目负责人	依托单位
81200393	白血病细胞系 TKI 耐药的 miRNA 机制及与 PI3K/Akt/FOXO/Bcl6 信号通路的关系	沈晶	首都医科大学
81201811	多柔比星纳米胶束抗肿瘤作用于机制:Pluronic 的影响	沈俐	浙江大学
81201720	P-糖蛋白在线粒体的定位及功能表达与肿瘤细胞多药耐药相关性研究	沈怡	华中科技大学
81230054	乳腺癌抗雌激素治疗耐药的分子靶点	史跃年	南京医科大学
81272532	血浆 miRNA 表达谱作为非小细胞肺癌厄洛替尼获得性耐药的功能型分子标志物及其调控机制研究	束永前	南京医科大学
81202552	从影响 RIP1 泛素化探讨 p62 在人卵巢癌细胞顺铂耐药机制中作用的研究	苏静	吉林大学
81201687	泌乳素腺瘤干细胞样细胞的鉴定及其耐药机制研究	苏志鹏	温州医学院
81202812	健脾解毒方对 COX-2 激活 JNK 信号通路介导大肠癌多药耐药的调控研究	隋华	上海中医药大学
81273987	化痰散结方对乳腺癌干细胞凋亡耐药及相关 Hh 信号传导通路的干预研究	孙长岗	潍坊市中医院
81260402	ERAA 对舌鳞癌细胞顺铂化疗敏感性的影响	孙传政	昆明医科大学
81272625	骨髓瘤耐药和复发新机制-17p13 染色体缺失通过下调 MM 细胞 miRNA-324-5p 表达促进 MMSC 的形成和扩增	孙春艳	华中科技大学
81272876	BH3-only 蛋白模拟物 S1 通过内质网应激信号网络逆转人卵巢癌细胞耐药机制的研究	孙连坤	吉林大学
81202576	跨损伤 DNA 合成在依玛替尼获得性耐药过程中的可能作用机制探讨	孙晓艳	中国科学院北京基因组研究所
81272467	缺氧诱导信号通路对肝癌索拉非尼耐药机制的影响和对策	孙学英	哈尔滨医科大学
81272660	间质细胞诱导结直肠癌腺上皮细胞去分化在化疗耐药中的作用及机制研究	覃吉超	华中科技大学
81260382	雷公藤内酯醇对耐顺铂人上皮性卵巢癌抑制作用及相关机制研究	谭步珍	南昌大学
81272470	微泡介导的细胞间 miRNA 传递在乳腺癌耐药形成中的作用及其机制研究	唐金梅	南京医科大学

附录1: 2013年关于肿瘤耐药研究的国家自然基金资助清单

续表

项目批准号	项目名称	项目负责人	依托单位
81272676	基于PDTT移植瘤的抗肿瘤血管生成靶向治疗弥漫性胃癌的研究	滕理送	浙江大学
21272082	二个具有逆转多药耐药功能的树脂糖苷的全合成及功能研究	万 谦	华中科技大学
81272601	HEY1负向调控miR-451参与化疗诱导的非小细胞肺癌上皮-间质转化表型形成的作用及分子机制	王朝霞	南京医科大学
81272597	CHOP依赖性内质网应激障碍介导的自噬-凋亡通路在肺癌多药耐药形成中的作用及机制	王海东	中国人民解放军第三军医大学
81201704	新型pH敏感靶向纳米载药体系与逆转恶性淋巴瘤多药耐药的机制研究	王 筠	南京医科大学
81202422	基于PI3K抑制的抗多药耐药肿瘤活性成分发现及作用机制研究	王姝麒	山东大学
81272922	ErbB3诱导ErbB2高表达乳腺癌病人泰素耐药的分子机理及其靶向治疗的研究	王水良	厦门大学
81202796	miR-20a与NF-κB反馈激活在胃癌化疗耐药中的机制研究	王同彬	南京医科大学
81273396	不同结构类型C21甾体类化合物逆转肿瘤多药耐药构效关系与作用机制研究	王 威	吉林省中医药科学院
81202081	UHRF1与耐药乳腺癌细胞侵袭转移相关性的研究	王文娟	复旦大学
81201715	藤黄酸激活泛素连接酶CHIP逆转ABCB1介导的上皮源性肿瘤多药耐药性研究	王 旭	上海交通大学
81202611	调控Wnt信号通路逆转脑胶质瘤干细胞耐药的作用机制研究	王亚菁	中国药科大学
21205036	带有分离肿瘤干细胞功能的纳米粒子对肿瘤MDR发生机制的研究	王 莺	南方医科大学
81201858	PBX1对p27Kip1和Hax-1的调节在多发性骨髓瘤细胞黏附所介导的耐药性(CAM-DR)中的意义	王橘婵	南通大学
81272860	靶向生物可降解高分子-铂(IV)/shEZH2纳米胶束治疗耐药性卵巢癌的研究	王泽华	华中科技大学

续表

项目批准号	项目名称	项目负责人	依托单位
81271682	125I 放射性粒子对多药耐药基因及相关蛋白在胰腺癌中的表达及作用机制研究	王忠敏	上海交通大学
81201711	MTORC1/2 激酶抑制剂通过上调 EGFR 表达介导胰腺癌耐药的新机制研究	魏 锋	吉林大学
81202556	新型汉防己甲素衍生物 H1 对耐 5-氟尿嘧啶肝癌的抗耐药作用及其机理研究	魏 宁	辽宁医学院
81260378	耐药性妇科肿瘤的治疗中光动力学疗法与多药耐药基因之间的相关性研究	文兰英	延边大学
81270046	具有逆转肿瘤细胞多药耐药性和诱导自噬双重作用的 β-咔啉类抗肿瘤剂的设计、合成及作用机理研究	吴建辉	首都医科大学
81272462	新型 IKKβ 抑制剂逆转 bFGF 诱导非小细胞肺癌耐药的作用、机制研究及其新药设计	吴建章	温州医学院
81202793	PTEN-PI3K/Akt 细胞信号通路与美罗华单抗耐药的关系和机制研究	吴晶晶	郑州大学
81260341	Nrf2 与乳腺癌耐药性的相关研究	吴向华	广西医科大学
81272890	JNK/P62 信号通路在耐药绒癌中的保护作用及其机制研究	向 阳	中国医学科学院北京协和医院
81202070	二甲双胍对孕激素耐药子宫内膜绒癌细胞作用机制的研究	谢 娅	郑州大学
81202549	乳酸脱氢酶 5(LDH-5)介导的肿瘤代谢异常在化疗耐药中的机制研究	谢作权	中国科学院上海药物研究所
81202420	樗白皮逆转 P-gp 介导肿瘤细胞多药耐药的物质基础研究	熊 娟	复旦大学
81202092	HCRP1 负调控 EGFR 在乳腺癌细胞增殖、迁移和耐药逆转中的作用及机制	徐嘉雯	山东大学
81272449	利用 TFD 策略研究影响胃癌阿霉素敏感性的关键转录因子亚群	徐 立	中国人民解放军第四军医大学
81273814	益气养肺法拮抗 bFGF 对肺癌微环境介导化疗耐药机制研究	徐 萌	暨南大学
81270601	CaMKIIγ 激酶调控慢性髓系白血病干细胞增殖和耐药分子机制的研究	徐荣臻	浙江大学

附录1：2013年关于肿瘤耐药研究的国家自然基金资助清单

续表

项目批准号	项目名称	项目负责人	依托单位
81202500	基于LC-MS/MS非标记定量法对大黄素抑制人慢性粒细胞白血病细胞耐药作用机制研究	严 方	中国药科大学
81260324	缝隙连接蛋白26调控EMT介导的非小细胞肺癌吉非替尼耐药及分子机制	阳 洁	广西医科大学
81272822	Nanog调节膀胱癌干细胞DNA损伤应答介导顺铂耐药的作用与机制研究	杨 劲	中国人民解放军第三军医大学
81202901	逆转P-gp介导的骨肉瘤细胞多药耐药性作用中药的筛选及其机制研究	杨 蕾	中国药科大学
81272476	多发性骨髓瘤化疗药物敏感基因的鉴定与作用机理研究	杨 林	苏州大学
81272184	δEF1诱发乳腺癌产生抗雌激素耐药的功能研究	杨 爽	南开大学
81272715	胰腺导管细胞癌miR-125a与吉西他滨敏感性的相关性研究	姚 婕	扬州大学
81201675	miR-199a抑制卵巢癌干细胞耐药性的分子机制研究	殷 刚	中南大学
81201734	PVT1在胰腺癌化疗耐药中的作用及分子机制研究	由 磊	中国医学科学院北京协和医院
81272693	化疗药物诱导的Notch-1及其配体表达上调在人胃癌细胞多药耐药中的作用和机制研究	于红刚	武汉大学
81201725	TGF-β通过miR-21和miR-181调控乳腺癌化疗耐药机制的研究	于 洋	天津医科大学
81273551	自噬抑制剂增强顺铂抗耐药性食管癌的作用及其机制研究	余 乐	南方医科大学
31200700	通过抑制表皮生长因子受体信号通路来防止克服黑色素瘤对BRAF抑制剂威罗菲尼的继发性耐药	余 玲	西南大学
81201904	EphA通过Wnt/β-catenin信号通路调控胃癌奥沙利铂耐药细胞EMT的发生从而影响其耐药机制研究	袁伟杰	中南大学
81272524	微管紊乱介导的信号通路在PUMA化疗增敏顺铂耐药卵巢癌细胞中的作用	袁 铸	四川大学
81273533	激素难治性前列腺癌耐药相关的炎症机制及小分子天然化合物的干预研究	苑辉卿	山东大学

续表

项目批准号	项目名称	项目负责人	依托单位
31270769	复合物结构研究指导抗肺癌 EGFR T790M 突变新药研发	云彩红	北京大学
81260383	ERK1/2-p16(INK4a)信号通路与子宫颈腺癌顺铂耐药的分子机制	曾四元	江西省妇幼保健院
81201730	Rac1b-Snail1 表达差异与上皮性卵巢癌顺铂获得性耐药的关系及机制研究	曾 勇	湖南省肿瘤医院
U1204815	内质网应激激活 PI3K 通路诱导肝癌细胞耐药的分子机制	瞿文龙	郑州大学
81272958	CDKL1 在内质网应激介导的口腔鳞状细胞癌 HCPT 耐药中的分子机制	张 彬	山东大学
81202004	肾癌新基因 PBRM1 的表达缺失在肾癌进展及抗血管新生药物耐药发生中的作用	张海梁	复旦大学
81202470	具有抗耐药与多靶点抗癌作用的多功能原位凝胶的基础研究	张 华	北京大学
81272518	基于泛素-蛋白酶体途径的 EGFR-TKIs 获得性耐药新机制及其逆转方法的实验研究	张 艰	中国人民解放军第四军医大学
81202055	EMT 诱导肿瘤干细胞特性参与卵巢癌耐药的机制研究	张丽瑞	西安交通大学
81202581	维生素 A 缺乏导致 P-糖蛋白和乳腺癌耐药蛋白功能和表达的改变及其对药物体内处置的影响	张璐璐	南京医科大学
81272484	miRNAs 在胰腺癌耐药调控网络中的作用机制研究	张太平	中国医学科学院北京协和医院
81201714	骨髓基质细胞分泌小分子物质促进白血病细胞谷胱甘肽代谢并抗凋亡和耐药的研究及白血病治疗新方案的探讨	张 婉	南昌大学
81272472	CDK2AP1 在 EGFR-TKI 诱导非小细胞肺癌获得性耐药中作用及其分子机制研究	张兴义	吉林大学
81201861	HMGB1 调节的自噬多对多发性骨髓瘤化疗耐药性的影响及机制研究	张幸鼎	苏州大学
81273463	cRGD 修饰性共转运抗肿瘤药物与 siRNA 自组装聚合物胶束递药系统的研究	张学农	苏州大学

附录 1：2013 年关于肿瘤耐药研究的国家自然基金资助清单

续表

项目批准号	项目名称	项目负责人	依托单位
81270036	Cbl-b/miR-103-107/caveolin-1 通路调节胃癌多药耐药的机制	张 晔	中国医科大学
81270630	CXCR4/miRNA 在高危 MDS/AML 骨髓微环境介导的细胞生长和耐药中的作用及机制研究	张翼旅	天津医科大学
81210108021	二甲双胍逆转子宫内膜癌孕激素耐药的机制	张箴波	上海交通大学
81201812	FGF-2 信号通路介导 EGFR-TKIs 快速获得性耐药的分子机制研究	赵 琼	浙江大学
81201878	突变 p53 及 Pgp 介导肝癌砷剂耐受的新推断与 Nutlin 靶向逆转耐药的实验研究	郑桐森	哈尔滨医科大学
81260592	P21WAF1/CIP1 去泛素化介导复方浙贝颗粒逆转大肠癌化疗耐药的机制研究	郑 智	江西省肿瘤医院
81202053	卵巢癌顺铂耐药相关长片段非编码 RNA 研究	郑智国	浙江省肿瘤医院
81272957	PTENp1 靶向 miRNAs 调控 PTEN 的机制及对口腔鳞癌增敏和化疗耐药的影响	郅克谦	西安交通大学
81202099	PTEN 启动子甲基化与乳腺癌他莫昔芬耐药的相关性及其分子机理研究	钟晓蓉	四川大学
81260388	苦参碱作用人乳腺癌细胞 AKt 靶基因逆转多药耐药的分子机制研究	周炳刚	宁夏回族自治区人民医院
81273469	"三位一体"式逆转肿瘤 MDR 智能靶向穿膜纳米递药系统的研究	周建平	中国药科大学
81260357	HGF/c-MET 信号通路与 EML4-ALK 阳性非小细胞肺癌获得性耐药的相互关系及其机制研究	周韶璋	广西壮族自治区肿瘤防治研究所
81272584	ALK 融合基因肺癌 Crizotinib 获得性耐药机制及其他酪氨酸激酶抑制剂对其作用的研究	周新民	中南大学
81260580	蟾酥逆转白血病多药耐药细胞 CEM/VCR 的作用及其机制研究	朱大诚	江西中医学院
81272681	结肠癌中 ATP5J 基因诱导化疗药物抵抗和细胞迁移能力增加的机制研究	朱洪波	浙江大学
81201733	p53 蛋白调节 mTOR 信号通路诱导胰腺癌吉西他滨耐药的机制研究	朱锦辉	浙江大学
81201705	miR-1271 低表达激活 IGF1R/IRS1 信号通路在胃癌细胞耐药中的机制研究	朱 伟	南京医科大学

附录 2：2014 年关于肿瘤耐药研究的国家自然基金资助清单

（按项目负责人姓氏拼音排序）

项目批准号	项目名称	项目负责人	依托单位
81328019	以 Bak1 为靶点增强紫杉醇介导的乳腺癌化疗疗效的实验研究	Ming Tan	中南大学
81372394	血清 miRNA 预测结直肠癌奥沙利铂耐药的价值及相关机制	巴一	天津医科大学
81302198	MicroRNA 调控人视网膜母细胞瘤肿瘤干细胞多药耐药性的机制研究	白淑玮	西安交通大学
81301977	miR-4496 多靶向调控乳腺癌细胞 BCRP 表达逆转乳腺癌耐药性的研究	白雪峰	中国医科大学
81301910	miR-494 通过靶向作用于 SCGN 调控小细胞肺癌化疗抗药性的研究	白义凤	南方医科大学
81372616	PMP22 蛋白通过促进肿瘤干细胞特性增强胃癌细胞耐药能力	蔡建春	厦门大学
81372670	Tristetraprolin 抑制细胞衰老相关分泌表型提高胃癌新辅助化疗敏感性的作用及机制研究	蔡清萍	中国人民解放军第二军医大学
31371380	E3 连接酶 Pirh2 在多发性骨髓瘤硼替佐米耐药中的作用及机制研究	蔡真	浙江大学
81372824	RPMT2 对乳腺癌细胞增殖和耐药的影响及机制研究	曹仁贤	南华大学
81372843	YM155 在逆转三阴性乳腺癌多药耐药中的作用及分子机制	曹旭晨	天津医科大学
81370673	血小板靶向载药系统的研制及其抗白血病效应的研究	陈宝安	东南大学
81330056	肺腺癌肿瘤异质性在 EGFR-TKI 耐药中的作用和机制研究	陈海泉	复旦大学
81373647	益气小复方对三阴性乳腺癌 MDR 的逆转及机制探讨	陈红凤	上海中医药大学

附录 2:2014 年关于肿瘤耐药研究的国家自然基金资助清单

续表

项目批准号	项目名称	项目负责人	依托单位
81302363	Cetuximab 介导、共载 siRNA-Ras 和顺铂的纳米药物制备及其对单抗耐药性鼻咽癌的治疗研究	陈怀文	中国人民解放军第二军医大学
81301892	HMGB1 介导的自噬调控非小细胞肺癌吉非替尼获得性耐药及分子机制	陈建	浙江大学
81301896	瘦素参与降低 ERα 阳性乳腺癌对他莫西芬敏感性的机制研究	陈晓峰	南京医科大学
81302140	Bmi-1 通过 miR-27a 调控 PKIP 促进胃癌 EMT 和化疗耐药的机制研究	陈茵婷	中山大学
81301246	用核医学分子影像技术研究乏氧相关的乳腺癌内分泌继发耐药	程竞仪	复旦大学
81372789	TRP14/Beclin1/自噬通路在调控卵巢癌对紫杉醇敏感性中的作用	程晓东	浙江大学
81302042	microRNA-222/221 通过抑制凋亡和活化肿瘤干细胞介导多发性骨髓瘤耐药	褚章波	华中科技大学
81372493	高精度腹腔热灌注化疗上调 miR-218 逆转胃癌多药耐药的作用及分子机制	崔书中	广州医科大学
81330063	食管鳞癌异质性及耐药机制的多组学贯穿分析研究	崔永萍	山西医科大学
81301952	熔瘤腺病毒调控 MGMT 表达对葡萄膜黑色素瘤化疗敏感性影响的实验研究	寸碧芸	昆明医科大学
81301505	EGFR-T790M 突变调控的 miRNA 在非小细胞型肺癌 TKIs 获得性耐药中的作用及其机制研究	邓豫	华中科技大学
81302022	Derlin-1 介导非小细胞肺癌 FGFR-TKI 耐药的分子机制研究	董千泽	中国医科大学
81373281	设计、合成具有 HDAC 和 Bcl-2 双重抑制作用的新型抗肿瘤药物	方浩	山东大学
81302353	EIF5A2 基因在口腔鳞状细胞癌化疗耐药中的作用及机制研究	方亮	浙江大学
81360501	调控 HO-1 表达对肿瘤耐药的逆转作用及机理研究	方翠	贵阳医学
81373354	治疗多药耐药肿瘤的基质金属蛋白酶触发释放胶束递药系统构建及作用研究	方晓玲	复旦大学
81301913	E2F3b/miR-200b 负调控通路参与调控人肺腺癌细胞化疗耐药的分子机制研究	封冰	中国人民解放军南京军区南京总医院

续表

项目批准号	项目名称	项目负责人	依托单位
81373332	基于肿瘤微环境调控的功能转换型杂化多肽聚电解质刷载 MDR1siRNA 逆转结直肠癌多药耐药性的传递机制研究	冯敏	中山大学
81372588	HER2/XAF1/MTA1 信号通路调控失衡参与胃癌曲妥珠单抗原发耐药的机制研究	付海东	中国人民解放军南京军区南京总医院
81301895	EHD2 沉默介导多效应耐药逆转的肿瘤生物学研究	付欣	天津医科大学
81372856	乳腺癌耐药相关 miRNA 及其调节靶点的研究	高鹏	山东大学
81372696	内质网应激蛋白 ATF4 调控自噬在人胶质瘤细胞替奈唑胺耐药性中的作用及机制	高宇飞	吉林大学
81361140343	用于肿瘤治疗的多功能肽类树状小分子药物、基因纳米载药系统的研究	顾忠伟	四川大学
81372508	长链非编码 RNA HOTTIP 参与小细胞肺癌耐药的分子机制研究	郭琳琅	南方医科大学
81372279	膀胱癌中 miR-145 下调促进 EMT 发生和肿瘤耐药性的机制	郭鹏	西安交通大学
81330061	淋巴瘤细胞异质性及靶向治疗耐药机制研究	郭亚军	中国人民解放军第二军医大学
81373346	靶向线粒体的多功能聚合物胶束克服肿瘤耐药性的研究	韩旻	浙江大学
81373346	非小细胞肺癌 EGFR-TKI 类靶向药物新的耐药相关基因的作用和分子机制研究	韩晓红	中国医学科学院肿瘤医院
81372802	CD44＋CD117＋卵巢癌细胞内 PIK3CA/NF-κB/STAT3 信号传导通路的异常激活对卵巢癌患者化疗反应的预测及机制探索	韩志强	华中科技大学
81302264	Reptin 在逆转卵巢癌紫杉醇化疗耐药中的作用及相关机制	郝星	华中科技大学
31371317	微小 RNA 表达的甲基化调控对瞬时受体电位通道 C5 介导的肿瘤多药耐药的影响机制研究	何冬旭	江南大学
81310108015	FAPα 阳性骨髓基质细胞在骨髓瘤细胞耐药过程中作用的研究	贺静松	浙江大学

附录2：2014年关于肿瘤耐药研究的国家自然基金资助清单

续表

项目批准号	项目名称	项目负责人	依托单位
81302729	肿瘤微环境响应的细胞内、细胞核双重定位共转运系统的研究	何黎黎	西南民族大学
81372537	Numblike对β1整合素的调节作用在非霍奇金淋巴瘤细胞黏附介导的耐药（CAM-DR）中的意义	何松	南通大学
81300431	shRNA干扰新型肿瘤抗原Eps8对白血病TKIs耐药逆转作用及其机制研究	贺艳杰	南方医科大学
81302007	RET融合基因在非小细胞肺癌中的获得性耐药模型与机制研究	胡海川	复旦大学
81372258	补体膜调控蛋白参与肿瘤抗体治疗耐药的分子机制	胡维国	复旦大学
81372846	三阴性乳腺癌微生态系统中GRP78在抗血管生成药物耐药中的作用和机制	胡夕春	复旦大学
81301303	新型多功能紫杉醇pluronic/PEG-PHIS混合胶束的构建及其逆转多药耐药的机制研究	宦梦蕾	中国人民解放军第四军医大学
81302338	Micro-RNA-30a通过自噬相关信号通路调控骨肉瘤耐药的分子机制研究	黄俊	中南大学
81372499	顺铂诱导的CNTN-1表达增加在人小细胞肺癌获得性多药耐药中的作用机制研究	戢福云	中国人民解放军第三军医大学
81370662	骨髓基质细胞DNA损伤介导AML耐药的机制研究	纪春岩	山东大学
81302265	BNIP3介导的铂类所致DNA损伤后促凋亡作用与卵巢癌耐药机制的研究	贾静辉	华中科技大学
81372899	以miRNA-768-3p为靶点增强鼻咽癌细胞对顺铂诱导凋亡的敏感性	蒋琛琛	蚌埠医学院
81302288	氟维司群逆转雌激素受体阴性乳腺癌多药耐药及机制研究	蒋东海	浙江大学
81372517	PIM-1信号通路在非小细胞肺癌EGFR-TKI获得性耐药中的作用及其分子机制	蒋日成	天津医科大学
81301899	P55PIK特异性抑制剂N24在胃肠道间质瘤耐药中的作用及机制研究	来森艳	华中科技大学
81372579	MRP1/ABCC基因3'UTR单核苷酸多态性介导miRNA对原发性肝癌多药耐药性的影响	雷小勇	南华大学

续表

项目批准号	项目名称	项目负责人	依托单位
81301883	UGT1 促进 P-gp 糖基化参与调节胃癌多药耐药	李凯	中国人民解放军第四军医大学
81302277	CFL1 基因 Ser3 位点磷酸化通路参与调控卵巢癌紫杉醇耐药的机制研究	李旻	卫生部北京医院
81301912	NRG1/HER3 通路激活致乳腺癌曲妥单抗原发耐药的分子机制	李翠	首都医科大学
81301886	盐霉素抑制胃癌血管生成与增强化疗敏感性的作用及机制研究	李涛	宁夏医科大学
81302012	长链非编码 RNA MEG3 调控 C-MET 在非小细胞肺癌 EGFR-TKI 耐药中的作用机制研究	李薇	南京医科大学
81302282	新 ERCC1 剪切变异体在卵巢癌化疗耐药和肿瘤发生过程中的作用及其机制研究	李炜玲	大连医科大学
81372386	PIK3CA 突变导致三阴性乳腺癌对化疗耐药的机理研究	李席如	中国人民解放军总医院
81372720	胶质瘤间质星形细胞介导肿瘤耐药性产生及其机制的研究	李新钢	山东大学
81372580	ZNF139-miR-185-MRP1 通路调控胃癌细胞多药耐药形成的机制	李勇	河北医科大学
81302078	miR-181a 在胃癌自噬及其顺铂耐药中的作用机制研究	林泳	广州医科大学
81372755	Jagged1/Notch1 信号活化介导的肾癌干细胞样表型促进舒尼替尼耐药的分子机制及克服策略研究	林宗明	复旦大学
81372503	Ion Torrent 多基因平行测序技术筛选及鉴定肺腺癌主要的 EGFR-TKI 耐药驱动变异基因	刘德若	中日友好医院
81372853	Her2 阳性和 PIK3CA 突变共存型乳腺癌分子靶向治疗机制的研究	刘丕旭	大连医科大学
81302344	靶向沉默蛋白激酶 CDK11 治疗耐药骨肉瘤的机制研究	刘先哲	华中科技大学
81301884	肺癌干细胞通过上调 Stat3 介导 mTOR 抑制剂耐药的机制研究	刘艳	中国人民解放军第四军医大学
81360483	抗肿瘤多药耐药的胞内 pH 触发式多级靶向聚合物胶束的研究	刘艳华	宁夏医科大学

附录2:2014年关于肿瘤耐药研究的国家自然基金资助清单

续表

项目批准号	项目名称	项目负责人	依托单位
81370594	上调白血病骨髓基质细胞与耐药白血病细胞间GJIC功能逆转白血病细胞耐药的作用及机制研究	刘耀	中国人民解放军第三军医大学
81372546	Exosomes介导的细胞间信息传递诱导肠癌细胞对抗EGFR单克隆抗体耐药的机制研究	刘云鹏	中国药科大学
81372397	长链非编码RNA MEG3抑制NSCLC顺铂耐药机制研究	卢凯华	南京医科大学
81302018	肺癌干细胞的体内可视化观察及其基于ABCG2特异性多肽的化疗耐药逆转研究	罗弋	重庆医科大学
81373343	抗乳腺癌异质性耐药靶向载药脂质体及其效应和机制研究	吕万良	北京大学
81360351	miR-125调控非小细胞肺癌细胞RAB-25-PI3K/AKT通路在NSCLC-TKIs耐药中的作用研究	马虎	遵义医学院
81302202	CHOP调控糖酵解逆转脑胶质瘤替莫唑胺耐药的机制研究	马健	泰山医学院
81374019	苯丙素苷化合物通过mTOR信号通路逆转大肠癌多药耐药的分子机制	马强	中国人民解放军兰州军区兰州总医院
81372471	溶瘤新城疫病毒通过自噬效应杀伤耐药肺癌细胞的分子机制及应用	孟松树	大连医科大学
81302016	miR-137调控AMPK/自噬通路在非小细胞肺癌顺铂耐药中的作用及机制研究	闵凌峰	扬州大学
81360404	青蒿琥酯对化疗耐受性涎腺腺样囊腺瘤作用的生物学效应及生物信息学研究	农晓琳	广西医科大学
81373819	片仔癀调控miRNA逆转大肠癌多药耐药的作用机制研究	彭军	福建中医药大学
81370632	LATS2低表达活化Wnt/β-catenin信号通路在慢性淋巴细胞白血病耐药中的机制研究	邱录贵	中国医学科学院
81302137	TTLL在缺氧/酸中毒微环境下对食管鳞癌耐药逆转的作用及机制研究	邱阳	中国人民解放军第三军医大学
81303114	内质网应激介导刺芒柄花素逆转结肠癌耐药机制的研究	阮善明	浙江中医药大学

续表

项目批准号	项目名称	项目负责人	依托单位
31300789	基于碳酸氢钠酸触发反应的 pH 响应聚合物纳米粒的构建及其克服肿瘤多药耐药研究	盛燕	烟台大学
81372391	Trip13 调控骨髓瘤细胞增殖和耐药的分子网络解析	施菊妹	同济大学
81301914	MiR-200b 靶向 Atg12 调控自噬并参与人肺腺癌多药耐药表型形成的机制研究	宋海珠	中国人民解放军南京军区南京总医院
81302347	LPAATβ 在骨肉瘤顺铂耐药中的作用及机制研究	宋磊	中国人民解放军第三军医大学
81372613	长链非编码 RNA 在二氢青蒿素逆转胰腺癌化疗耐药中的作用及其机制研究	孙备	哈尔滨医科大学
81301897	远端调控元件 mbr 协同激活 BECN1 和 Bcl-2 基因转录在乳腺癌紫杉醇耐药形成中的作用	孙鸢	南京医科大学
81360340	自噬与乳腺癌对表阿霉素耐药及其分子机制的实验研究	孙蔚亮	广西医科大学
31300284	小叶莲抗肿瘤多药耐药药效物质基础及其机制研究	孙彦君	河南中医学院
21374098	逆转肿瘤多药耐药的"双联"药物输送体系	汤谷平	浙江大学
81360367	microRNA-101 靶向调控 EZH2 在肝癌化疗耐药中的作用及机制研究	唐博	桂林医学院
21305051	基于囊泡内药物代谢途径发现的肿瘤多药耐药机制研究	唐春雷	江南大学
81302705	多功能维生素 E 衍生物纳米乳:共传递线粒体靶点药物和克服肿瘤多药耐药	唐景玲	哈尔滨医科大学
81302315	基于化疗压力下乳腺癌细胞亚群生长规律的乳腺癌化疗耐药时机制预测模型研究	唐鹏	中国人民解放军第三军医大学
21302007	抗癌增敏剂及抗耐药剂——非 ATP 竞争性细胞周期检查点蛋白激酶(CHK1)选择性抑制剂的设计、合成及活性评估	田超	北京大学

附录2:2014年关于肿瘤耐药研究的国家自然基金资助清单

续表

项目批准号	项目名称	项目负责人	依托单位
81301909	PTENP1作为ceRNA调控PTEN表达及街道肝癌EGFR抑制剂耐药的机制研究	田涛	西安交通大学
81302341	间充质干细胞通过IL-6/STAT3和Notch通路协同作用促进骨肉瘤化疗耐药的机制研究	涂兵	上海交通大学
81302788	盐霉素通过Wnt/β-catenin信号通路增强5-氟尿嘧啶对肝癌干细胞敏感性的机制研究	王凡	同济大学
81372855	ERLIN2促进乳腺癌细胞生长剂调控Herceptin耐药性的分子机制研究	王国慧	郑州大学
81302188	CCNG2参与调控胶质瘤细胞对替莫唑胺敏感性的分子机制	王君玉	中国人民解放军第二军医大学
81301918	金丝桃苷逆转长春新碱诱导的人结直肠癌细胞多药耐药及其分子机制	王丽敏	佳木斯大学
81372380	双氢青蒿素抗结直肠癌及逆转5-FU耐药的分子机制	王瓯晨	温州医学院
81360341	新的潜在卵巢癌耐药信号转导途径上游分子A2M和CRABP2调控铂类耐药机制研究	王琪	广西医科大学
51303133	高载药量环境双重敏感大分子前药自组装囊泡的制备及抗药性能研究	王晓娟	天津医科大学
81303273	瑞香狼毒抗肿瘤多药耐药的作用及机制研究	王娅杰	中国中医科学院中药研究所
81301882	MiR-34a/AXL介导非小细胞肺癌EGFR-TKI获得性耐药的分子机制	王永生	南京大学
31300637	TBKI通过调控ERα信号传导途径参与乳腺癌内分泌耐药的分子机制研究	魏从文	中国人民解放军军事医学科学院
81302031	Gnt-V参与小细胞肺癌化疗诱导的耐药对放射抵抗性影响的机制研究	魏婷	南方医科大学
81301898	LINI00115调控miR-34c在胃癌细胞耐药中的作用机制研究	吴昊	南京医科大学
81301985	pH响应型细胞核靶向纳米载药系统的构建及其逆转肿瘤多药耐药的研究	吴静	天津市第三中心医院
81372806	Ubiquitin B在逆转卵巢癌化疗耐药中的作用及机制研究	吴鹏	华中科技大学
81372374	肝癌相关成纤维细胞促进肝癌化疗耐药的分子机制	吴祥元	中山大学

续表

项目批准号	项目名称	项目负责人	依托单位
81301927	放射治疗减少、延缓T790M介导的EGFR-TKI获得性耐药的分子机制研究	夏冰	南京医科大学
81302326	AT1R拮抗剂ARB逆转HER2+乳腺癌细胞曲妥株单抗耐药及分子机制研究	谢国柱	南方医科大学
81302306	miR-760影响乳腺癌化疗耐药性转变的机制研究	谢晖	南京医科大学
31360251	联合阻断hREV3与hMMS2表达对药物抑癌及细胞耐药逆转影响的研究	徐方	宁夏医科大学
81302280	CRT/ERp57复合体膜转位在子宫内膜癌细胞耐药机制中的作用及临床意义	徐沁	福建省肿瘤医院
81372793	从影响内质网-线粒体交互作用的角度探讨抗凋亡蛋白Bcl-2在卵巢癌耐药机制中的作用	徐冶	吉林医药学院
81372749	STAT/AKT/NF-κB串话调控前列腺癌细胞化疗耐药通路的机制研究	许青	同济大学
81372478	二甲双胍逆转乳腺癌HER2/ER信号交联所致耐药的作用及分子机制	薛妍	中国人民解放军第四军医大学
81300399	非经典Wnt信号在骨髓微环境诱导耐药中的作用及机制研究	闫志凌	徐州医学院
21304099	两性离子类脂质药物载体改善肿瘤耐药性的研究	阳俊	中国科学院过程工程研究所
81302316	JAK2/STATSA通过上调IBP表达促进乳腺癌化学治疗耐药的分子机制研究	杨明珍	中国人民解放军第三军医大学
81372399	Sorcin与Stathmin相互作用及其在胃癌多药耐药机制中的研究	杨铁轩	重庆医科大学
81372605	Hedgehog信号通路调控BRG1表达在胰腺癌细胞干细胞化及化疗耐药中的机制研究	杨尹默	北京大学
81372782	阳离子纳米胶束介导化疗药物/siRNA靶向治疗耐药宫颈癌的实验研究	尹东锋	中国人民解放军兰州军区乌鲁木齐总医院
81302283	抑癌基因SPARCL1的表达调控机制及其与互作基因在卵巢癌铂类耐药细胞中的功能研究	尹富强	广西医科大学

附录2:2014年关于肿瘤耐药研究的国家自然基金资助清单

续表

项目批准号	项目名称	项目负责人	依托单位
81302712	基于pH-还原双响应性聚(β-氨基酯)共聚物的多功能纳米粒改善多药耐药肿瘤治疗效果研究	尹琦	中国科学院上海药物研究所
81372486	miRNA-141靶向通过NF-KB信号通路参与的自噬在卵巢癌耐药中作用机制的研究	英焕春	中国医科大学
81372619	FoxO3对Nrf2转录活性的调控及其在胆管癌耐药中的分子机制	尤涵	厦门大学
81302709	IF7多肽介导隐形纳米粒节拍式化疗逆转肿瘤多药耐药	於得红	上海交通大学
81302800	基于ERα和HER2的双靶点抑制剂TPDs逆转乳腺癌耐药作用及机制研究	展颖转	西安交通大学
81360384	自噬抑制剂羟氯喹对铂耐药卵巢癌化疗敏感性的影响及作用机制研究	张洁	云南省第一人民医院
81300435	hnRNPK调控细胞自噬相关分子参与髓系白血病耐药机制研究	张进芳	广东省人民医院
81372532	ALK阳性的间变大细胞淋巴瘤对克唑替尼的耐药机理及逆转研究	张敬东	中国医科大学
81301919	DVL在热休克蛋白介导的肿瘤化疗耐药中的关键作用及其干预策略	张坤	成都医学院
81372502	TAZ调控AXL激活在肺癌EGFR-TKI非经典型获得性耐药中的作用及其机制研究	张力	中山大学
81301990	SGC-1——NSCLC通过CIN介导紫杉醇耐药的新靶点	张宁	中国人民解放军第四军医大学
81372839	基质中成纤维细胞在乳腺癌内分泌耐药中的作用及机制	张清媛	哈尔滨医科大学
81302356	TGF-β-Smad3-Jagged1信号通路调控EMT介导舌鳞癌化疗耐药机制的研究	张同韩	中山市人民医院
81301915	新型HER3中和抗体逆转胃癌细胞曲妥单抗耐药的机制研究	张小田	北京市肿瘤防治研究所
51373177	兼具高效区分包载、程序可控释放功能的药物输递系统改善肿瘤耐药性的研究	张欣	中国科学院过程工程研究所

续表

项目批准号	项目名称	项目负责人	依托单位
81373659	片仔癀干预骨肉瘤干细胞 ABC 转运蛋白及 P13K/AKt 信号通路逆转耐药的机制研究	张燕	福建中医药大学
81302243	Ref-1 介导的 MAPK 信号通路参与卵巢癌铂类耐药的机制研究	张颖	中国人民解放军第四军医大学
81370074	GIoI 基因 DNA 羟甲基化调控介导二甲双胍逆转子宫内膜癌孕激素耐药的分子机制	张箴波	上海交通大学
81302291	SRGN 在乳腺癌化疗耐药中的作用及机制研究	张志杰	广州医科大学
81301885	miR-23b 调控胃癌多药耐药的功能与机制研究	张志勇	中国人民解放军第四军医大学
81303125	小柴胡汤调控 miR-122 逆转肝癌多药耐药的作用机制	赵锦燕	福建中医药大学
81302009	PA-MSHA 诱导干扰肺腺癌细胞 Wnt/β-catenin 和 EGFR 交叉通路与逆转 EGFR-TKI 耐药的相关性研究	赵欣旻	复旦大学
81301991	miR181b 靶向调控 ABC3 介导非小细胞肺癌耐药机制研究	赵艳滨	哈尔滨医科大学
81372660	自噬抑制剂通过调控 TPEN-PI3K/AKT/mTOR 信号通路逆转胃肠道间质瘤伊马替尼耐药的实验研究	郑松	南京医科大学
81372285	肺腺癌分子靶向治疗不同继发耐药模式的肿瘤异质性机制	钟文昭	广东省人民医院
81372392	LncRNAs 在非小细胞肺癌 EGFR-TKIs 耐药中的作用及分子机制	周彩存	同济大学
81372474	抑制 PREX2 逆转胃肠道间质瘤岁酪氨酸激酶抑制剂耐药的研究	周志伟	中山大学
51303120	可去 PEG 屏蔽的还原敏感型化疗药物与 siRNA 的共运输纳米载体的构建及评价	朱彩虹	苏州大学
81302164	ATF5 活化转录 STAT3 的分子机制及其在介导胃癌多药耐药中的作用	朱鸿武	广州军区广州总医院
81373862	miR-200c 通过 JNK 信号通路调控大肠癌多药耐药及左进丸对其作用的研究	朱惠蓉	上海中医药大学
81300379	TIGAR 基因调控 BCR-ABL 阳性白血病细胞耐药的机制研究	朱丽	南京医科大学

附录3：常用的肿瘤耐药细胞株及提供单位

白血病耐药细胞株：
人慢性髓系白血病耐药细胞株 K562/A02：中国医学科学院血液学研究所
人慢性髓系白血病耐药细胞株 K562/ADM：中国医学科学院血液学研究所
人慢性髓系白血病耐药细胞株 K562/VCR：河南省肿瘤医院
人慢性髓系白血病耐药细胞株 K562/D：中国医科大学附属第一医院肿瘤科
人慢性髓系白血病耐药细胞株 K562/DOX：华中科技大学同济医学院附属协和医院血液病研究所
人急性粒细胞白血病耐药细胞株 HL60/ADR：中国医学科学院血液学研究所
人急性粒细胞白血病耐药细胞株 HL60/VCR：中山大学第二附属医院
人急性粒细胞白血病耐药细胞株 HL60/HT：北京师范大学

肺癌耐药细胞株：
人肺腺癌耐药细胞株 A549/cDDP：吉林省人民医院
人肺腺癌耐药细胞株 A549/R：第三军医大学
人肺癌耐药细胞株 H460/5-FU：浙江理工大学生命科学学院
人肺癌耐药细胞株 HTB-56/DDP：苏州大学医学院细胞工程实验室
人肺腺癌耐药细胞株 SPCA-1/ADM：上海交通大学医学院
人肺腺癌耐药细胞株 SPCA-1/DDP：上海交通大学医学院
人肺腺癌耐药细胞株 SPCA-1/MMC：上海交通大学医学院
人肺腺癌耐药细胞株 SPCA-1/NVB：中国科学院上海细胞生物研究所
人肺腺癌耐药细胞株 SPCA-1/VDS：上海交通大学医学院

乳腺癌耐药细胞株：
人乳腺癌耐药细胞株 MCF-7/ADR：中国医学科学院天津血液病研究所
人乳腺癌耐药细胞株 MCF-7/ADR：中国科学院上海药物研究所
人乳腺癌耐药细胞株 MCF-7/Docetaxel：河南省人民医院
人乳腺癌耐药细胞株 MCF-7/MIT：美国典型培养物保藏中心

胰腺癌耐药细胞株：
人胰腺癌耐药细胞株株 SW1990/ADM：中国医学科学院北京协和医院基本外科
人胰腺癌耐药细胞株 SW1990/FU：中国医学科学院北京协和医院基本外科
人胰腺癌耐药细胞株 SW1990/GEM：中国医学科学院北京协和医学院肿瘤研究所。

卵巢癌耐药细胞株：
人卵巢癌耐药细胞株 3AO/cDDP：山东大学齐鲁医院
人卵巢癌耐药细胞株 A2780/ADM：广西肿瘤防治研究所
人卵巢癌耐药细胞株 A2780/Taxol：华中科技大学同济医学院
人卵巢癌耐药细胞株 COC1/DDP：中国典型培养保藏中心；中国医学科学院细胞中心
人卵巢癌耐药细胞株 CAOV3/DDP：中国医学科学院细胞中心
人卵巢癌耐药细胞株 SKOV3/ADM：重庆医科大学
人卵巢癌耐药细胞株 SKOV3/DDP：北京肿瘤研究所
人卵巢癌耐药细胞株 SKOV3/Taxol：北京世纪坛医院

绒毛膜癌耐药细胞株：
人绒毛膜癌耐药细胞株 JAR/VP16：南京医科大学生殖医学实验室
人绒毛膜癌耐药细胞株 JAR/MTX：浙江大学医学院

淋巴瘤耐药细胞株：
人淋巴瘤耐药细胞株 HT/CTX：武汉大学中南医院

大肠癌耐药细胞株：
人结肠癌耐药细胞株 LoVo/ADR：美国 ATCC

附录 4：肿瘤与血液学相关杂志

（附 2012 年影响因子）

肿瘤学领域(IF＞3.0)：

1. 《A CANCER JOURNAL FOR CLINICIANS》CANCER J CLIN；IF：153.459
   http：//www.cacancerjournal.com/view/0/index.html
2. 《NATURE REVIEWS CANCER》NAT REV CANCER；IF：35
   http：//www.nature.com/nrc/index.html
3. 《LANCET ONCOLOGY》LANCET ONCOL；IF：25.117
   http：//www.thelancet.com/journals/lanonc/onlinefirst
4. 《CANCER CELL》CANCER CELL；IF：24.755
   http：//www.cell.com/cancer-cell/home
5. 《JOURNAL OF CLINICAL ONCOLOGY》J CLIN ONCOL；IF：18.038
   http：//jco.ascopubs.org/
6. 《Nature Reviews Clinical Oncology》NAT REV CLIN ONCOL；IF：15.031
   http：//www.nature.com/nrclinonc/index.html
7. 《JOURNAL OF THE NATIONAL CANCER INSTITUTE》J NATL CANCER I；IF：14.336
   http：//jnci.oxfordjournals.org/
8. 《BIOCHIMICA ET BIOPHYSICA ACTA-REVIEWS ON CANCER》BBA-REV CANCER；IF：9.033
   http：//www.elsevier.com/wps/find/journaldescription.cws_home/506072/description
9. 《Nature Clinical Practice Oncology》NAT CLIN PRACT ONCOL；IF：8.676
   http：//www.nature.com/nrclinonc/index.html
10. 《CANCER RESEARCH》CANCER RES；IF：8.65
    http：//cancerres.aacrjournals.org/
11. 《CLINICAL CANCER RESEARCH》CLIN CANCER RES；IF：7.837
    http：//clincancerres.aacrjournals.org/
12. 《CANCER AND METASTASIS REVIEWS》CANCER METAST REV；IF：7.787
    http：//www.springerlink.com/content/0167-7659
13. 《SEMINARS IN CANCER BIOLOGY》SEMIN CANCER BIOL；IF：7.436
    http：//www.elsevier.com/wps/find/journaldescription.cws_home/622943/description#description
14. 《ANNALS OF ONCOLOGY》ANN ONCOL；IF：7.384

http://annonc.oxfordjournals.org/content/current

15. 《ONCOGENE》ONCOGENE；IF：7.357

    http://www.nature.com/onc/index.html

16. 《ADVANCES IN CANCRE RESEARCH》ADV CANCER RES；IF：6.351

    http://www.elsevier.com/wps/find/bookdescription.cws_home/BS_0066/description#description

17. 《INTERNATIONAL JOURNAL OF CANCER》INT J CANCER；IF：6.198

    http://onlinelibrary.wiley.com/journal/10.1002/(ISSN)1097-0215

18. 《CANCER TREATMENT REVIEWS》CANCCER TREAT REV；IF：6.024

    http://www.cancertreatmentreviews.com/

19. 《BREAST CANCER RESEARCH》BREAST CANCER RES；IF：5.872

    http://breast-cancer-research.com/

20. 《CARCINOGENESIS》CARCINOGENESIS；IF：5.635

    http://carcin.oxfordjournals.org/

21. 《MOLECULAR CANCER THERAPEUTICS》MOL CANCER THER；IF：5.599

    http://mct.aacrjournals.org/

22. 《NEOPLASIA》NEOPLASIA；IF：5.47

    http://www.neoplasia.com/

23. 《CANCER CYTOPATHOLOGY》CANCER CYTOPATHOL；IF：5.201

    http://onlinelibrary.wiley.com/journal/10.1002/(ISSN)1934-6638

24. 《BRITISH JOURNAL OF CANCER》BRIT J CANCER；IF：5.082

    http://www.nature.com/bjc/index.html

25. 《EUROPEAN JOURNAL OF CANCER》EUR J CANCER；IF：5.061

    http://www.ejcancer.info/

26. 《BREAST CANCER RESEARCH AND TREATMENT》BREAST CANCER RES TR；IF：4.469

    http://link.springer.com/journal/10549

27. 《SEMINARS IN ONCOLOGY》SEMIN ONCOL；IF：4.327

    http://www.seminoncol.org/home

28. 《CANCER LETTERS》CANCER LETT；IF：4.258

    http://www.elsevier.com/wps/find/journaldescription.cws_home/506050/description#description

29. 《ONCOLOGIST》ONCOLOGIST；IF：4.095

    http://theoncologist.alphamedpress.org/

30. 《CURRENT OPINION IN ONCOLOGY》CURR OPIN ONCOL；IF：4.027

    http://journals.lww.com/co-oncology/pages/default.aspx

31. 《CURRENT CANCER DRUG TARGET》CURR CANCER DRUG TAR；IF：4

    http://www.chemweb.com/journals/journals?type=journal&jid=15680096

32. 《CANCER JOURNAL》CANCER J；IF：3.662
    http：//journals.lww.com/journalppo/pages/default.aspx
33. 《CANCER SCIENCE》CANCER SCI；IF：3.479
    http：//onlinelibrary.wiley.com/journal/10.1111/(ISSN)1349-7006
34. 《CLINICAL & EXPERIMENTAL METASTASIS》CLIN EXP METASTAS；IF：3.46
    http：//www.springerlink.com/content/0262-0898
35. 《BMC CANCER》BMC CANCER；IF：3.333
    http：//www.biomedcentral.com/bmccancer/
36. 《CANCER BIOLOGY & THERAPY》CANCER BIOL THER；IF：3.287
    http：//www.landesbioscience.com/journals/cbt/
37. 《ONCOLOGY-NEW YORK》ONCOLOGY-NY；IF：3.188
38. 《JOURNAL OF EXPERIMENTAL & CLINICAL CANCER RESEARCH》J EXP CLIN CANC RES；IF：3.066
    http：//www.jeccr.com/

血液学领域(IF＞3.0)：

1. 《LEUKAMIA》LEUKEMIA；IF：10.164
   http：//www.nature.com/leu/index.html
2. 《BLOOD》BLOOD；IF：9.06
   http：//bloodjournal.hematologylibrary.org/
3. 《THROMBOSIS AND HAEMOSTASIS》THROMB HAEMOSTASIS；IF：6.094
   http：//www.schattauer.de/en/magazine/subject-areas/journals-a-z/thrombosis-and-haemostasis.html
4. 《JOURNAL OF THROMBOSIS AND HAEMOSTASIS》J THROMB HAEMOST；IF：6.081
   http：//onlinelibrary.wiley.com/journal/10.1111/(ISSN)1538-7836
5. 《BLOOD REVIEWS》BLOOD REV；IF：6
   http：//www.elsevier.com/wps/find/journaldescription.cws_home/623009/description#description
6. 《HAEMATOLOGICA》HAEMATOLOGICA；IF：5.935
   http：//www.haematologica.org/
7. 《BRITISH JOURNAL OF HAEMATOLOGY》BRIT HAEMATOL；IF：4.942
   http：//onlinelibrary.wiley.com/journal/10.1111/(ISSN)1365-2141
8. 《STEM CELLS AND DEVELOPMENT》STEM CELLS DEV；IF：4.67
   http：//www.liebertpub.com/products/product.aspx?pid=125
9. 《CRITICAL REVIEWS IN COCOLOGY HEMATOLOGY》CRIT REV ONCOL HEMAT；IF：4.637
   http：//www.elsevier.com/wps/find/journaldescription.cws_home/522345/description#de-

scription

10. 《JOURNAL OF LEUKOCYTE BIOLOGY》J LEUKOCYTE BIOL；IF：4.568
    http://www.jleukbio.org/
11. 《SEMINARS IN THROMBOSIS AND HEMOSTASIS》SEMIN THROMB HEMOST；IF：4.216
    http://www.thieme.com/index.php?page=shop.product_details&flypage=flypage.tpl&product_id=907&category_id=90&option=com_virtuemart&Itemid=53
12. 《CURRENT OPINION IN HEMATOLOGY》CURR OPIN HEMATOL；IF：4.111
    http://journals.lww.com/co-hematology/pages/currenttoc.aspx
13. 《AMERICAN JOURNAL OF HEMATOLOGY》AM J HEMATOL；IF：4.003
    http://onlinelibrary.wiley.com/journal/10.1002/(ISSN)1096-8652
14. 《BIOLOGY OF BLOOD AND MARROW TRANSPLANTATION》BIOL BLOOD MARROW TR；IF：3.94
    http://www.elsevier.com/wps/find/journaldescription.cws_home/670590/description#description
15. 《TRANSFUSION MEDICINE REVIEWS》TRANSFUS MED REV；IF：3.759
    http://www.elsevier.com/wps/find/journaldescription.cws_home/623385/description#description
16. 《BONE MARROW TRANSPLANTATION》BONE MARROW TRANSPL；IF：3.541
    http://www.nature.com/bmt/index.html
17. 《TRANSFUSION》TRANSFUSION；IF：3.526
    http://onlinelibrary.wiley.com/journal/10.1111/(ISSN)1537-2995
18. 《SEMINNARS IN HEMATOLOGY》SEMIN HEMATOL；IF：3.357
    http://www.seminhematol.org/
19. 《HAEMOPHILIA》HAEMOPHILIA；IF：3.17
    http://onlinelibrary.wiley.com/journal/10.1111/(ISSN)1365-2516

附录5：肿瘤学常用网站

1. NCCN 指南网站：http://www.nccn.org/index.asp
2. 全球最大的肿瘤资源信息库：http://www.tumor.cn
3. 国际癌症研究协会（Association for International Cancer Research）：http://www.aicr.org.uk/index.stm
4. 世界肿瘤学家和血液学家资源网站（World Oncology Network）：http://www.worldoncology.net/
5. 专业人员和病人建立的肿瘤学搜索引擎：http://atcancer.com/
6. 在线肿瘤学社区：http://www.cancersourcemd.com/
7. 肿瘤新闻和信息网：http://www.cancer.net/
8. 国际心理-肿瘤学会（International Psycho-Oncology Society）：http://www.ipos-aspboa.org/
9. 儿科肿瘤学护理协会（Association of Pediatric Oncology Nursing）：http://www.apon.org/
10. FDA 批准的抗癌药物网站：http://www.fda.gov/cder/cancer
11. 美国临床肿瘤学学会（American Society of Clinical Oncology）：http://www.asco.org/
12. 美国癌症学会（American Cancer Society）：http://www.cancer.org/
13. 美国国立癌症研究院（National Cancer Institute）：http://www.nci.nih.gov/
14. 美国癌症研究院（American Institute for Cancer Research）：http://www.aicr.org/
15. 美国放射治疗学和肿瘤学学会（American Society for Therapeutic Radiology and Oncology）：http://www.astro.org/
16. 美国放射肿瘤学学院（American College of Radiation Oncology）：http://www.acro.org/
17. 美国儿童癌症学会（National Children's Cancer Society）：http://www.children-cancer.com/
18. 美国儿科血液/肿瘤学会（American Society of Pediatric Hematology/Oncology）：http://www.aspho.org/
19. 加拿大肿瘤学会（Canadian Oncology Society）：http://www.cos.ca/
20. 加拿大癌症学会（Canadian Cancer Society）：http://www.cancer.ca/
21. 加拿大国立癌症研究院（National Cancer Institute of Canada）：http://www.ncic.cancer.ca/
22. 加拿大社会心理肿瘤协会（Canadian Association of Psychosocial Oncology）：http://www.cancercentre.com/capo/
23. 加拿大肿瘤药剂协会（Canadian Association of Pharmacy in Oncology）：http://cancercentre.com/capho
24. 欧洲癌症学会联盟（Federation of European Cancer Societies）：http://www.fecs.be/index.html

25. 欧洲肿瘤学院:http://www.cancereurope.org/
26. 英国癌症研究院(Institute of Cancer Research):http://www.icr.ac.uk/
27. 日本国家癌症中心研究院(Japanese National Cancer Center Research Institute):http://wwwinfo.ncc.go.jp/index.html
28. 中国临床肿瘤学学会:http://www.csco.org.cn/
29. 中国肿瘤信息网:http://www.bosheng.com
30. 温暖中国(贫困肿瘤患者救治行动官方网站):http://www.warmchina.org
31. 肿瘤咨询在线:http://www.chinaonco.net
32. 肿瘤学常用工具:
    FDA Oncology Tools:http://www.fda.gov/cder/cancer/
    Common Toxicity Criteria, FDA Oncology Tools:http://www.fda.gov/cder/cancer/toxicityframe.htm
    Performance Status, FDA Oncology Tools:http://www.fda.gov/cder/cancer/perstatfr
    Disease Staging Manual, FDA Oncology Tools:http://www.fda.gov/cder/cancer/distagframe.htm
    Dose Calculator, FDA Oncology Tools:http://www.fda.gov/cder/cancer/animalframe
    Human Fluid and Caloric Requirements, FDA Oncology Tools:http://www.fda.gov/cder/cancer/caloiframe.htm

附录6：美国肿瘤医院排名 TOP 10

1. University of Texas，M. D. Anderson Cancer Center，Houston：http://mdanderson.org
2. Memorial Sloan-Kettering Cancer Center，Cornell University，New York：http://www.mskcc.org
3. Johns Hopkins Hospital，Baltimore：http://hopkinsmedicine.org/
4. Mayo Clinic，Rochester，Minn：http://www.mayo.edu/toc.html
5. Duke University Medical Center，Durham，N. C.：http://www.mc.duke.edu/
6. Massachustts General Hospital，Boston：http://www.mgh.harvard.edu/
7. UCLA Medical Center，Los Angeles：http://www.medctr.ucla.edu/
8. Roswell Park Cancer Institute，Buffalo：http://www.roswellpark.org/
9. Clarian Health Partners，Indianapolis：http://www.clarian.com/
10. University of Washington Medical Center，Seattle：http://www.washington.edu/medical/uwmc/index.html

后 记

POSTSCRIPT

东南大学附属中大医院血液科经历了30余年的成长历程,从6张床发展到76张床和6间层流病房,从普通科室发展到江苏省医学重点专科,2011年又被评为江苏省医学重点学科。2001年回国后,带领全科人员开展了造血干细胞移植,使学科进入到快速发展的航道。

在本书即将付梓之际,我要感谢曾经与我一起奋战在肿瘤研究领域的同行及学生们。

感谢血液科的老前辈戴传德教授(硕士导师)、戴美梅教授(硕士导师)、高雪芝教授、金宝翠教授、顾凤英教授和血液科的所有医护技人员。感谢上海医科大学附属华山医院的林果为教授(博士导师)。

感谢我的合作伙伴美国纽约医学院的刘德龙教授,加州大学戴维斯分校的吴健教授,美国北卡大学东卡布罗迪医学院的陆群教授,德国海德堡大学Michael Schmitt教授,中国医学科学院血液病研究所的熊东生、齐静、杨纯正教授,东南大学生物医学与工程学院的王雪梅、顾忠泽、陆祖宏教授,华中科技大学同济医学院附属同济医院血液内科的李春蕊和周剑锋医生,中国药科大学江苏省肿瘤发生与干预重点实验室的郭青龙、卢娜、赵丽、惠慧、张海伟及傅蓉老师,淮安市第一人民医院的李玉峰和余亮医生,镇江市第一人民医院许文林、钱军和林江医生,江阴市人民医院徐昕医生,泰州市人民医院高广义医生。没有你们的帮助,我在肿瘤研究上不可能取得如此大的成就。

感谢我的博士后Senthil Kumar Ravichandran,李皓,何向锋,梁高峰,徐民,王永禄,张海伟,王春玲,凌云,卢绪章,刘娟以及文剑。

感谢我的博士陈锦飞,杜鹃,王彩莲,朱晓莉,张琰,孙宁,欧希龙,王骏,张娇,刘琳,李玉峰,丁家华,程坚,陈洪,张伟,仲悦娇,王新超,裴孝平,姜智,冯继峰,曹大中,成红艳,王筠,张海军,吴玮玮,李科,张孝平,鲍文,刘苒,许佩佩,蔡晓辉,杨子学,郭莉婷,田亮,戴璐,王飞。他们中的诸多人已经成为或将来会成为中国肿瘤学界的栋梁之材,为肿瘤学领域奉献自己的力量。你们是老师永远的骄傲!

感谢我科的硕士吴学宾,傅建菲,盛茗,戴振声,程欣,廖世兵,王婷,陈苏宁,王为,曾赟,董颖,张苏江,朱梁军,周敏,周云,杜娟,钱习军,陈青,丁丽,胡洁,张航,苏爱玲,邵茜雯,李曼,薛萌,赵钢,熊辉霞,孟齐庆,黄成垠,毕延智,姜妮,张琰,马燕,孙耘玉,徐昕,董伟民,蒋磊,费菲,张凡,张迦维,熊洁,赵慧慧,杨建钢,戴永援,邓晓静,李津金,夏国华,刘宴成,吴雨洁,孙茜,顾炎,郭晶晶,李静,余晨,赵秋霞,寿倍明,王珏琼,王坷,钱厚明,徐士云,洪铁艳,余正平,吴亚男,沈明芳,黄治虎,袁鹏,赖斌斌,丁婕,刘德亮,毛沛沛,单学赟,金楠,殷莉,梁艺琼,陈月,周桂娜,周颖,宋慧慧,张文静,刘靓,崔婷允,王婷,王淑君,桂琳,王钿钿,任艳艳,王磊,吴芬,王淋淋,菅子莹,代景莹,程林,陈智,何君,彭苗新,周婷婷,胡清洁,厉智,李丽。你们奔波于病房与实验室的场景成为一道亮丽的风景线,在我脑海中挥之不去。

一路走来,要感谢的人实在太多太多,千言万语,只想说一声——谢谢你们!

陈宝安
2013 年 10 月 8 日